中药炮制技术

（供药学、中药学、中药制药、中药材生产与加工专业用）

主　编　段　启　沈　伟

主　审　龚千锋

副主编　李绍林　商庆节

编　者　（以姓氏笔画为序）

王志霜（北京卫生职业学院）

王国栋（山东药品食品职业学院）

兰　英（乐山职业技术学院）

阳　敬（红河卫生职业学院）

李绍林（广东食品药品职业学院）

杨　咪（杨凌职业技术学院）

余　香（广东省江门市新会区中医院）

沈　伟（山东中医药高等专科学校）

段　启（广东食品药品职业学院）

夏　黎（广东食品药品职业学院）

商庆节（山东医学高等专科学校）

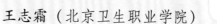

中国健康传媒集团

中国医药科技出版社

内 容 提 要

本教材为"全国高职高专院校药学类专业核心教材"之一。作者按照任务驱动教学原则整合编写了教学内容，融入立德树人、职业素质和课程思政元素，在中药炮制基本理论篇中主要介绍了中药炮制的概念和发展概况、中药饮片生产法规和生产管理、中药炮制古现代理论、炮制目的及影响饮片质量的因素等内容。在中药炮制生产技术篇中，介绍了中药炮制的通用技术、清炒技术、加固体辅料炒技术、炙制技术、煅制技术、蒸煮燀制技术、发酵发芽技术、制霜技术、复制技术、其他生产技术、新型中药饮片生产技术等项目，并配有大量炮制品彩色图谱，提高了图书的可观赏性。各项目内容力求与行业生产实际相符合、检测项目和标准与《中国药典》（2020 年版）相一致，实训项目选取手工操作和机械操作相结合，既继承传统特色，又突出创新发展。

本教材为书网融合教材，即纸质教材有机融合电子教材，教学配套资源（PPT、微课、视频、图片等）、题库系统、数字化教学服务（在线教学、在线作业、在线考试），使教学资源更加多样化、立体化。

本教材供高职高专院校药学、中药学、中药制药、中药材生产与加工专业使用。

图书在版编目（CIP）数据

中药炮制技术/段启，沈伟主编 . —北京：中国医药科技出版社，2021.12

全国高职高专院校药学类专业核心教材

ISBN 978 - 7 - 5214 - 2891 - 9

Ⅰ. ①中⋯ Ⅱ. ①段⋯ ②沈⋯ Ⅲ. ①中药炮制学 - 高等职业教育 - 教材 Ⅳ. ①R283

中国版本图书馆 CIP 数据核字（2021）第 253575 号

美术编辑 陈君杞

版式设计 友全图文

出版 **中国健康传媒集团** | 中国医药科技出版社

地址 北京市海淀区文慧园北路甲 22 号

邮编 100082

电话 发行：010 - 62227427 邮购：010 - 62236938

网址 www.cmstp.com

规格 889mm × 1194mm $\frac{1}{16}$

印张 20 $\frac{3}{4}$

字数 604 千字

版次 2021 年 12 月第 1 版

印次 2023 年 7 月第 2 次印刷

印刷 三河市万龙印装有限公司

经销 全国各地新华书店

书号 ISBN 978 - 7 - 5214 - 2891 - 9

定价 82.00 元

获取新书信息、投稿、为图书纠错，请扫码联系我们。

为了贯彻党的十九大精神，落实国务院《国家职业教育改革实施方案》文件精神，将"落实立德树人根本任务，发展素质教育"的战略部署要求贯穿教材编写全过程，充分体现教材育人功能，深入推动教学教材改革，中国医药科技出版社在院校调研的基础上，于2020年启动"全国高职高专院校护理类、药学类专业核心教材"的编写工作。

党的二十大报告指出，要办好人民满意的教育，全面贯彻党的教育方针，落实立德树人根本任务，培养德智体美劳全面发展的社会主义建设者和接班人。教材是教学的载体，高质量教材在传播知识和技能的同时，对于践行社会主义核心价值观，深化爱国主义、集体主义、社会主义教育，着力培养担当民族复兴大任的时代新人发挥巨大作用。在教育部、国家药品监督管理局的领导和指导下，在本套教材建设指导委员会和评审委员会等专家的指导和顶层设计下，根据教育部《职业教育专业目录（2021年）》要求，中国医药科技出版社组织全国高职高专院校及其附属机构历时1年精心编撰，现该套教材即将付梓出版。

本套教材包括护理类专业教材共计32门，主要供全国高职高专院校护理、助产专业教学使用；药学类专业教材33门，主要供药学类、中药学类、药品与医疗器械类专业师生教学使用。其中，为适应教学改革需要，部分教材建设为活页式教材。本套教材定位清晰、特色鲜明，主要体现在以下几个方面。

1. 体现职业核心能力培养，落实立德树人

教材应将价值塑造、知识传授和能力培养三者融为一体，融入思想道德教育、文化知识教育、社会实践教育，落实思想政治工作贯穿教育教学全过程。通过优化模块，精选内容，着力培养学生职业核心能力，同时融入企业忠诚度、责任心、执行力、积极适应、主动学习、创新能力、沟通交流、团队合作能力等方面的理念，培养具有职业核心能力的高素质技能型人才。

2. 体现高职教育核心特点，明确教材定位

坚持"以就业为导向，以全面素质为基础，以能力为本位"的现代职业教育教学改革方向，体现高职教育的核心特点，根据《高等职业学校专业教学标准》要求，培养满足岗位需求、教学需求和社会需求的高素质技术技能型人才，同时做到有序衔接中职、高职、高职本科，对接产业体系，服务产业基础高级化、产业链现代化。

3. 体现核心课程核心内容，突出必需够用

教材编写应能促进职业教育教学的科学化、标准化、规范化，以满足经济社会发展、产业升级对职业人才培养的需求，做到科学规划教材标准体系、准确定位教材核心内容，精炼基础理论知识，内容适度；突出技术应用能力，体现岗位需求；紧密结合各类职业资格认证要求。

4. 体现数字资源核心价值，丰富教学资源

提倡校企"双元"合作开发教材，积极吸纳企业、行业人员加入编写团队，引入一些岗位微课或者视频，实现岗位情景再现；提升知识性内容数字资源的含金量，激发学生学习兴趣。免费配套的"医药大学堂"数字平台，可展现数字教材、教学课件、视频、动画及习题库等丰富多样、立体化的教学资源，帮助老师提升教学手段，促进师生互动，满足教学管理需要，为提高教育教学水平和质量提供支撑。

编写出版本套高质量教材，得到了全国知名专家的精心指导和各有关院校领导与编者的大力支持，在此一并表示衷心感谢。出版发行本套教材，希望得到广大师生的欢迎，对促进我国高等职业教育护理类和药学类相关专业教学改革和人才培养做出积极贡献。希望广大师生在教学中积极使用本套教材并提出宝贵意见，以便修订完善，共同打造精品教材。

数字化教材编委会

主　编　段　启　沈　伟
主　审　龚千锋
副主编　李绍林　商庆节
编　者　（以姓氏笔画为序）
　　　　王志霜（北京卫生职业学院）
　　　　王国栋（山东药品食品职业学院）
　　　　兰　英（乐山职业技术学院）
　　　　阳　敬（红河卫生职业学院）
　　　　李绍林（广东食品药品职业学院）
　　　　杨　咪（杨凌职业技术学院）
　　　　余　香（广东省江门市新会区中医院）
　　　　沈　伟（山东中医药高等专科学校）
　　　　段　启（广东食品药品职业学院）
　　　　夏　黎（广东食品药品职业学院）
　　　　商庆节（山东医学高等专科学校）

前　言

中药炮制技术是高等职业教育中药学专业的专业核心课程。在《中药炮制技术》编写过程中，参照国家职业技能和国家药品标准要求，以培养学生综合职业技能为前提，以行业生产一线实际典型工作任务为基本单元，按照工艺生产任务的操作顺序和中药炮制技术实践的逻辑要求安排教材内容。教材分为两个部分，第一部分介绍中药炮制基本理论，第二部分介绍中药炮制生产技术。

中药炮制技术是一门传统制药技术，在第一部分中，着眼于中医药理论的传承和发展创新的要求，对古今中药炮制理论做了充分论述，为严格依法炮制，对中药饮片生产的相关法规和中药饮片生产管理的知识进行了介绍。

本教材为项目任务体例编排模式，第二部分体现以饮片生产企业现行工艺为任务出发点，将每种炮制技术的基本概念、操作方法和注意事项融入其中。每个任务项下都选取了代表性药物，并附有不同炮制品的彩色图谱，以方便掌握这些药物的炮制标准，将传统炮制技术和现代技能培养相结合，使学生在学习基本炮制操作技术的同时，能按照中药饮片生产 GMP 的要求规范操作。所设置的实训项目，尽量覆盖《国家职业技能标准：中药炮制工》的技能要求内容，以满足企业实际生产和职业技能鉴定的要求。

根据全国高职高专院校药学类专业核心教材的整体编写要求，在教材每个项目前设置有学习目标、导学情景，以方便学生关注学习目标，教材正文适当安排一定数量的"看一看""练一练""想一想"栏目，重在启发学生思考和拓宽知识面，特别设置了"药爱生命"栏目，以体现人文关怀，立德树人、培养学生的职业素养，最后通过重点回顾和目标检测，方便学生检验和巩固学习效果。本套教材同时配套了"医药大学堂"在线学习平台，配套有电子教材、PPT、微课、视频、题库系统及数字化教学服务（在线教学、在线作业、在线考试），使教材内容立体化、生动化、便教易学。

本教材由段启、沈伟主编，具体编写分工如下。第一部分：段启编写项目一中药炮制的基础知识与发展概况、项目二中药饮片生产的法规和生产管理、项目三中药炮制理论之任务一至三；夏黎编写项目三中药炮制理论之任务四至五。第二部分：夏黎编写项目四中药炮制通用技术之任务一至四；王国栋编写项目四之任务五至七、项目十发酵发芽技术；商庆节编写项目五清炒技术；沈伟编写项目六加固体辅料炒技术；杨咪编写项目七炙制技术之任务一至四；王志霜编写项目八煅制技术；李绍林编写项目九蒸煮燀制技术；阳敬编写项目十一制霜技术、项目十二复制技术；兰英编写项目十三其他炮制技术；余香编写项目七炙制技术之任务五至六、项目十四新型中药饮片生产技术。书稿彩色图谱由段启制作，全书由段启负责统稿和定稿工作。

教材编写得到了主审江西中医药大学龚千锋教授的悉心指导，本教材炮制样品由广东康美药业股份有限公司黄龙涛和广州市志宁药业有限公司刘楚元提供，图片由广东食品药品职业学院杜沛欣老师拍摄制作，在此一并深表感谢。由于时间和编者水平所限，教材难免有不足之处，烦请使用者提出宝贵意见和建议，以便进一步完善。

编　者
2021 年 9 月

目 录

第一部分　中药炮制基本理论

第二部分　中药炮制生产技术

第一部分

1 **中药炮制基本理论**

项目一 中药炮制的概述

微课1

PPT

学习目标

知识目标：

1. **掌握** 中药炮制的有关概念及主要炮制专著。
2. **熟悉** 中药炮制的发展历史及其特点。
3. **了解** 中药炮制和饮片的分类。

技能目标：

能理解炮制专著中提出的炮制理论，会用理论分析具体药物的炮制方法。

素质目标：

通过学习我国古代辉煌的中药炮制发展史，树立文化自信，传承发扬中医药的理想和信念。

导学情景

情景描述： 1973 年在湖南长沙马王堆汉墓出土的帛书《五十二病方》，是迄今我国发现最早的医方书，共修复整理出医方283 个，其中含中药247 种，记载了修治、切制、水制、火制、水火共制等多种炮制技术。

情景分析：《五十二病方》中记录的炮制方法，是中医诊断、药材炮制加工、中药用药有机统一的整体。经过古代不同时期医药工作者对医药文献的发掘整理，才产生了系统的中药炮制专著和技术。

讨论： 为什么把中药的加工叫做炮制？炮制，历史上也叫"中药炮炙"。《说文解字》注："炮，毛炙肉也"；"炙，炮肉也。从肉在火上"。可见，"炮炙"的原意是食物加工的一种形式。这与我国自古以来传承的"药食同源"理论相符合，也解释了中药和炮制的起源，就是先民们寻找食物的过程中发现了药物。

学前导语： 学习中药炮制技术的起源和发展史，对我们了解中药炮制和中医药学的关系，培养学习兴趣，有一定的指导作用。让我们进入项目学习之旅吧。

任务一 中药炮制的基础知识

一、中药炮制的概念

炮制是制备中药饮片的一门传统制药技术，也是中医药学特定的专用制药术语，历史上又称"炮炙""修治""修事"。从历代资料来看，多用"炮制"和"炮炙"两词。从字义来看，"炮"和"炙"都离不开火，随着时代的发展变化，对药材炮制加工的技术超出了用火处理的范围，"炮炙"已不能确切反映和概括中药材加工处理的全貌，现代多用"炮制"一词。其中，"炮"代表各种与火有关的加工技术，而"制"则代表各种更广泛的加工处理方法。

中药炮制是按照中医药理论、根据药材自身性质，以及调剂、制剂和临床应用的需要，所采取的一项独特的制药技术，是中医药遗产中的重要组成部分，是我国具有自主知识产权的制药技术，是保证饮片质量的关键。

中药材经净制、切制或炮炙等处理后，均称为中药饮片。药材经炮制后制得的饮片是法定的处方药品，是供中医临床调剂和中成药生产的配方原料。中药材须经过一定的特殊加工、炮制制成中药饮片之后才能入药，这是中医临床用药的一个特点。

二、中药炮制技术的任务

中药炮制技术的主要任务是遵循中医药理论体系，在继承中药传统炮制技术、理论的基础上，充分运用现代科学技术，探讨炮制原理，改进炮制工艺，制订饮片质量标准，提高中药饮片质量，保证临床用药安全有效。

1. 探讨炮制原理　中药炮制过程中会产生一系列的物理和化学变化，探究这些变化与临床疗效之间的关系，就是炮制原理研究的内容。探讨中药炮制原理就是要搞清楚炮制解毒、增效、调整药性或产生新药效机制的过程。只有了解中药炮制前后理化性质和药理作用的变化，阐明中药炮制的原理，才能阐释炮制方法和炮制作用的科学内涵，指导炮制方法的改进及创新，建立能够有效监控饮片毒、效成分的质量标准，保证临床用药的安全和有效。

炮制原理的探讨具有长期性和复杂性，目前已经有了初步进展，但仍需进一步验证其科学性。如实验证明药品制炭后生成了一些具有止血作用的活性成分，证实了"炭药止血"的科学性；川乌通过蒸煮加热使得极毒的双酯型乌头碱水解（或分解）成毒性较低的乌头胺（乌头原碱）、中乌头胺、次乌头胺，毒性为原来的 $1/2000 \sim 1/4000$；黄芩、苦杏仁中苷类成分的水解与酶的活性，通过蒸、煮或焯制加热可破坏酶的活性，有利于黄芩苷、苦杏仁苷等有效成分的保存。

2. 改进炮制工艺　中药炮制工艺的改进或革新，一定要以中医药理论为指导。由于科技发展的局限性，多数药物炮制原理尚未阐明，这就决定了炮制工艺的改进是一个长期的过程。随着科技的发展，利用新技术、新方法确定中药炮制前后功效变化的物质基础，以临床疗效为核心，阐明炮制原理，结合生产质量要求，制订科学规范的，适合自动化、科学化、智能化生产的炮制工艺。饮片生产工艺的改进，应打破固有思维的限制，引进新观念、新方法，建立从原料到成品的质量管理措施。

3. 完善饮片质量标准　由于生产条件和药材来源的复杂性，中药饮片质量差异很大，直接影响临床疗效。为了保证临床用药的安全有效，必须建立能够反映饮片内在质量及其作用特点的质量标准评价体系。从目前实际情况来看，大部分中药饮片的质量标准还不完善，药典和炮制规范虽对炮制品的形态、质地、色泽、气味等进行了规定，但由于药物本身的质量、辅料的规格以及感官判断上的差异，即使是同一种炮制方法所生产的中药饮片其质量标准也很难一致。为了确保药品质量，保证临床疗效和用药安全，运用现代科学技术对饮片炮制工艺和质量标准进行研究是必要的。

中药质量标准研究的首要任务是充分利用现代实验手段，把传统质量标准客观化、数据化，使其适应新时代的需要，如饮片色泽可以建立标准品系列或标准色度盘、浸出液色度检测等；气味的判定，即可借电子鼻、气相色谱等仪器，也可把经验检测方法定量化。其次是在已有的研究成果基础上，研究增补新的质量标准，如先制定杂质限度、浸出物限量、有毒成分或有效成分限量标准、重金属含量、农药残留量、二氧化硫残留量、黄曲霉毒素含量、微生物检查等基础质量标准，之后根据新技术、新方法，如 DNA 鉴别技术、指纹图谱技术、质量标志物技术等进行质量标准增补。

三、中药炮制及饮片的分类

（一）中药炮制的分类

1. 古代中药炮制分类　多见于历代本草著作的凡例、绪论、专篇中。梁代医药学家陶弘景在《本草经集注·序》"合药分剂料理法则"中，将中药炮制方法与药用部位结合起来进行论述。例如："凡汤中用完物皆擘破，干枣、栀子、瓜蒌之类是也"，即凡是果实种子类中药要打碎使用。"凡用桂枝、厚朴、杜仲、秦皮、木兰辈，皆去削上虚软甲错处取里有味者称之"，即皮类中药用前应该除去木栓层。宋代《太平惠民合剂局方》，把炮制依据药物来源属性进行分类。明代陈嘉谟提出火制、水制、水火共制三类分类法。明代缪希雍将炮制方法归纳为"雷公炮炙十七法"。近代在三类分类法的基础上增加修治、其他制法而成五类分类法。

2. 现代中药炮制分类 大体有药典分类法、药用部位分类法、工艺与辅料相结合分类法、中药药性功效分类法等。自 2010 年版起，《中国药典》除收载历版药典的净制、切制、炮炙三类分类法外，又增加了第四类方法，将煨、制霜、水飞、发芽、发酵从炮炙类分出单列为其他类里。《全国中药炮制规范》及各省市制订的中药饮片炮制规范大多以药用部位分类，如：根及根茎类、全草类、矿物类等，在各种药物项下再分述各种炮制方法。中药炮制教材一般采用工艺与辅料相结合分类法，该法是以工艺为纲，辅料为目的分类法，如分为炒、炙、煅等，在炙法中再分为酒炙法、醋炙法、蜜炙法等。依据中药药性功效，采用中药学的分类体系加以分类的方法叫中药药性功效分类法，一般见于中药炮制与临床疗效的著作或专著中，如《临床中药炮制学》即用此法分类。

（二）中药饮片的分类

1. 传统饮片 是指中药材通过净制、软化、切制、干燥、炮炙等工序加工后的成品。根据《中国药典》和各省市中药饮片炮制规范炮制，传统饮片的类型有薄片、厚片、直片（顺片）、斜片、丝、块、段或节等，商品包装根据市场需求有大包装和小包装之分。

2. 中药煮散饮片 是将中药材炮制后按规定制成 0.2～10mm 的粗颗粒或粗粉状饮片，以水煎煮、去渣取汁或连同药渣服用的一种用药形式。煮散饮片是基于对中药材从种植、采收、加工、储运、临床调配全产业链过程评价管控，采用新技术、新方法、新设备经标准化和规模化生产而成，达到质量信息可溯源的饮片。煮散饮片具有种植规范化、加工后质量均匀化、检测技术的科学化、临床调配自动化、使用计量精准化等特点。

3. 配方颗粒 即将单味中药饮片经提取、浓缩、干燥、制成颗粒，按一般处方剂量装成几种不同重量规格的塑袋，供配方用。其产品质量均一、稳定、可控、体积小、溶出快，可直接冲服，便于贮存和运输。

? 想一想

中药配方颗粒的用量是如何确定的？

答案解析

任务二 中药炮制技术的发展概况 e 微课2

一、中药炮制的起源

中药炮制是随着中药的发现和应用而产生的，有了中药就有了中药炮制。中药炮制的发展，与火、酒和陶器有着密切的关系。

人类在获取食物的过程中，常常误食一些有毒的植物或动物而产生呕吐、腹泻或昏迷等中毒反应，甚至死亡，也会偶尔食用了某些动植物使自己原有的病痛得以缓减或消除。久而久之，这种感性认识慢慢变成了最初的药物知识，同时也创造了药物的加工技术，如将野外采来的天然药物洗净、打碎、剁切成小块、锉为粗末等简单加工，这些简单加工经过积累发展，就成了类似于中药炮制的"洗净法""切法"等，这便是中药炮制的萌芽。

炮制古称"炮炙"，就是指用火加工处理药材的方法。《礼纬·含文嘉》明确指出："燧人氏始钻木取火，炮生为熟，令人无腹疾，有异于禽兽。"把这种熟食的方法，如"烧""煮"等引用到药物的加工处理上来，使生药变成熟药，这便是中药炮制的雏形，可见炮制的起源与火的发现和应用有着密切的关系。

酒的发明与应用，在我国非常久远，起源于旧石器时代。繁体字"醫"字，下从"酉"，古字"酉"与"酒"通。《汉书·王莽传》称"酒为百药之长"，古人直接用酒来治病，或制成"药酒"对抗疾病。后世将酒应用于药物的炮制，并由此创建了加辅料炮制药物的方法，充实了药物炮制的内容。

古人在长期使用火的过程中，加上对土壤的逐步认识，为陶器的发明准备了条件。在我国仰韶文化时期（公元前5000年左右），就有砂锅、陶罐等器皿，为中药炮制的蒸制技术、煮制技术以及制作中药汤剂等创造了必要的工具条件，较大拓展和丰富了炮制内容。

二、中药炮制的发展

中药炮制至少已有两千年的历史，是我国历代医药学家在长期医疗活动中逐步积累和发展起来的，从现存的文献资料分析来看，中药炮制的发展大体经历了四个时期：春秋战国至宋代（公元前722年至公元1279年）是中药炮制技术的起始与形成期；金元明时期（公元1280年至公元1644年）是中药理论的形成时期；清代（公元1645年至公元1911年）是炮制品种和技术的扩大应用时期；现代（公元1911年以后）是炮制振兴、发展时期。

1. 春秋战国至宋代 湖南长沙马王堆三号汉墓中出土的帛书《五十二病方》，大约成书于春秋战国时期，是迄今为止我国发现的最古老的医方书，共修复整理出医方283个，其中含中药247种，文中对中药炮制有详细的记载，包括修治、切制、水制、火制、水火共制等多个方面。

《黄帝内经》约为战国至秦汉时期的著作，是我国现存最早的一部医学专著，该书奠定了我国医学发展的理论基础，其中《灵枢·邪客》篇中有"制半夏"的记载，可见当时已注意到有毒物质的炮制。《黄帝内经》中的"五味所入，酸入肝、辛入肺、苦入心、咸入肾、甘入脾"理论就是后世炮制理论学说的本源。在《素问·缪刺论》中有"燔发"的记载，即现在的炭药——血余炭。

我国第一部药学专著《神农本草经》，共收载药物365种，它系统总结了秦汉以前的药物学知识，序录中记载有"药有酸、咸、甘、苦、辛五味，又有寒、热、温、凉四气，及有毒无毒。阴干、暴干，采造时月，生熟，土地所出，真伪新陈，并各有法"及"若有毒宜制，可用相畏相杀者，不尔，勿合用也"等炮制内容。阴干、暴干是指产地加工，而生、熟则说的是药物炮制。根据药性不同，有用水煮，有用酒渍，对有毒中药可用相畏相杀制之，这就是当时对有毒药物炮制方法与机制的解释。

张仲景所著的《伤寒杂病论》，共收载药物183种，其中需要炮制的有78种，如附子"炮去皮，破八片"，巴豆"去皮心，熬黑"等。

南北朝刘宋时代，我国第一部炮制专著《雷公炮炙论》问世，作者雷敩总结了前人炮制方面的技术和经验，涉及的主要炮制方法有：蒸、煮、炒、焙、炙、煅、炮、炼、浸、飞等。该书记载的炮制方法中，不用辅料炮制的品种有51种，用辅料炮制的有135种之多，说明用辅料炮制药物的方法在当时已经得到了广泛的应用。除沿用前代方法外，工艺操作上有较多创新，如飞法、煅法、米泔水浸法等。巴豆"凡修事巴豆敲碎，以麻油并酒等可煮巴豆子，研膏后用"。巴豆经过了上述处理，部分巴豆油溶于麻油中，以便控制剂量，同时经过加热油煮后，破坏其毒性蛋白质，而达降低毒性的目的；大黄用蒸法来缓和泻下作用；茵陈等含挥发性成分的药物指出"勿令犯火"，这些方法至今沿用。可见，《雷公炮炙论》对中药炮制技术发展具有重大意义，原书已失，但大部分内容可见于《肘后备急方》《本草纲目》中。

唐代科学发达，医药昌盛，中药炮制亦不断进步，炮制内容已发展为"专章论述"，逐步形成自己的学术体系，成为中药炮制史上的一个重要发展时期。唐代苏敬等人编纂的《新修本草》是由国家颁布的第一部，也是世界最早的药典，有较高的权威性。《新修本草》已把炮制工艺的内容收载进去，对中药炮制品的质量做出明确规定，这对保证中药饮片质量和统一饮片规格都起了很大的促进作用。孙思邈编著的《备急千金要方》，对中药炮制做了专章论述，书中指出"凡用麦蘖曲米，大豆黄卷，泽兰，芜荑皆微炒""凡用斑蝥等足虫，皆去足翅微熬……"这种归纳方法为后世总结炮制方法和分类奠定了基础。另外，王焘编著的《外台秘要》《仙授理伤续断秘方》分别记载了麸炒和醋淬自然铜法，极大丰富了炮制技术的内容。

宋代政府对药学事业非常重视，不仅建立了世界上第一所药局，还组织翰林医官重修本草，对宋以前的医药著作进行整理、校注、增辑。在此时期，药物的炮制技术有很大进步，炮制方法由简单到复杂，由单一到多元化，适用品种增多，药物的炮制目的也趋于多样化。医官王怀隐所著大型方书《太平圣惠方》，不仅具体记载了大量炮制内容，还始载乳制法。唐慎微所编撰《证类本草》一书载药1558种，每种药物之下都记有炮制方法。这些内容为后世制药行业所采用。陈师文等受诏编撰了《太平惠民和剂局方》，这是宋代颁布的第一部国家成药规范。该书重申，药材如炮制不当，将会直接影响临床疗效。因此强调："凡有修合，依法炮制"。书中特设"论炮炙三品药石类例"章节，专门讨论炮制工艺技术。将中药炮制方法列为法定的制药规范。至此，中药炮制技术已初具规模，比较系统和完善。

2. 金元至明代　金、元、明时期，学派争鸣，名医辈出，各有专长，他们注重临床实用、探讨中药药性机制，应用中药归经学说理论来阐述中药炮制的原委，使得炮制理论不断发展和提高。元代王好古在《汤液本草》中阐述熟地黄的炮制时认为"生则性大寒而凉血，熟则性温而补肾""借火力蒸九数，故能补肾中元气"，以此来说明某些中药炮制前后有生寒熟温之意。

金代李东垣在《用药法象》提出"黄芩、黄连、黄檗、知母，病在头面及手梢皮肤者，须用酒炒之，借酒力以上腾也。咽之下、脐之上，须用酒洗之，在下生用。大凡生升熟降，大黄须煨，恐寒则损胃气。至于川乌、附子须炮，以制毒也"。

元代葛可久在《十药神书》中首次提出"大抵血热则行，血冷则凝……见黑则止"的炭药止血理论，根据这一理论，创制了专治肺痨呕血、吐血、咯血的"十灰散"。

明代是中国历史上经济高度发展的时期，这一时期中药炮制在传统工艺技术方面有较大的进步，在炮制理论上也有显著的建树。陈嘉谟在《本草蒙筌》中系统地论述了若干炮制辅料的作用原理，首次提出三类分类法"凡药制造，贵在适中，不及则功效难求，太过则气味反失。火制四：有煅、有炮、有炙、有炒之不同；水制三：或渍、或泡、或洗之弗等；水火共制造者：若蒸、若煮而有二焉，余外制虽多端，总不离此两者"。该书中的炮制理论至今仍在使用，对后世中药炮制理论的发展起了不可估量的作用。

明代伟大的医学家李时珍以毕生精力，亲历实践，广收博采，实地考察，对本草学进行了全面的整理总结，历时27年，编成《本草纲目》这一药学著作，共52卷，载有药物1892种，其中有330味药记有"修治"专目，记载的炮制方法有近20类70法，其中有50多种炮制方法至今仍被沿用，是我国医药宝库中的一份宝贵遗产，是对 16 世纪以前中医药学的系统总结，被誉为"东方药物巨典"，对人类近代科学影响巨大。

◉看一看1-1

李时珍与《本草纲目》

李时珍在行医的实践中，发现古代本草书中存在着不少错误，决心重新编纂一部本草书籍。明世宗嘉靖三十一年（1552 年），李时珍着手开始编写《本草纲目》，以《证类本草》为蓝本，参考了 800 多部书籍，并多次离家外出考察，足迹遍及湖广、江西等许多名山大川，弄清了许多疑难问题。经过 27 年的长期努力，于明神宗万历六年（1578 年）完成《本草纲目》初稿，时年 61 岁。之后又经过 10 年三次修改，前后共计 40 年。万历二十二年（公元 1593 年）去世。万历二十五年（1596 年），在他逝世后的第三年，《本草纲目》在金陵（今南京）正式刊行。

缪希雍编撰的《炮炙大法》是我国历史上的第二部炮制专著，收载了 439 种药物的炮制方法，简要叙述了各种药物的出处，采药时间，优劣鉴别，炮制辅料，操作工艺、饮片贮藏。将前人的炮制方法归纳为十七种，即"雷公炮炙十七法"。同时根据当时情况将《太平惠民合剂局方》中的一些不适宜的方法加以改进，对后世的中药炮制研究有重要的指导意义。

✎ 练一练

我国历史上，辅料炮制中药的理论，对后世影响最大，且沿用至今的专著是？

A.《五十二病方》　　　　B.《本草蒙筌》

C.《本草纲目》　　　　　D.《新修本草》

答案解析

3. 清代　清代较为重视中药药性、药理的阐述，是炮制品种和技术进一步扩大应用时期。

徐灵胎所著《医学源流论》对炮制有专门论述，特别对制药原则和制药方法进行了总结，这些原则和方法至今仍具有指导意义。

张仲岩所撰的《修事指南》为我国第三部炮制专著，收录药物 232 种，它较为系统地叙述了各种炮制方法。指出："炮制不明，药性不确，则汤方无准而病症无验也"。在炮制理论上也有所发挥，如提出"吴茱萸汁制抑苦寒而扶胃气，猪胆汁制泻胆火而达木郁，牛胆汁制去燥烈而清润，秋石制抑阳而养阴，枸杞汤制抑阴而养阳……炙者取中和之性，炒者取芳香之性……"等。

赵学敏撰写的《本草纲目拾遗》和唐容川的《血证论》，除记载了当时很多炮制方法外，还有相当数量的炭药，并在张仲景"烧炭存性"的基础上明确提出"炒炭存性"的要求。炭药的炮制和应用，在清代有相当大的发展，极具特色。《本草纲目拾遗》载药 921 种，其中《本草纲目》未收载的有 716 种，涉及炮制的药物有 240 余种，如炒制类，除有清炒、炒黄、炒焦、炒炭（炒黑）外，又有炒干、炒熟、炒枯、炒黄烟尽等。蒸制类有饭上蒸、蜜蒸、乳蒸、桂圆拌蒸等。淬制类除醋淬外，还有烧酒淬、韭汁淬等。其中很多炮制方法沿用至今，也有一些现代不常用或已经不使用的。

◉看一看1-2

中国明清时期有著名的四大药局，分别是：北方药局"同仁堂"、西北药局"时济堂"、南方药局"庆余堂"、广东药局陈李济"杏和堂"。

4. 现代　近代，民国时期西方医学进入中国。当时政府提出了"废止旧医（即中医）以扫除医事卫生之障碍案"，严重阻碍了中医药事业的发展，中药炮制也难以进步。

中华人民共和国成立后，党和政府对中医药事业给予高度重视，提出"中医药是一个伟大的宝库"的号召，2016 年国务院印发了《中医药发展战略规划纲要（2016—2030）》，指出"加强对传统制药、鉴定、炮制技术及老药工经验的继承应用""健全完善中药标准体系，加强中药质量管理，重点强化中药炮制、中药鉴定、中药制剂、中药配方颗粒以及道地药材的质量标准制定与质量管理"。2016 年 12 月颁布了《中华人民共和国中医药法》，本法第 27 条规定："国家保护中药饮片传统炮制技术和工艺，支持应用传统工艺炮制中药饮片，鼓励运用现代科学技术开展中药饮片炮制技术研究"。从此，中医药事业的发展由国家法律固定下来，中药炮制技术的发展也迎来了千载难逢的历史机遇。

在继承方面，各地对散在本地区的具有悠久历史的炮制经验进行了整理，并相继出版了一些炮制专著，如《中药炮炙经验介绍》《中药炮炙经验集成》《历代中药炮制资料辑要》《中药饮片炮制述要》《历代中药炮制法汇典》等。

在质量标准方面，对中药炮制方法和质量标准逐步进行了统一和规范，《中国药典》从 1963 年版起，正式把中药炮制作为法定内容予以收载，制定了"中药炮制通则"。1988 年卫生部出版了《全国中药炮制规范》，作为部颁标准参考执行。1994 年，国家中医药管理局颁布了《中药饮片质量标准（试行）》，对中药炮制品的水分、杂质、片型等通用指标进行了规定。各省、直辖市依据本地实际情况制定出版了省级《中药饮片炮制规范》作为地方标准，至此形成了中药炮制的三级标准体系。

在教育方面，各高等中医药院校中药类专业均开设了中药炮制技术课程，教材在教学实践中不断充实提高。1979 年经国家卫生部组织，首次编写出全国高等医药院校《中药炮制学》统一教材，1996 年出版《中药炮制学》全国规划教材，2003 年、2007 年、2012 年相继出版了普通高等教育"十五""十一五""十二五"国家级规划教材，相应的出版了全国高职高专《中药炮制技术》教材。多年来，培养了一大批具有一定中药炮制实践技能的中药学人才，为继承和发扬中药炮制奠定了良好的基础。

❤ 药爱生命

屠呦呦与青蒿素

1967 年，中国启动旨在研究防治疟疾新药的"523"国家项目。全国 60 多家科研单位的 500 多名科研人员参加，屠呦呦临危受命，担任中药抗疟组组长。当时科研设备陈旧、科研水平不高，不少人认为这个任务难以完成。屠呦呦铿锵有力地说，"没有行不行，只有肯不肯坚持"，自此踏上寻药之路。她广泛收集历代医籍，查阅群众献方，请教老中医专家。仅用三个月的时间，就收集了 2000 多个方药，在此基础上精选了包含 640 个方药的《疟疾单秘验方集》。但第一轮广泛筛选实验并没有取得有效进展。之后，她转而查找我国古代文献，东晋医书《肘后备急方》中治寒热诸疟的药方进入了屠呦呦的视线："青蒿一握，以水二升渍，绞取汁，尽服之"给了她灵感。课题组夜以继日地研究，终于在 1971 年第 191 次低沸点实验中发现了抗疟效果非常好的青蒿提取物，并在次年提炼出抗疟有效成分青蒿素。凭借青蒿素研究的突出贡献，屠呦呦获得 2011 年度美国拉斯克临床医学研究奖；2015 年获诺贝尔生理学或医学奖；2016 年获国家最高科学技术奖；2018 年获改革先锋称号；2019 年 9 月，被授予"共和国勋章"。面对接踵而来的荣誉，屠呦呦十分平静，她更关心的是青蒿素耐药性问题，自己的工作还没有做完。我们制药人就要学习她胜不骄败不馁，正确对待荣誉的高贵品质，为传承和发扬中医药做出自己的贡献。

在科研方面，随着国家经济社会的全面发展，在"八五"至"十一五"期间，中药炮制研究被列入国家攻关项目，"八五""九五"期间，先后完成了何首乌等 40 种中药饮片炮制工艺和质量标准研究，取得了较大进展。"十五"期间，国家又先后将川芎、巴戟天等 30 个品种及枳壳、厚朴等 50 个品种分别列入国家重大科技专项"创新药物和中药现代化"研究课题，开展中药饮片炮制工艺和质量标准规范化研究。"十一五"期间国家开展了中药饮片炮制共性技术和相关设备研究。"十二五"期间，中医药行业专项提出"中药炮制技术规范研究"，主要针对《中国药典》中有毒中药的现代毒理学研究。"十三五"期间，国家发改委和国家中医药管理局共同组织实施了"中药标准化行动计划"，制定60种中成药全程质量控制标准和优质产品标准，涵盖其原料中药材规范化生产与标准制定和中药饮片生产技术标准/规范和饮片等级标准。制定100种临床常用饮片全程质量控制标准和等级标准，涵盖其原料中药材规范化生产与标准制定。建立中药质量标准库和中药质量第三方检测平台。形成中药标准化的技术服务支撑体系等。

在生产管理方面，现在全国各地相继建立了不同规模的中药饮片厂，以适应中医药事业发展需要。20世纪90年代末，药品监督管理部门开展了中药饮片GMP认证工作，国家食品药品监督管理局先后印发《中药饮片GMP补充规定》和《中药饮片认证检查项目》，截至2013年底，我国取得中药饮片GMP资格认证的企业有1580家，极大地推动了中药饮片生产企业生产条件的改善和管理水平的提高。古老的中药炮制技术已焕发出新的活力，在继承传统经验的基础上，正逐步向"炮制工艺规范化、质量标准化、检测现代化、包装规格化、生产规模化、药材来源基地化"的目标迈进。

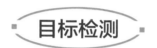

答案解析

一、选择题

A型题（最佳选择题）

1. 中药炮制是在（　　）理论指导下，所采取的一项制药技术。

    A. 中医药　　　　　　　B. 中医　　　　　　　　C. 中药　　　　　　　　D. 中药炮制

2. 中药炮制的起源，可以追溯至（　　）

    A. 春秋战国　　　　　　B. 秦汉　　　　　　　　C. 原始社会　　　　　　D. 唐宋

B型题（配伍选择题）

    A. 葛可久　　　　　　　B. 雷敩　　　　　　　　C. 张仲岩

    D. 张仲景　　　　　　　E. 葛洪

3.《肘后备急方》的作者是（　　）

4.《十药神书》的作者是（　　）

5.《雷公炮炙论》的作者是（　　）

6.《伤寒杂病论》的作者是（　　）

7.《修事指南》的作者是（　　）

X型题（多项选择题）

8. 属于中药饮片的是（　　）

    A. 黄芪乙醇提取物　　　　　　　　　　　　　B. 黄芪配方颗粒

    C. 黄芪片　　　　　　　　　　　　　　　　　D. 蜜炙黄芪

    E. 黄芪药材

9. 对中药炮制理论有贡献的是（　　）

    A. 李时珍　　　　　　　B. 张元素　　　　　　　C. 缪希雍

    D. 孙思邈　　　　　　　E. 陈嘉谟

二、综合问答题

1. 简述中药炮制技术的任务？

2. 简述中药炮制的四个历史时期及其特点。

书网融合……

　重点回顾　　　　微课1　　　　微课2　　　　习题

项目二　中药饮片生产的法规和生产管理

PPT

📖 导学情景

情景描述：2020 年 5 月 15 日，重庆市药监局发布《关于 28 批次不合格规定药品的通告》，曝光 28 批次不合格药品，其中，25 批次为中药饮片，主要不合格项目为性状、含量测定等。本次被曝光的药品，已被采取查封、扣押、暂停销售、召回等必要的控制措施，将被依法查处。

情景分析：通过对涉案的药品品种和不合格项目分析，25 批次中药饮片中有醋龟甲、西洋参、三七等贵细品种，也有甘草、黄芪等普通饮片，其中甘草片含量不符合规定，黄芪性状不符合规定，这些饮片生产企业均为合法生产企业，说明监督企业依法严格按照国家药品标准生产中药饮片非常必要。

讨论：经过近几年全国各地药品监管机构检查结果的统计分析，中药饮片质量问题较多，如何从根本上解决中药饮片质量？

学前导语：要保证中药饮片质量，涉及中药生产全产业链，而培养专业技术过硬、遵纪守法、职业道德素养高的中药技术专门人才，就要从学校抓起。

任务一　中药饮片生产的法规和标准

一、中药饮片生产的法规

（一）《中华人民共和国药品管理法》及实施条例

《中华人民共和国药品管理法》（2019 年 12 月 1 日起施行），简称《药品管理法》，"在中华人民共和国境内从事药品研制、生产、经营、使用和监督管理活动，适用本法。"其中确定了药品的定义"本法所称药品，是指用于预防、治疗、诊断人的疾病，有目的地调节人的生理机能并规定有适应症或者功能主治、用法和用量的物质，包括中药、化学药和生物制品等。"中药包含中药饮片和中成药。

👁 **看一看**

假药和劣药的概念

《药品管理法》规定，假药是指：药品所含成份与国家药品标准规定的成份不符；以非药品冒充药品或者以他种药品冒充此种药品；变质的药品；药品所标明的适应症或者功能主治超出规定范围。劣药是指：药品成份的含量不符合国家药品标准；被污染的药品；未标明或者更改有效期的药品；未注明或者更改产品批号的药品；超过有效期的药品；擅自添加防腐剂、辅料的药品；其他不符合药品标准的药品。

《药品管理法》对中药饮片的生产许可、认证和质量管理进行了法律规定。其第四章药品生产中第四十一条规定"从事药品生产活动，应当经所在地省、自治区、直辖市人民政府药品监督管理部门批准，取得药品生产许可证。无药品生产许可证的，不得生产药品。"第四十三条规定"从事药品生产活动，应当遵守药品生产质量管理规范，建立健全药品生产质量管理体系，保证药品生产全过程持续符合法定要求；药品生产企业的法定代表人、主要负责人对本企业的药品生产活动全面负责。"第四十四条规定"中药饮片应当按照国家药品标准炮制，国家药品标准没有规定的，应当按照省、自治区、直辖市人民政府药品监督管理部门制定的炮制规范炮制。省、自治区、直辖市人民政府药品监督管理部门制定的炮制规范应当报国务院药品监督管理部门备案。不符合国家药品标准或者不按照省、自治区、直辖市人民政府药品监督管理部门制定的炮制规范炮制的，不得出厂、销售。"第一百一十六条"生产、销售假药的，没收违法生产、销售的药品和违法所得，责令停产停业整顿，吊销药品批准证明文件，并处违法生产、销售的药品货值金额十五倍以上三十倍以下的罚款；货值金额不足十万元的，按十万元计算；情节严重的，吊销药品生产许可证、药品经营许可证或者医疗机构制剂许可证，十年内不受理其相应申请；药品上市许可持有人为境外企业的，十年内禁止其药品进口。"第一百一十七条"生产、销售劣药的，没收违法生产、销售的药品和违法所得，并处违法生产、销售的药品货值金额十倍以上二十倍以下的罚款；违法生产、批发的药品货值金额不足十万元的，按十万元计算，违法零售的药品货值金额不足一万元的，按一万元计算；情节严重的，责令停产停业整顿直至吊销药品批准证明文件、药品生产许可证、药品经营许可证或者医疗机构制剂许可证。生产、销售的中药饮片不符合药品标准，尚不影响安全性、有效性的，责令限期改正，给予警告；可以处十万元以上五十万元以下的罚款。"

✂ **练一练**

中药饮片不符合药品标准，尚不影响安全性、有效性的项目有（　　）

A. 杂质　　　　B. 性状　　　　C. 水分　　　　D. 灰分　　　　E. 含量

答案解析

《中华人民共和国药品管理法实施条例》（2019年第二次修订），第四十四条规定"生产中药饮片，应当选用与药品性质相适应的包装材料和容器；包装不符合规定的中药饮片，不得销售。中药饮片包装必须印有或者贴有标签。中药饮片的标签必须注明品名、规格、产地、生产企业、产品批号、生产日期，实施批准文号管理的中药饮片还必须注明药品批准文号。"第六十六条规定"生产没有国家药品标准的中药饮片，不符合省、自治区、直辖市人民政府药品监督管理部门制定的炮制规范的；医疗机构不按照省、自治区、直辖市人民政府药品监督管理部门批准的标准配制制剂的，依照《药品管理法实施条例》第七十五条的规定给予处罚。"

（二）《中华人民共和国中医药法》

《中华人民共和国中医药法》自 2017 年 7 月 1 日起施行。第二十四条明确规定"采集、贮存中药材以及对中药材进行初加工，应当符合国家有关技术规范、标准和管理规定。"第二十七条规定"国家保护中药饮片传统炮制技术和工艺，支持应用传统工艺炮制中药饮片，鼓励运用现代科学技术开展中药饮片炮制技术研究。"第二十八条规定"对市场上没有供应的中药饮片，医疗机构可以根据本医疗机构医师处方的需要，在本医疗机构内炮制、使用。医疗机构应当遵守中药饮片炮制的有关规定，对其炮制的中药饮片的质量负责，保证药品安全。医疗机构炮制中药饮片，应当向所在地设区的市级人民政府药品监督管理部门备案。根据临床用药需要，医疗机构可以凭本医疗机构医师的处方对中药饮片进行再加工。"第六十条"中医药的管理，本法未作规定的，适用《中华人民共和国执业医师法》《中华人民共和国药品管理法》等相关法律、行政法规的规定。"可见《中华人民共和国中医药法》是继承和弘扬中医药，保障和促进中医药事业发展的根本大法。

？ 想一想

从事中医药行业工作中，凡涉及中医、中药的管理，应该如何选择法律法规来规范我们的具体行为？

答案解析

（三）其他有关规章

《药品生产监督管理办法》自 2020 年 7 月 1 日起施行。第三条明确从事药品生产活动，应当遵守法律、法规、规章、标准和规范，保证全过程信息真实、准确、完整和可追溯。中药饮片生产企业应当履行药品上市许可持有人的相关义务，确保中药饮片生产过程持续符合法定要求。第二十四条规定"从事药品生产活动，应当遵守药品生产质量管理规范，按照国家药品标准、经药品监督管理部门核准的药品注册标准和生产工艺进行生产，按照规定提交并持续更新场地管理文件，对质量体系运行过程进行风险评估和持续改进，保证药品生产全过程持续符合法定要求。生产、检验等记录应当完整准确，不得编造和篡改。"第三十七条"中药饮片符合国家药品标准或者省、自治区、直辖市药品监督管理部门制定的炮制规范的，方可出厂、销售。"

《药品生产质量管理规范》（GMP），是药品生产和质量管理的基本准则，现行的《药品质量管理规范》（2010 年修订）自 2011 年 3 月 1 日起施行。GMP 的基本点是：保证生产的药品符合法定质量标准，保证药品质量的均一性；防止生产中药品的混批、混杂，防止污染和交叉污染，防止人为差错。2003 年国家食品药品监督管理局颁发《中药饮片 GMP 补充规定》。2004 年 10 月 26 日，印发《关于推进中药饮片等类别药物监督实施 GMP 工作的通知》，规定自 2008 年 1 月 1 日起，所有中药饮片生产企业必须在符合 GMP 条件下生产，并补充制订了《中药饮片 GMP 认证检查项目》。该检查项目共 111 项，其中关键项目 18 项，符合要求的才能通过认证，取得 GMP 证书。2014 年 6 月国家食品药品监督管理总局印发《关于发布〈药品生产质量管理规范（2010 年修订）〉中药饮片等 3 个附录的公告》，自 2014 年 7 月 1 日起施行。

《中药饮片 GMP 补充规定》《中药饮片 GMP 认证检查项目》《GMP（2010 年）中药饮片附录》等文件根据中药饮片的特点，对中药饮片生产全过程，如人员配备、厂房设施、毒性中药材生产、药材和饮片的储存保管等进行了具体规定。通过实施中药饮片 GMP 工作，中药饮片生产企业软硬件设施空前提高，生产和质量管理水平朝着标准化、规范化方向发展，为实现中药现代化奠定了坚实基础。

《中药配方颗粒管理暂行规定》由国家药品监督管理局于 2001 年 7 月印发，要求"中药配方颗粒从 2001 年 12 月 1 日起纳入中药饮片管理范畴，实行批准文号管理。在未启动实施批准文号管理前仍属科学研究阶段，该阶段采取选择试点企业研究、生产，试点临床医院使用。"

《关于结束中药配方颗粒试点工作的公告》于 2021 年 2 月 1 日由国家药监局、国家中医药局、国家卫生健康委、国家医保局发布。明确中药配方颗粒是由单味中药饮片经水提、分离、浓缩、干燥、制粒而成的颗粒，在中医药理论指导下，按照中医临床处方调配后，供患者冲服使用。中药配方颗粒的质量监管纳入中药饮片管理范畴。中药配方颗粒品种实施备案管理，不实施批准文号管理，在上市前由生产企业报所在地省级药品监督管理部门备案。2021 年 4 月 29 日国家药品监督管理局批准颁布第一批中药配方颗粒国家药品标准（160 个），自颁布后设置 6 个月过渡期，将于 2021 年 11 月 1 日起正式实施，同时《中药配方颗粒管理暂行规定》废止。

中药配方颗粒国家药品标准充分体现了中药质量控制特点和生产全过程管理理念，以"标准汤剂"为基准衡量配方颗粒与饮片汤剂的"一致性"，通过量质传递与特征图谱控制等研究，实现配方颗粒专属性与整体性质量控制，提高了中药质量整体控制水平。

二、中药饮片生产的标准

中药饮片生产标准分为三级标准，分别是国家标准、部颁标准和省级标准。

（一）国家标准

《中国药典》（图 2－1）自 1953 年版开始共有十一版，现行版为 2020 年版，由一部、二部、三部、四部及其增补本组成。一部收载中药及中药炮制品，正文药材中均有炮制一项，还有部分饮片单列，详细记述了来源、产地加工方法、性状、鉴别、检查、浸出物、含量测定、性味归经、功能主治、用法用量、贮藏等；四部设有"中药炮制通则"专篇，规定了各种炮制方法的含义，具有共性的操作方法及质量要求，是国家级药物炮制的质量标准。

（二）部颁标准

1994 年国家中医药管理局颁发了关于"中药饮片质量标准通则（试行）"的通知，规定了饮片的净度、片型及粉碎度、水分标准、饮片色泽标准等，是属于部级中药饮片质量标准。

1988 年出版的《全国中药炮制规范》（图 2－2），由卫生部药政管理局委托中国中医研究院中药研究所组织有关单位及人员编写而成，为部级中药饮片炮制标准（暂行），共收载常用中药 554 种及其不同规格的炮制品。该书主要选集全国各省（市）、自治区现行实用的炮制品及其最合宜的炮制工艺。附录收录了"中药炮制通则""全国中药炮制法概况表""中药炮制法分类表"等。

（三）省级标准

中药炮制在传承发展过程中，产生了浓厚的地方特色，这也是中医药和炮制的活力所在。在一定阶段炮制工艺还不能全国统一时，为保留地方特色，各省（市）依据药品管理法的规定制订了适合本地的质量标准，如中药饮片炮制规范（图 2－3）、中药材质量标准等。地方标准只有在国家（局）级标准中没有收载的品种或项目的情况下，才可以制定本地标准，同时应将地方标准报国务院药品监督管理部门备案后方可实施。

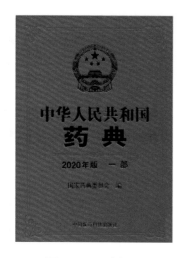

图 2-1　国家标准

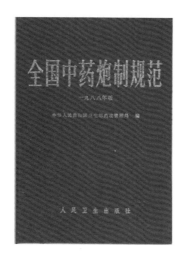

图 2-2　部颁标准

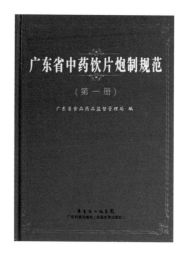

图 2-3　省级标准

❤ 药爱生命

中药质量是中医疗效的保证,将优质中药材严格按照炮制工艺生产成中药饮片是提高中药质量的重要环节。在300多年的风雨历程中,历代同仁堂人始终恪守"炮制虽繁必不敢省人工,品味虽贵必不敢减物力"的古训,树立"修合无人见,存心有天知"的自律意识,造就了制药过程中谨慎小心、精益求精的严细精神,至今激励着中药行业的同仁们创新发展炮制技术。

"炮制虽繁必不敢省人工,品味虽贵必不敢减物力"。一个"敢"字,讲的是自律,也就是职业道德。制药人应兢兢业业、实实在在,不能因为工艺的繁琐而投机取巧,也不能因为追求利润而随意降低物料品质。

这就是成为中药炮制工匠的秘诀。

任务二　中药饮片生产管理

一、中药饮片生产的发展概况

中药饮片生产源远流长,早在东汉时期,葛玄(葛洪的祖先)就对药物的药性、疗效、鉴定、加工炮制等知识积累了很多经验,被称为中药材加工炮制的创始人。经过长期的实践,到了宋代,成药已被广泛使用,中药生产也逐步向手工业方向发展。至清代出现了行、号、庄、店等中药饮片加工经营实体。随之产生了"前店后厂"的作坊式饮片生产工业。新中国成立后,各地相继创办了中药饮片加工厂,开始向机械化、规范化方向发展,产品质量也大为改观。但中药饮片生产行业长期存在的"散、小、乱、差"局面始终未能改变,自从国家对中药饮片生产企业实施GMP认证以来,情况大为改观,截至2015年初,根据国家药品监督管理部门的数据显示,全国具有中药饮片生产许可证的企业有1316家,通过GMP(1998年版)认证企业有1262家(2015年底到期),通过GMP(2010年版)认证的企业有740家。

二、中药饮片生产管理的基本内容

中药饮片生产管理是产品各项技术标准及管理标准在生产过程中的具体实施,严格按照中药饮片

GMP 要求组织生产，实现饮片生产全流程管理是保证产品质量的关键。依据 GMP 和相关配套文件要求，中药饮片生产管理可归纳为生产文件管理以及生产流程管理和过程管理两个方面的内容。

（一）生产文件管理

生产文件包括生产工艺规程、岗位操作法及批生产记录。

1. 生产工艺规程　生产特定数量的产品而制定的一个或一套文件，内容包括：名称，规格，炮制工艺的操作要求和技术参数，物料、中间产品、成品的质量标准及贮存注意事项，物料平衡计算方法及包装规格等要求。每种中药饮片的生产工艺规程，各关键工艺参数必须明确，如：中药材投料量、辅料用量、浸润时间、片型、炒制温度和时间等。

2. 岗位操作法　岗位技术操作法的简称，是对各具体生产操作岗位的生产操作、技术、质量管理等所作的详细要求。内容有重点操作的复核、复查，中间体、产品质量标准及控制，安全和劳动保护，设备维修、清洗，异常情况处理和报告，工艺卫生和环境卫生等。岗位操作法和标准操作规程（SOP）两者之间没有严格界线，趋向一致。

3. 批生产记录　中药饮片生产和包装全过程生产管理和质量控制情况的记录文件。具体内容有：批生产和包装指令；中药材以及辅料的名称、批号、投料量及投料记录；净制、切制、炮炙工艺和设备编号；生产前的检查和核对记录；各工序的生产操作记录，包括各关键工序的技术参数；清场记录；关键控制点及工艺执行情况检查审核记录；产品标签的实样；不同工序的产量，必要环节物料平衡的计算；对特殊问题和异常事件的记录；中药材、中间产品、待包装中药饮片的检验记录和审核放行记录等。

（二）生产流程管理和过程管理

1. 中药饮片生产工艺流程图　中药饮片生产工艺流程见图 2 - 4，基本上包括净制、软化、切制、干燥、炮炙、灭菌、质量检验、包装等，其中本书将中药材制成生饮片的炮制技术概括为通用技术，只有经过质量检验后合格的生饮片才可以根据需要进一步炮炙为熟饮片。

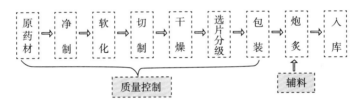

图 2 - 4　中药饮片生产工艺流程图

2. 中药饮片生产过程管理　按照 GMP 的规定和要求，中药饮片生产过程必须执行以下规定。

（1）生产准备（生产前）　生产前的准备工作主要有：本次生产所需全部文件（批生产指令、执行标准、岗位 SOP、清洁规程、设备操作 SOP 以及所需的各种记录、单卡、标志灯）；物料（名称、种类、数量、合格证等）；现场（生产现场清洁、卫生、设备完好、容器具完备、计量器具符合要求，并有清洁、合格标志等）。

（2）生产操作（生产中）　在称量物料前应对衡器、计量容器进行检查、校正、调零。称量配料过程中，操作人、复核人对规定的项目要独立操作、独立复核，分别签名。毒性药材等物料需经 QA 监控投料，认真填写记录并签名。

严格执行操作规程，不得擅自改变。炮制应按品种进行工艺验证，关键工艺参数应在工艺中体现。应采取有效的措施防止交叉污染，防止混淆和差错。

根据中药材的质量、投料量、生产工艺等因素。制定每种中药饮片的收率限度范围，关键工序应制定物料平衡参数，符合规定的范围后方可转入下一工序继续操作或放行。超出规定范围的，要按照偏差管理工作程序进行分析调查，采取的措施要经质量管理部门批准，在有关人员严格控制下实施。

包装操作要严格执行标签、使用说明书等的领、发、用、结、退、毁等程序，认真核对标签、说明书的领用数、使用数、残损数和剩余数，无误后填写记录。对印有批号的标签、包装材料不得涂改使用，应由专人及时销毁，并做好记录。

总之，要对中药生产的全过程进行有效监控。

（3）生产结束 生产结束后首先要做好清洁与清场工作，要求地面无积尘、无结垢，门窗、室内照明灯、风管、墙面、开关箱外壳无积尘，室内不得放与生产无关的物品和文件。使用的工具、容器清洁无异物、无前次产品的残留物。设备内外无生产遗留的药品，无油垢。凡直接接触药品的机器、设备及管道、工具、容器应每天清洗。清场结束后由质量管理部门监督员监督检查并签字。合格后发放"清场合格证"；批产品生产结束后，结算物料使用情况，余料经质量管理人员核对后，进行包封、标识、退库、记录等。物料结算发生偏差时，按偏差处理程序处理；产品按照顺序流转，即将中间产品或成品置于中间站或待验库、挂待验标志、填写请检单、取样后贴取样证、检验合格后出具检验报告书、然后更换标志、流转至下一工序或成品库；最后整理记录，应有完整的每批药品生产全过程的记录（包括中间产品检验），批生产记录要保持整洁，不得撕毁和任意涂改，如有更改，都应当签注姓名和日期，并使原有字迹仍清晰可辨。

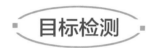

答案解析

一、选择题

A 型题（最佳选择题）

1. 药品生产、使用、检验的基本法律是（　　）

    A.《中医药法》   B.《药品管理法》

    C.《广告法》   D.《反不当竞争法》

2.《药品管理法》规定，生产劣药的，按照药品货值金额的（　　）罚款

    A. 五倍以上十倍以下   B. 五倍以上十五倍以下

    C. 十倍以上二十倍以下   D. 十倍以上三十倍以下

B 型题（配伍选择题）

    A. 药品 GLP 证书   B. 药材 GAP 证书   C. 药品 GSP 证书

    D. 药品 GMP 证书   E. 中医药法

3. 生产中药材必须持有（　　）

4. 生产中药饮片必须持有（　　）

5. 经营中药饮片必须持有（　　）

6. 药品临床试验必须持有（　　）

7. 管理继承和弘扬中医药的是（　　）

X 型题（多项选择题）

8. 开办中药饮片生产企业必须取得（　　）

    A.《药品经营许可证》   B.《营业执照》   C.《卫生许可证》

    D.《药品生产许可证》   E.《药品 GMP 证书》

9. 中药炮制必须依据法定标准炮制，属于法定标准的是（　　）

A.《广东省中药饮片炮制规范》　　　　　B.《中国药典》

C.《炮炙大法》　　　　　　　　　　　　D.《全国中药炮制规范》

E.《雷公炮炙论》

二、综合问答题

1. 简述中药炮制的法定标准有哪些？

2. 简述中药饮片生产过程管理的内容。

书网融合……

🗒 重点回顾　　　🕐 习题

项目三　中药炮制理论

PPT

导学情景

情景描述：医圣张仲景所创的金匮肾气丸，处方由地黄、山茱萸、山药、泽泻、茯苓、牡丹皮、桂枝、附子（炮）八味药组成；《中国药典》（2020 年版）一部收载的桂附地黄丸，处方由肉桂、附子（制）、熟地黄、酒萸肉、牡丹皮、山药、茯苓、泽泻八味药组成。

情景分析：金匮肾气丸自张仲景创制以来，经过历代医家实践，调整增减药味，改变药物炮制方法，如方中附子古今都要炮制，以降低毒性，但山茱萸、地黄古今炮制要求不同。

讨论：经过几千年的发展，药味相同的中药处方，其中部分药物炮制方法不同，对处方的功效会产生什么影响？

学前导语：为什么使用不同炮制品后处方的功效会发生变化，中药炮制的原则是什么，有什么方法和理论依据吗？想了解这些知识，请进入本项目开始你的学习之旅吧。

任务一　中药炮制的传统制药原则　微课 3

经过长期的制药实践，逐渐产生了传统炮制的制药原则，清代徐灵胎在《医学源流论》中论述了中药炮制的制药原则："制药之法，古方甚少，而最详于宋之雷敩，今世所传雷公炮炙论是也。后世制药之法，日多一日，内中亦有至无理者，固不可从，若其微妙之处，实有精义存焉。凡物气厚力大者，无有不偏，偏则有利必有害，欲取其利而去其害，则用法以制之，则药性之偏者醇矣。其制之义，又各不同，或以相反为制，或以相资为制，或以相恶为制，或以相畏为制，或以相喜为制。而制法又复不同，或制其形，或制其性，或制其味，或制其质，此皆巧于用药之法也。"

一、制则

1. 相反为制　是指用药性相对立的辅料或中药来炮制以制约中药的偏性或改变药性。如用咸寒润燥的盐水炮制益智仁，以缓和温燥之性；用辛热的吴茱萸炮制苦寒的黄连，可制其苦寒之性。

2. 相资为制 是指用药性相似的辅料或中药来炮制以增强疗效。如用咸寒的盐水炮制苦寒的知母、黄柏，可增强滋阴降火作用；蜜炙甘草可增强其补中益气的作用。

3. 相畏为制 是指用药性相互制约的药物或辅料进行炮制，降低被炮制药物的毒副作用，相当于中药配伍中的"相畏""相杀"。如用生姜来炮制半夏，炮制后降低毒性；用白矾炮制天南星，降低其毒性等。

4. 相恶为制 是中药配伍中"相恶"内容在炮制中的延伸应用。"相恶"本指两种药物合用，一种药物能使另一种药物功效降低或产生毒副作用，一般属于配伍禁忌范畴。但炮制中可利用某种辅料来减弱药物的烈性，使之趋于平缓，以免损伤正气。如麸炒苍术，可缓和苍术的辛燥之性。

5. 相喜为制 是指利用某种药物或辅料来炮制中药，改善其形、色、气、味，提高患者的信任和接受度，方便患者服用。如麸炒僵蚕、醋制五灵脂等均可起到矫臭矫味的作用。

二、制法

1. 制其形 是指通过炮制改变药物的外观形态和分开药用部位。"形"，指形状、部位。中药因形态各异，体积较大，不利于调剂和制剂，所以需要炮制成饮片使用。不同药用部位功效有异，需分开入药，如当归。

2. 制其性 是指通过炮制缓和或改变药物的性能，抑制过偏之性，免伤正气；或缓和药物过寒过热之性或改变升、降、浮、沉的性质，满足临床的需要。

3. 制其味 是指通过炮制，调整中药的五味或矫正不良气味。根据临床用药需求，采用不同辅料炮制，改变中药固有的味，使某些味得以增强或减弱，达到"制其太过，扶其不足"的目的。如延胡索，醋制后增强了入肝止痛的作用。

4. 制其质 是指通过炮制，改变药物的性质或质地。主要适合质地坚硬的药物，如龟板、鳖甲砂炒至酥脆，矿物药煅或淬等，均有利于煎出有效成分或易于粉碎。改变药性和功用，如毒剧药川乌蒸、煮后降低毒性，保留疗效；发酵法炮制的六神曲增加了新的疗效；制炭法产生止血作用，如将头发煅成血余炭，产生止血作用等。

❤ **药爱生命**

中国传统医学的独特效用已在世界范围内引起广泛关注，使得中医药在欧洲一些国家悄然"走红"，在中国援助意大利、伊朗等国的抗疫医疗物资中，也都包含一定数量的中医药品。传统医药是优秀传统文化的重要载体，在促进文明互鉴、维护人民健康等方面发挥着重要作用。中医药是其中的杰出代表，以其在疾病预防、治疗、康复等方面的独特优势受到许多国家民众广泛认可。可以说，中医药文化是中华民族的宝贵历史文化遗产，是增强国家文化软实力的重要载体，有助于推动中华文化走出国门、走向世界，增强中华文化软实力。

任务二　中药炮制基础理论

一、中药炮制基础理论的概念

中药炮制基础理论属于中医药理论体系范畴，是对所炮制中药的自然属性、炮制辅料的性质、临床疾病的辩证以及炮制品在疾病治疗过程中出现的作用特点进行总结，并将中药的配伍、药性、五行学说等中医药理论融入中药炮制，经过中医临床的不断实践和发展，总结出炮制技术、炮制作用与临床治疗疾病之间的内在规律，经过凝练、提升而形成中药炮制自身独特理论体系。中药炮制基础理论的形成为中药炮制技术的发展和创新提供了理论基础。

二、中药炮制基础理论的内容

中药炮制的基础理论主要有炮制适度理论、炮制药性理论、辅料作用理论、生熟异用理论、炭药止血理论等。

（一）炮制适度理论

炮制适度理论是指对药物进行炮制时，炮制程度不可太过或不及，以适中为度，才可以满足临床需要。历代医家均有研究，如陈嘉谟《本草蒙筌》"凡药制造，贵在适中，不及则功效难求，太过则气味反失"；张仲景"烧炭存性，勿令太过"等。因此在炮制适度理论指导下，运用炮制技术炮制药物时，只有恰当掌握炮制程度，才能使得药物发挥最佳疗效。

（二）炮制药性理论

炮制药性理论是指炮制采用的技术、方法、辅料既可以改变药物的偏性、升降浮沉、归经等；又可以利用药物不同的特性相互制约或协同，达到炮制增效、缓和药性、降低毒副作用等目的。

1. 炮制对四气五味的影响　炮制可以改变或调整药物的性味，主要有以下几种情况。

（1）纠正药物的偏性　属"反制法"，即通过加入辅料或采取一定的炮制方法，纠正药物偏性。如姜制栀子，利用姜的辛温降低了栀子的苦寒之性，以免伤中，即所谓"以热治寒"；盐制巴戟天，是利用盐水的咸寒缓和了巴戟天的辛温之性，即所谓"以寒制热"。

（2）增强药物性味　属"从制法"，是通过炮制进一步增强药力或提高疗效。如以苦寒的胆汁制黄连，进一步增强其苦寒之性，用于泻肝胆实火，以求速效；辛温的当归用辛热的酒制后增强辛散温通之作用，以提高治疗血瘀经闭或血瘀痛经的效果。

（3）改变药性，扩大用药范围，增加药物品种　同一药材用不同方法炮制后，药性发生了改变，适用于不同的病症，如生地黄甘寒，具有清热凉血、养阴生津的作用，制成熟地黄后，性转甘温，具有滋阴补血之功。何首乌经黑豆汁蒸制后变为制首乌，功效由清转补，发生了根本性转变。

2. 炮制对升降浮沉的影响　升降浮沉是药物作用于人体的不同趋向，其与性味有密切的关系。一般而言，性温热、味辛甘的药，属阳，作用升浮；性寒凉、味酸苦咸的药，属阴，作用沉降。且与气味厚薄有关。如《本草纲目》云："升者引之以咸寒，则沉而直达下焦；沉者引之以酒，则浮而上至癫顶。"如黄芩用酒炙后可增强上行清头目之热的作用；砂仁作用于中焦脾胃，经盐炙后，可下行温肾，治小便频数。可见，药物升降浮沉的性能并非固定不变，而是可以通过炮制改变后，更好地适应临床需要。

3. 炮制对归经的影响　所谓归经就是指药物有选择性的对某些脏腑或经络表现出明显的作用，而对其他脏腑或经络的作用不明显或无作用。药物炮制对其归经和作用有直接影响，例如醋制青皮能增强疏肝作用；杜仲盐制后增强补肾的作用等。

4. 炮制对药物毒性的影响　这里的毒是指药物的毒副作用，用之不当，可导致中毒，药物通过炮制可以减低毒性，保留疗效。中药炮制降低药物毒性的主要途径大致有：使毒性发生改变，如川乌、草乌等；使毒性成分减少，如巴豆等；利用辅料的解毒作用，如白矾制天南星、白附子等。

（三）辅料作用理论

辅料作用理论是指药物在加入辅料炮制的过程中，辅料和药物发生了深度融合，使炮制的药物能够达到调整药性和作用趋向，引药入经，增强临床疗效的目的。今人仍然沿用陈嘉谟《本草蒙筌》中的辅料炮制理论。

1. 酒制升提　升提即指上浮、行散，酒性味甘辛，药物经酒制后，能使作用向上、向外，可治疗上焦头面病邪及皮肤手梢疾病。

2. 姜制发散　生姜性味辛温，能散寒解表、降逆止呕、化痰止咳。药物经生姜炮制后可使其发散作用增强，具有发表、祛痰、通膈、止呕等作用。

3. 入盐走肾脏，仍仗软坚　盐，性味咸寒，具有清热泻火、软坚散结的功效。药物经盐制后，能下行入肾，增强补肝肾、滋阴降火、清热凉血、软坚润燥的作用，如盐炙黄柏。

4. 用醋注肝经且资住痛　醋味酸、苦，性温，主入肝经血分，具有收敛散瘀止痛之作用。药物醋制后，可引药入肝经，且能增强活血疏肝止痛的功效。

5. 米泔制去燥性和中　米泔水，性味甘凉、平和，具有清热、止烦渴、利水、解毒的功效。药物经过米泔水炮制后，可降低辛燥之性，增强健脾和胃的作用。

6. 乳制滋润回枯，助生阴血　乳汁，性味甘咸平，具有益气补血、滋阴润燥、养血调经的功效。药物经乳汁炮制后能增强滋生阴血，润燥、补脾益气等作用。

7. 蜜制甘缓难化，增益元阳　蜂蜜，性味甘平，具有滋阴润燥、补虚润肺、解毒、调和诸药的功效。药物经蜜制后，能调和脾胃、补中益气，缓和对脾胃的刺激作用。

8. 陈壁土制窃真气骤补中焦　陈壁土，性温，味甘、苦、平，具燥湿补脾、温中和胃、止呕止泻的功效。药物经陈壁土炮制后，能够补脾和胃、降低药物对脾胃的刺激性。现多用灶心土或赤石脂。

9. 麦麸皮制抑酷性勿伤上膈　麦麸性味甘淡，具有和中益脾之效。药物经麦麸炮制后，可缓和药物燥性，矫正药物不良气味，缓和药物对胃肠道的刺激性，增强补中益脾的功能。

10. 吴茱萸汁制抑苦寒而扶胃气　吴茱萸性热，味辛，具温中、止痛、理气、燥湿的功效。药物经吴茱萸汁制后可抑制其苦寒之性，如吴茱萸制黄连。

（四）生熟异用理论

生熟异用理论是指药物的生饮片炮制成熟饮片后，功效发生了变化，根据临床需要选择使用，以达到不同治疗效果的理论学说。主要内容有：生泻熟补、生峻熟缓、生毒熟减、生行熟止、生升熟降等。

1. 生泻熟补　药物生品寒凉清泻，通过炮制加热和辅料的协同作用，药性转化为甘温，作用偏于补益。如何首乌性平味苦，具解毒、消痈、润肠通便之功效，加黑豆汁蒸制后，药性由平转温，味由苦涩转甘厚，功能由清泻转温补，具有补肝肾、益精血、乌须发的作用。

2. 生峻熟缓　药物生品药性峻烈，炮制后药性缓和。如大黄生品苦寒沉降，泻下作用峻烈，炮制成熟大黄后，泻下作用缓和，腹痛之副作用消失，增强了活血祛瘀的功效。

3. 生毒熟减　药物生品毒性或刺激性大，炮制后降低或缓和，如巴豆、马钱子等。

4. 生行熟止　药物生品行气散结，活血化瘀作用强，炮制后偏于收敛，止血、止泻。如生木香行气，煨后行气作用降低，止泻作用增强。

5. 生升熟降、生降熟升　药物生、熟与药物升降浮沉有一定关系，辅料的影响更明显。如酒、生姜。莱菔子生品以升为主，长于涌吐风痰，炒后以降为主，善于降气化痰、消食除胀。黄柏生品苦寒沉降走下焦清湿热，经酒炙后苦寒之性大减，借酒之力升腾，善于清上焦头面热邪。药物究竟是生升熟降还是生降熟升，不具有普遍性，要具体药物具体分析，特别和药物的气味厚薄有关。一般来说，气厚味薄者，如砂仁、莱菔子是生升熟降；而味厚气薄者，如黄芩、黄连、大黄等是生降熟升。

（五）炭药止血理论

炭药止血理论是指药物经过炮制成炭药后，会产生或增强止血作用。根据五行学说的生克规律，中医认为黑能胜红，有"红见黑止"的观点，中药炭药的使用已有二千多年的历史，早在《五十二病方》中就有"止出血者，燔发，以安（按）其瘢"的记载。元代葛可久《十药神书》首次明确提出炒炭止血的炮制理论，认为"大抵血热则行，血冷则凝……见黑则止。"明清时期制炭止血的品种大大增加，如《本草纲目》收载炭药200种，有"烧灰诸黑药皆能止血"之说。

经过临床实践和现代研究，炭药止血理论并非适用于所有中药，也并非所有止血药均需炒炭后使用。炭药的作用是多方面的，不仅仅局限于止血，有些炭药与止血无关。

❓ 想一想3-1

药物制炭会产生或增强止血作用，但不适用于所有中药，举例说明不用炒炭即有止血作用的药物？

答案解析

任务三　中药炮制的目的

中药来源于自然界的植物、动物、矿物。这些经过采收、产地初加工的药材，质地、形状、大小各异，或含有泥沙杂质，或具有较大的毒性和不良反应，多数要经过加工炮制成为中药饮片后才能临床应用。中药炮制的目的是多方面的，往往一种中药可以采用多种炮制方法，而一种炮制方法可以达到几方面的目的。作为防病治病的药物，对其进行进一步加工处理的目的主要是保证用药安全，使药物能更好地发挥临床疗效，并且质量稳定，方便使用。一般认为中药炮制的目的有以下几方面。

一、降低或消除药物的毒性或不良反应

中药的毒性，一般指有毒药而言，服用后可能产生中毒反应。有毒药一般指安全范围小，易中毒的药。而无毒药则指安全范围大，一般不易中毒的药。有些药物虽有较好的疗效，但因毒性大，临床应用不安全，如川乌、草乌、附子、天南星、半夏、禹白附、大戟、甘遂、狼毒、巴豆、马钱子、斑蝥等，通过炮制，可以降低其毒性，使之合乎药用要求，避免服用后产生不良反应。历代对有毒药物的炮制都很重视，如草乌有用浸、漂、蒸、煮、加辅料制等炮制方法，以降低其毒性。相思子、蓖麻子、商陆、萱草等用加热炮制降低毒性。

中药的不良反应，一般指不利于治疗（即服用后产生的结果不是临床上需要的）或不利于服用（服用后引起恶心、呕吐、腹痛、对咽喉有刺激性等）的反应。不良反应为一相对概念，有些药物的作用在某种情况下可视为不良反应，在另一情况下则可视为治疗作用。但有些不良反应在任何情况下均不能成为治疗作用。如生首乌、柏子仁等可滑肠通便，对便秘者适合，所以不是不良反应；但若用首乌补肝肾，益精血；用柏子仁养心安神，益阴敛汗，则滑肠通便为不良反应，对大便溏泄者更为不适。这就需要将生首乌炮制成制首乌，将生柏子仁制霜。再如厚朴，辛辣刺激咽喉，姜炙后可消除其不良反应，该不良反应在任何情况下均不能变为治疗作用。

对于有毒药物，炮制应当适度，不可太过或不及。如巴豆制霜，应保留脂肪油在18%～20%；马钱子砂烫，其士的宁生物碱含量应在0.8%左右。含量偏高，容易中毒，除去或破坏太过，疗效难以保证。

二、改变或缓和药物的性能

中医理论体系将中药的性味以寒、热、温、凉（即"四气"）和辛、甘、酸、苦、咸（即"五

味"）来表示，四气五味是中药的基本性能之一。

（一）改变药性

药物经过炮制可以改变性味，从而达到改变药物作用的目的。如生地黄，性味甘寒，在临床上具有清热凉血、养阴生津的作用，主泻。生地黄经过炮制成为熟地黄，性味甘微温，在临床上具有滋阴养血、补精益髓的作用，主补。天南星辛温，善于燥湿化痰、祛风止痉，加胆汁制成胆南星后，则性味转为苦凉，具有清热化痰、息风定惊的功效。再如甘草，生品甘偏凉，以泻火解毒、清肺化痰为主，常用于咽喉肿痛、疮疡肿毒、痰热咳嗽、解毒等，临床上常配伍于清泄剂中应用，如"桔梗汤"；如将生甘草炮制成炙甘草，其性味则由甘偏凉变为甘偏温，主补脾益气、缓急止痛，用于脾胃虚弱、腹痛、心悸脉结代、筋脉挛急等，常配伍于温补剂中应用，如"四君子汤"。

（二）缓和药性

临床上，利用药物偏性，来调整人体阴阳使之达到相对平衡，起到治疗疾病的目的。但若药性偏盛或作用过于猛烈，多会给人体带来不良影响。如大寒伤阳，大热伤阴，过酸损齿伤筋，过苦伤胃耗液，过甘助湿生满，过辛损津耗气，过咸易助痰湿，影响脾胃运化等。为了适应患者的病情和体质的需要，许多药物必须经过炮制，以制约药物的过偏之性，适应临床的要求。如生麻黄发汗解表作用甚强，经蜜炙后可缓和发汗作用，增强润肺止咳、平喘作用。

黄连性苦寒，有伤中之弊，可用辛热之性的酒、姜汁或吴茱萸进行炮制，以缓和其苦寒之性，即所谓"以热制寒"。补骨脂辛热而燥，易于伤阴，用咸寒润燥的盐水炮制可以缓和辛燥之性，即所谓"以寒制热"。这种用药性相反的辅料或药物进行炮制的方法，中医学称为"反制"。

三、增强药物的功效

（一）利用辅料的协同增效作用

除了通过不同中药的配伍来提高疗效外，利用辅料进行炮制也是提高疗效的有效途径和手段。酒、醋、蜂蜜、姜汁等常用辅料，本身都有一定的药性和功效。在有些药物的炮制中，常加入这些辅料，使之与药物起协同作用，增强药物疗效。蜂蜜有甘缓益脾、润肺止咳等作用，因此以蜂蜜炮制药物，一可增强润肺止咳之效，如炙款冬花、炙紫菀；二可增强补脾益气之效，如炙黄芪、炙甘草等。羊脂油具有温热之性，淫羊藿用羊脂油炙后，可促进温肾助阳的功效。酒具活血通络，祛风散寒等作用，蕲蛇经黄酒制后，可增强散风通络之功。

黄连苦寒之性较强，但当临床上治疗大热之症时，仍需用苦寒的胆汁来炮制，提高黄连苦寒之性，增强其清热泻火之力，此谓"寒者益寒"。仙茅本身是热性，温肾助阳，但用于肾阳虚寒时，嫌其温热不足，故用黄酒以制之，则可增强补肾温阳之功，此谓"热者益热"。这种用药性相近的辅料或药物进行炮制的方法，中医学上称为"从制"。

练一练3-1

采用以下方法炮制黄连。属于"从制"的是（　　）

A. 酒炙　　　　B. 姜汁炙　　　　C. 吴茱萸炙　　　　D. 胆汁制

答案解析

（二）增加药效成分的溶出，以提高药效

有的药物通过适当的炮制处理，可以提高其有效成分的溶出率，并使溶出物易于吸收。明代《医

宗粹言》写到："决明子、萝卜子、芥子、苏子、韭子、青葙子，凡药用子者俱要炒过，入煎方得味出。"这便是现代"逢子必炒"的根据和用意。

质地坚硬的磁石、自然铜、牡蛎等矿物贝壳类中药经过煅制后，可改变其物理性状，使之易于粉碎，有利于有效成分的煎出和吸收，从而增强疗效。

四、改变中药的作用趋向和引药归经

（一）引药归经

归经是药物功用与适应范围的归纳，是将药物的作用与脏腑经络的关系联系起来，说明某药对某些脏腑经络的病变起特殊的选择作用。很多中药都能归数经，可以治疗数个脏腑或经络的疾病。如麻黄归肺与膀胱经，既能发汗宣肺平喘，治疗外感风寒及咳喘之证，又能宣肺利尿，治疗风水水肿之证。生姜，可以温中止呕，故入脾、胃经；又能温肺止咳，故入肺经。

炮制可以加强药物对某一脏腑、经络的选择作用，针对主症发挥其疗效，使其功效更加专一。中药炮制很多是以归经理论作指导的，特别是用某些辅料炮制药物，如《本草蒙筌》记述"入盐走肾脏仍仗软坚，用醋注肝经且资住痛"。如知母生用功能清热泻火润肺止嗽；经盐炙后，可引药力下行，专于入肾，增强滋阴降火，退虚热功效。又如小茴香、橘核等经盐制后，有助于引药入肾，能更有效地发挥治疗肾经疾病的作用。柴胡生用功能发表和里，升举阳气；醋炙后，可缓和升散之性，重点在于引药力入肝经，增强疏肝解郁作用。香附、青皮等经醋制后，有助于引药入肝，更好地治疗肝经疾病。

（二）改变中药的作用趋向

中药的作用趋向，传统以升、降、浮、沉表示。药物的升降浮沉与四气五味有关，一般而言，凡性温热、味辛甘的药，属阳，作用升浮；性寒凉、味酸苦咸的药，属阴，作用沉降。中药经过炮制，可以使性味变化，也改变其作用趋向。李时珍说："升者引之以咸寒，则沉而直达下焦，沉者引之以酒，则浮而上至巅顶。"如大黄苦寒，其性沉而不浮，其用走而不守。经酒制后能引药上行，先升后降。黄柏禀性至阴，气薄味厚，主降，生品多用于下焦湿热。酒制可借助酒的引导作用，清上焦之热。如治疗头面热疾的"上清丸"中，即用酒制黄柏，转降为升。荆芥生品主升浮，能解表祛风，多用于表证；炒炭偏于沉降，能止血宁络，多用于出血症。又如生莱菔子，用于涌吐风痰，升多于降；炒莱菔子，降多于升，用于降气化痰，消食除胀。对此，中药炮制中还提出了"生升熟降"的理论。

五、便于应用和贮存

（一）便于调剂和制剂

中医治病用药大多是采用中药汤剂，而汤剂多是临时配方调剂的，但也有根据病症的需要而选用一定的成药，中药传统的制剂有丸剂、散剂、膏剂、酒剂等，为了适应中药调剂和制剂的需要，则须将原药材进行加工炮制。如矿物、贝壳及动物骨甲药材，由于质地坚硬，很难粉碎，在短时间内也不易使有效成分煎煮出来，因此必须通过煅、煅淬、砂烫等炮制方法使其质地变得酥脆，利于粉碎及有效成分煎出。多数植物药材，需经过加工处理，切成片、丝、段、块等饮片，便于调剂和制剂。种子类药材，多数需炒黄捣碎，以利成分煎出。部分坚硬的贵重药材，常研成细粉冲服，如羚羊角、珍珠、三七、沉香等。

（二）保证药物净度，便于贮存

中药在采收、运输、保管的过程中，常混有砂土、杂质、霉烂品或残留非药用部位。因此，必须通过净选、清洗等加工处理，使其达到一定的净度，以保证临床用药剂量准确。如根及根茎类药物的

芦头（残茎）；皮类药物的粗皮（栓皮）；动物类药物的皮肉血垢，以及头、足、翅等；矿物类药物的泥土砂石；贝壳类药物的泥沙、苔藓等。有些植物药，虽同出一体，但由于药用部位不同，其作用亦异。如麻黄茎能发汗，根能止汗，应分别入药。再者，药物在加工炮制过程中都经过干燥处理，使药物含水量降低，避免霉烂变质，有利于贮藏。某些昆虫类、动物类药物经过加热处理，如蒸、炒等能杀死虫卵，防止孵化，便于贮存，如桑螵蛸等。某些含苷类成分的药物经过加热处理可破坏酶的活性，如黄芩、苦杏仁等避免有效成分被酶解损失。以利于久贮。

（三）矫味矫臭，便于服用

某些动物类、树脂类或其他具有特殊不良气味的药物，服后常常引起恶心、呕吐等不良反应。为了利于服用，常将此类药物经过炮制处理，以达到矫味矫臭的目的。如酒制乌梢蛇，麸炒僵蚕，醋炙乳香、没药、五灵脂，滑石粉烫刺猬皮等。

任务四　炮制对中药饮片化学成分的影响

中药是来源于自然界的天然药物，化学成分比较复杂，这种复杂性表现在不同的中药可能含有不同类型的化学成分，同一种中药，也可能含有大量的结构类型各不相同的化学成分，而且每种类型成分的化合物数目也相当多。例如，人参中含有人参皂苷 Rb_1 等 20 余种三萜皂苷类成分以及挥发油、甾体化合物、多糖、氨基酸、有机酸、微量元素等成分。各种成分有不同的理化性质，是中药具有多方面功效或多种药理作用的物质基础。现代研究发现，大黄中的番泻苷类成分具有泻下作用，游离蒽醌苷元则对多种细菌有抑菌活性，大黄鞣质有明显的降低血清尿素氮的作用。

在对中药进行炮制过程中，由于采用水洗、浸泡，或炒、煅、蒸煮加热，或加入酒、醋、药汁等辅料处理，不可避免地造成某些药物成分的减少、改变或产生新的化合物，有些是化学成分在数量上的变化，有些是化学成分在结构上发生质的变化，从而改变药物的药理作用。这些改变有的可以提高药物的质量，增强疗效，或降低毒性。不恰当的加工处理方法也会降低药效或产生有毒物质。因此，研究中药炮制前后化学成分的变化，对探讨中药炮制作用的原理，确定合理的炮制工艺，制定饮片质量标准，保证用药安全有效有着极其重要的意义。炮制对中药饮片化学成分的影响，大体有以下几方面。

一、炮制对含生物碱类中药饮片的影响

生物碱是发现于一些动植物体内的一类具有似碱性质的、复杂的含氮有机化合物，具有明显的生理活性。除季铵碱类和一些分子量较低或含极性基团较多的生物碱外，大多数游离生物碱一般都不溶或难溶于水，能溶于乙醇、三氯甲烷等有机溶媒，亦可溶于酸水（形成盐）。

1. 辅料的影响　炮制辅料对生物碱类成分可产生多种影响。酒具有稀醇性质，是一种良好的溶剂，游离生物碱或其盐类都易溶解于酒中，所以药物经过酒制后能提高生物碱的溶出率，从而提高药物的疗效。如酒黄连中小檗碱及总生物碱的溶出率较生品大大提高。醋是弱酸，可使游离生物碱转化为生物碱盐而易被水煎煮出来，增加疗效。如延胡索的主要活性成分延胡索乙素、去氢延胡索甲素等，具有止痛和镇静的作用，这两种生物碱以游离的形式存在于植物体中，难溶于水，但与醋酸结合生成盐后，即能溶于水。这样，醋制延胡索煎剂的止痛效果就得到了明显的提高。生物碱在植物体内多数都以盐的形式存在于植物细胞中，与植物体中的有机酸、无机酸生成不溶于水的复盐，如鞣酸盐、草酸盐等，加入醋后，可以取代上述复盐中的酸类，而形成可溶于水的醋酸盐，因而增加了在水中的溶解度。

2. 温度的影响　通常不同生物碱都有不同的耐热性，有的在高温情况下不稳定，可产生水解、分解、氧化等变化。通过合理的运用"火制法"可以达到减毒增效的目的。如川乌、草乌、附子中剧毒的乌头碱经烘、焙、煨、蒸、煮等高温处理能水解成毒性较低的乌头次碱和几乎无毒性的乌头原碱，从而降低毒性。马钱子中士的宁和马钱子碱，既为有效成分又是有毒成分，应控制适宜的加热条件，使其变为异士的宁和异马钱子碱及其氮氧化合物，保证临床用药安全。也有的药物所含生物碱为其有效成分，遇热活性降低，则应少加热或不加热，如石榴皮、龙胆、山豆根，以生用为宜。

3. 水处理的影响　在植物体内，大部分生物碱以游离状态存在，不溶于水，但有一些药物中所含的生物碱是水溶性生物碱，如一些小分子的生物碱（槟榔中的槟榔碱和槟榔次碱等）和季铵类生物碱（黄柏、黄连中的小檗碱）易溶于水。所以在水洗、水浸等过程中应尽量缩短与水接触时间，采取"少泡多润"的方法，以免影响疗效。

4. 净选加工的影响　生物碱在不同植物体内的分布部位各异，净选时应去除不含生物碱的非药用部位，或将含不同生物碱的部位区分药用。如黄柏中的小檗碱集中在黄柏的韧皮部，木质部及栓皮部含量甚微，故黄柏只用韧皮部入药，其木质部及栓皮部应视为非药用部位去除。又如麻黄茎中含有较多的麻黄碱和伪麻黄碱，有升高血压作用，而麻黄根中所含的麻黄根素、麻黄根碱等具有降低血压的作用，故麻黄净制处理应将茎与根区分药用。

二、炮制对含苷类中药饮片的影响

苷类成分系糖分子中环状半缩醛上的羟基与非糖分子中的羟基（或酚基）失水缩合而成环状的缩醛衍生物。在多种植物体内，特别是果实、树皮和根部，苷是分布最为广泛和种类最多的化学成分之一。苷一般能溶解于水和乙醇中，有些苷也可溶于三氯甲烷和乙酸乙酯，但难溶于乙醚和苯。苷的溶解性通常受糖分子数目和苷元上极性基团的影响，糖分子数目越多，苷元极性基团越多，则在水中的溶解度越大，反之，在水中的溶解度就越小。

1. 辅料的影响　乙醇能提高药物中苷类成分的溶解度，而增强疗效，所以许多中药在炮制时常用酒做辅料。如黄芩酒炙后，水煎液中黄芩苷的含量较生品提高。苷在酸性条件下容易水解，不但降低了苷的含量，也增加了成分的复杂性。在生产过程中，有机酸会被水或醇溶出，使水呈酸性，促进苷类水解，应加注意。炮制时除有专门要求外，一般少用或不用醋制。

2. 水处理的影响　对于一些水溶性的苷类，如甘草、秦皮、大黄等均含有可溶于水的不同类型的苷类，为避免苷类成分溶解于水或发生水解而受损失，在用水处理时应尽量"少泡多润"。

3. 温度的影响　多数含有苷类成分的中药中同时存在相应的专一分解酶，在一定的湿度和温度条件下，这些苷就会被相应的酶所水解，而造成有效成分的损失，影响中药质量。如槐花、苦杏仁、黄芩等含苷的药物，若采收后长期放置，相应的酶可分解芦丁、苦杏仁苷、黄芩苷，使这些药物的疗效降低。花类药材所含的花色苷也会因其所含酶的作用而分解，导致药材变色脱瓣。因此含苷类药物常用炒、蒸、烘、焯或曝晒等方法破坏或抑制酶的活性，这也是一种保存有效成分的措施。

三、炮制对含挥发油类中药饮片的影响

挥发油是中药的主要有效成分之一，是一类具有挥发性、可随水蒸气蒸馏且与水不相混溶的油状液体。挥发油大多具有芳香气味，在常温下可以自行挥发而不留任何油迹，大多数比水轻，易溶于多种有机溶剂及脂肪油中，在70%以上浓度的乙醇中全溶，在水中的溶解极少。

1. 水处理的影响　含挥发油的药材应及时加工处理，用水处理时，不宜久浸久泡而要"抢水洗"，以防香气走失。挥发油在植物体内若以游离状态存在，如薄荷、荆芥等，宜在采收后或喷润后迅速加

工切制，不宜带水堆积久放，以免挥发油损失，影响质量。若挥发油在植物体内以结合状态存在，如厚朴、鸢尾等，则需经堆积"发汗"（发酵）后香气方可逸出。

2. 温度的影响　含挥发性成分的药物在炮制过程中会因加热等处理，致使药物中挥发油含量显著减少，故含挥发油类的药物火制时，应少加热或不用火制法，以免破坏挥发油而影响疗效。干燥宜采用阴干或60℃以下烘干，以免挥发油损失，如薄荷、茵陈等。有一些药物需要经炮制以减少或除去挥发油，减少其不良反应。如《本草纲目》在木香项下记述："凡入理气药，不见火。若实大肠，宜面煨熟用"，煨木香的炮制目的就是减少挥发油的含量。苍术含挥发油较多具有刺激性，即药物的"燥性"，经炮制后除去部分挥发油，可以降低其燥性。蜜炙麻黄通过加热处理，麻黄中具发汗作用的挥发油可减少1/2以上，从而使具有平喘作用的麻黄碱含量相对提高，再加上蜂蜜的辅助作用，更适用于喘咳的治疗。乳香、没药所含挥发油具有明显的毒性和强烈的刺激性，通过炮制后可大部分除去，有利于临床应用。

有些药物经炮制后，不但使挥发油的含量发生变化，而且发生了质的变化，如颜色加深、折光率增大，有的甚至改变了其药理作用。如肉豆蔻的挥发油经煨后增强了对家兔离体肠管收缩的抑制作用，而能起到实肠止泻作用。

练一练3-2

药物中所含挥发油具有明显毒性和刺激性，应除去的是（　　）

A. 薄荷　　　B. 荆芥　　　C. 麻黄　　　D. 乳香　　　E. 没药

答案解析

四、炮制对含鞣质类中药饮片的影响

鞣质又称单宁、鞣酸，是一种复杂的多元酚类化合物，广泛地存在于植物中，具有一定的生理活性。鞣质在医疗上常作为收敛剂，用于止血、止泻、烧伤等，有时也用作生物碱及重金属中毒的解毒剂。

1. 水处理的影响　鞣质含有多元酚羟基，极性较强，所以能溶于水、乙醇、丙酮、乙酸乙酯等极性大的溶剂，尤其易溶于热水。因而以鞣质为主要有效成分的中药在炮制过程中用水处理时要格外注意，如地榆、侧柏叶、石榴皮等，用水处理时应"少泡多润"，以减少损失。

2. 温度的影响　鞣质能耐高温，经高温处理，一般变化不大。如大黄含有致泻作用的蒽苷和具有收敛作用的鞣质，经酒蒸、炒炭后，蒽苷的含量明显减少，而鞣质含量变化不大，故可使大黄致泻作用减弱，而收敛作用相对增强。也有一些鞣质经高温处理能影响疗效，如地榆、槐花等炒炭时，若温度适宜，鞣质的含量会有所增加，若温度过高，则鞣质的含量反而降低，甚至全被破坏，因此炮制时要注意火候。

3. 炮制工具的影响　鞣质能与铁产生化学反应，生成墨绿色的鞣酸铁盐。因而在炮制含鞣质成分的中药时，以及平时煎药时，一般选用砂锅、瓷锅，忌铁器。

此外，鞣质为强的还原剂，能被空气中的氧所氧化，中药槟榔、白芍等切片露置空气中有时泛红，就是所含的鞣质氧化成鞣红造成的。鞣质在碱性溶液中变色更快，需加注意。

五、炮制对含有机酸类中药饮片的影响

有机酸类是指分子结构中含有羧基的化合物，广泛存在于植物的细胞液中，特别在有酸味的、未成熟的肉质果实中含量较多，并随果实的逐渐成熟，其含量逐渐降低。药材中常见的有机酸有甲酸、

醋酸、乳酸、琥珀酸、苹果酸、酒石酸、枸橼酸等，一般与钾、钠、钙、铍、镁、锶、钡等离子结合成盐类存在。有机酸对人体营养及生理上都有重要的作用。

1. 水处理的影响　低分子有机酸大多能溶于水，在水中长期浸泡也会降低含量。因此，水制时应尽量"少泡多润"，防止有机酸溶解流失。如木瓜含苹果酸、酒石酸、齐墩果酸等有机酸，但其质地坚硬，水分不易渗入，软化时久泡则损失有效成分，因此常蒸制软化后切制。若有机酸为有毒成分，应长时间浸泡，将其除去，如白花酢浆草、酢浆草等植物含有可溶性的有毒草酸盐，水处理时应将其除去。

2. 温度的影响　药物中有机酸可因加热而被破坏，如山楂炒炭后，有机酸被破坏约68%，酸性降低，从而减少了对胃肠道的刺激。又如乌梅生用能损牙齿，但经炒后可降其酸性。一些药物加热后，有机酸会发生质的变化，如咖啡炒后，绿原酸被破坏，而生成咖啡酸和奎宁酸。

此外，有些含有机酸的药物往往和含有生物碱的药物共制，以生成生物碱盐增强疗效。如一些含有生物碱的药物常用甘草水制以及吴茱萸和黄连共制等就是这个原因。

六、炮制对含脂肪油类中药饮片的影响

油脂的主要成分为长链脂肪酸的甘油酯，大多存在于植物种子中，通常有润肠致泻作用，有的作用峻烈，有一定毒性，往往需要采取不同方法降低脂肪油的含量，减少不良反应。

温度的影响：药物加热时所含油质易于渗出，使用吸油纸或压榨除去部分油脂类成分，以降低滑肠致泻等毒副作用，保证临床用药安全有效。如柏子仁具有润肠通便的作用，炮制后去油制霜，降低滑肠作用；瓜蒌仁去油制霜，以除去令人恶心呕吐的副作用，可适用于脾胃虚弱患者；肉豆蔻煨制后脂肪油成分下降，可增强固肠止泻的作用，并能降低毒性。有的油脂有毒，必须减少和控制其含量，降低毒性。如千金子去油制霜，以减小毒性，缓和药力；巴豆油既是有效成分，又是有毒成分，则宜控制用量，使其达到适中。

七、炮制对含树脂类中药饮片的影响

树脂是一类组成极为复杂的混合物，大多数是由萜类化合物在植物体内经氧化、聚合等作用而生成的。通常存在于植物组织的树脂道中，当植物体受伤后分泌出来，形成一种固体或半固体物质。树脂一般不溶于水，而溶于乙醇等有机溶媒中，具有防腐、消炎、镇静、镇痛、解痉、活血止血等作用。

1. 辅料的影响　一些树脂类的中药在使用前通常用酒、醋等辅料进行炮制，来提高树脂类成分的溶解度，增强疗效。如乳香、没药经醋制后可增强其活血止痛的作用。五味子的补益成分为一种树脂类物质，用酒蒸制可增强其滋补之性。

2. 温度的影响　加热能够破坏部分树脂，如牵牛子经炒后可缓和其泻下去积的作用，因牵牛子树脂具泻下作用，受热后被部分破坏。也有一些树脂类成分经加热后可增加其疗效，如藤黄经高温后，抑菌作用增强。但也有一些药物如乳香、没药中的树脂如果炒制时温度过高，会因树脂类成分的变性而影响疗效。

八、炮制对含蛋白质、氨基酸类中药饮片的影响

蛋白质是一类由氨基酸通过肽键结合而成的大分子胶体物质，水解后产生多肽、氨基酸，很多种氨基酸都是人体生命活动所不可缺少的，它们对整个生物界的生命活动起很大作用。中药成分中普遍存在着蛋白质和氨基酸，有的具有明显的生理活性，并已应用于临床，如天花粉蛋白。

1. 水处理的影响　蛋白质是一类大分子胶体物质，多数可溶于水，生成胶体溶液，一般煮沸后由

于蛋白质凝固，不再溶于水。纯净的氨基酸大多是无色的结晶体，易溶于水。由于它们具有水溶性，故不宜长期浸泡于水中，以免损失有效成分，影响疗效。

2. 温度的影响 加热可使蛋白质变性，有些氨基酸遇热也不稳定，因此雷丸、天花粉、蜂毒、蜂王浆等富含蛋白质或氨基酸类有效成分的药物要以生用为宜。还有一些药物中的蛋白质是有毒成分，常用加热煮沸的方法来降低毒性，如巴豆、蓖麻子加热后毒性大减；扁豆中含有对人红细胞的非特异性凝集素，它具有某些球蛋白的特性，煮后毒性大为减弱。所有的酶都是蛋白质，可以通过加热破坏酶的活性的方法，来保存苷类有效成分，如黄芩、苦杏仁。蛋白质经过加热后，往往能产生新的物质，起到一定的治疗作用，如鸡蛋黄、黑豆、大豆等经过干馏能产生含氮的吡啶类、卟啉类衍生物而具有抗真菌、抗过敏和镇痉作用。氨基酸还能和单糖类及少量水分存在的条件下产生化学变化，生成环状的杂环化合物，这是一类具有特异香味的类黑素，所以麦芽、稻芽等炒后变香而具健脾消食作用。

此外，蛋白质能和许多蛋白质沉淀剂，如鞣酸、重金属盐产生沉淀，一般不宜和含鞣质类的药物在一起加工炮制。酸碱度对氨基酸和蛋白质的稳定性、活性影响极大，加工炮制时也应根据药物性质妥善处理。

九、炮制对含无机成分中药饮片的影响

无机成分大量存在于矿物、动植物化石和甲壳类药物中，植物药中同样含有一些无机盐类，如钾、钙、镁等，它们大多与组织细胞中的有机酸结合成盐而共存。现代研究发现，微量元素是人体健康不可缺少的物质，同时起着一定的整体治疗作用，其在人体发挥的作用越来越受到人们的重视。

炮制对含无机成分的药物也有影响，如夏枯草不宜长时间浸洗，因为夏枯草中含有大量钾盐，若经长时间的水处理，会大大降低其利尿作用。矿物类药物通常采用煅烧或煅红醋淬的方法，除了使药物易于粉碎外，在化学性质上也有相应的改变，一般经煅烧后可使药物进一步纯净。有些含有结晶水的药物，如石膏、明矾、硼砂等，煅烧后可失去部分结晶水，成为无水化合物，而达到一定的医疗目的。有时在煅烧的过程中，药物的许多成分通常被氧化而产生新的成分，如炉甘石原来的主要成分为碳酸锌（$ZnCO_3$），煅后变为氧化锌（ZnO），具有消炎、止血、生肌的作用。有些矿物药，经过煅红醋淬后，更酥脆，增加了药物在汤药中的溶解度，有利于药物在胃肠道的吸收，也有利于粉碎，如自然铜、代赭石等。对砂烫法炮制的马钱子前后元素含量进行分析，发现炮制后含量减少的大多数为有害元素，如汞，而有益元素，如锌、锰、铁、钙、磷等有所增加。

总之，药物经各种不同方法加工炮制后，理化性质就会发生各种不同的变化，由于中药成分的多种多样，这种变化是复杂的，有的变化已为我们所了解，但绝大部分还有待我们去探讨。随着 HPLC、GC、GC－MS 等现代分析技术的应用，对炮制品化学成分的研究已取得了很大进步，但仍存在着一些不足。实验中发现一些临床疗效较好的炮制品，有效成分含量却比较低，我们要以中医理论为基础，充分运用现代科学技术和手段，以科学的态度、严谨的工作作风，广泛开拓思路，将中药炮制研究推上一个新的高峰。

任务五　中药炮制常用辅料

一、辅料的概念

中药炮制的辅料是指中药炮制过程中，除主药以外所加入的具有辅助作用的附加物料。它具有与

主药起协同作用而增强疗效，或降低毒性，或减轻副作用，或影响主药的理化性质，或作为主药的中间传热体等作用。常用的辅料分为液体辅料和固体辅料两大类。

二、液体辅料

（一）酒

酒传统又称为酿、醇、醴、醽、盎、酎、醋、醍、醩、米酒、清酒、无灰酒等，多用作炙、蒸、煮等辅料。有黄酒和白酒之分，黄酒为米、麦、黍等用曲酿制而成，而白酒为米、麦、黍、高粱等用曲酿制并经蒸馏而成。除另有规定外，炮制用酒一般为黄酒，浸提药物一般用白酒。

黄酒含乙醇15%～20%，相对密度0.98，尚含有糖类、酸类、酯类、氨基酸、矿物质等成分。白酒含乙醇50%～70%，相对密度0.82～0.92，尚含有酸类、酯类、醛类等成分。黄酒一般为棕黄色至深褐色透明液体，气味醇香特异。白酒一般为无色澄明液体，气味醇香特异，且有较强的刺激性。通常以透明、无沉淀、无杂质、无异味、具酒香味为佳。

酒味甘、辛，性大热，药物经酒制后能缓和苦寒之性，引药上行，增强活血化瘀、祛风通络的作用，并能矫臭矫味。

性味苦寒的药物酒制后能缓和苦寒之性，引药上行，如大黄、黄芩、黄柏等。活血化瘀、祛风通络的药物酒炙后可协同增效，如当归、川芎。有臭味的药物酒炙可矫臭去腥，如乌梢蛇、金钱白花蛇、紫河车等。酒蒸主要增强药物的补益作用，如女贞子、肉苁蓉等。白芍酒炙后酸寒伐肝之性降低，入血分。续断酒炙后增强通血脉、续筋骨、止崩漏作用。蟾酥经酒制后，便于粉碎，降低毒性，并能减少对操作者的刺激性。

同时酒亦是一种良好的溶媒，有助于有效成分的溶出而增强疗效。

？ 想一想3-2

浸泡药酒一般用多少度的酒？

答案解析

（二）醋

醋古时称酢、醯、苦酒，习称米醋，是以米、麦、高粱以及酒糟等酿制而成，多用作炙、蒸、煮等辅料。炮制用醋为食用醋，醋长时间存放者，称为"陈醋"，陈醋用于药物炮制较佳。化学合成的醋精不能作为炮制的辅料使用。食用醋主含醋酸（占4%～6%），尚含有维生素、琥珀酸、草酸、山梨糖、灰分等。一般为淡黄棕色至棕色澄明液体，有特异的醋酸气味。以澄明、无混浊、无沉淀，具醋香味为佳。

醋味酸、苦，性温。药物经醋制后，能引药入肝经，入血分，增强活血散瘀止痛、疏肝行气解郁的作用，并能解毒，矫臭矫味。

乳香、三棱、莪术醋炙增强活血散瘀止痛作用；柴胡、香附醋炙增强疏肝止痛作用。峻下逐水药醋炙降低毒性，缓和泻下作用，如甘遂、大戟、芫花、商陆等。树脂类、动物粪便类药物醋炙可矫臭矫味，如五灵脂、乳香、没药。五味子醋蒸可协同增强酸涩收敛之性。同时醋能与药物中所含的游离生物碱类成分结合成盐，增大溶解度而易于煎出有效成分，提高疗效，如醋制延胡索等。

（三）蜂蜜

蜂蜜为蜜蜂采集花粉酿制而成。品种比较复杂，一般枣花蜜、荔枝蜜等质量为佳；荞麦蜜色深、有异臭，质较差；采自石楠科植物或杜鹃花、乌头花、夹竹桃花、光柄山月桂花、山海棠花、雷公藤花等有毒植物花粉酿制的蜜有毒，不宜作为炮制辅料。中药炮制常用的是"炼蜜"，即将生蜜加适量水，加热至沸腾后，改为文火保持微沸、滤过，除去上浮泡沫、蜡质、死蜂及杂质，再加热浓缩至起"鱼眼泡"，捻之较黏稠，炮制药物时用沸水稀释。

蜂蜜主含果糖、葡萄糖（二者约占蜂蜜的70%），尚含少量蔗糖、麦芽糖、矿物质、蜡质、酶类、氨基酸、维生素及微量元素等物质。为半透明，具有光泽而浓稠的液体，白色、淡黄色或黄褐色，久贮或遇冷则渐有白色颗粒状结晶析出，气芳香，味极甜。以白色或淡黄色、半透明、黏度大、气味香甜、不酸者为佳。

生蜜味甘，性平；具有补中益气，润肺止咳，润肠通便，缓急止痛，解毒，矫味等作用。而炼蜜味甘，性温；具有补中益气，润肺止咳，解毒、矫味等作用。用炼蜜炮制药物，能和药物起协同作用，增强补中益气、润肺止咳的疗效，并能解毒、缓和药性、矫臭矫味。

止咳平喘的药物蜜炙增强润肺止咳的作用，如紫菀、桑白皮、枇杷叶、百部、款冬花等。补气药甘草、黄芪蜜炙增强补脾益气作用，麻黄蜜炙缓和辛散之性，白前蜜炙后能缓和对胃的刺激性。

（四）食盐水

食盐水是食盐晶体加适量水溶化后经过滤而得到的无色澄明液体，主含氯化钠，尚含少量的氯化镁、硫酸镁、硫酸钙等。

食盐味咸，性寒。能强筋骨，软坚散结，清热凉血，解毒，防腐，并能矫味。药物经盐水制后，能引药入肾，引火下行，增强补肾固精、利尿、疗疝、泻相火作用，并能缓和药物辛燥之性。如杜仲、巴戟天增强补肝肾作用；小茴香、橘核、荔枝核增强理气疗疝作用；知母、黄柏增强滋阴降火作用；益智增强缩小便和固精的作用；泽泻盐炙后引药下行，增强泻热作用；补骨脂盐炙后引药入肾，增强温肾助阳、纳气、止泻作用。

（五）姜汁

姜汁系姜科植物鲜姜的根茎经捣碎榨取或以干姜加适量的清水共煎去渣而得。黄白色液体，有香气，具辛辣味。主含挥发油、姜辣素，另含多种氨基酸、淀粉及树脂状物。

生姜味辛，性温。能发表散寒、温中止呕、开痰、解毒。药物经姜汁制后，能降低其寒性，增强温中化痰止呕作用，降低毒性。厚朴姜炙可缓和副作用，增强宽中和胃的功效，黄连、竹茹姜炙可增强止呕作用，黄连还可缓和苦寒之性。姜炙草果增强温胃止呕之力，缓和燥烈之性。半夏、天南星、白附子常用生姜、白矾复制以降低毒性，增强化痰作用。

（六）羊脂油

羊脂油为牛科动物山羊或绵羊的脂肪经熬制而成，主要为油脂，含饱和脂肪酸和不饱和脂肪酸。要求无杂质、无油败味，以尾油为佳。

羊脂油味甘，性热。能温散寒邪、补肾助阳、润燥、解毒。药物经羊脂油制后，能增强补虚助阳的作用。常用羊脂油炙的药物是淫羊藿。

🖊 **练一练3-3**

淫羊藿一般采用什么辅料炮制（　　）

A. 酒　　　　B. 醋　　　　C. 食盐水　　　　D. 蜂蜜　　　　E. 羊脂油

答案解析

（七）麻油

麻油为胡麻科植物芝麻的干燥成熟种子经压榨而得的油脂，主含亚油酸甘油酯、芝麻素等。

麻油味甘，性微寒。能清热，润燥，生肌。因沸点较高，常用以炮制质地坚硬或有毒药物，使之酥脆，降低毒性。常用麻油制的药物有马钱子、三七、蛤蚧、地龙等。

（八）甘草汁

甘草汁为甘草饮片经水煎煮去渣而得的黄棕色至深棕色液体，无杂质、无残渣、具甜味。主含甘草酸、甘草苷、还原糖、淀粉及胶类物质等。

甘草味甘，性平。能和中缓急、补脾、益肺、解毒、调和诸药。药物经甘草汁制后，能缓和药性，降低毒性。常用甘草汁制的药物有半夏、远志、吴茱萸等。

（九）黑豆汁

黑豆汁为豆科植物大豆的黑色种子，加适量水煎煮去渣而得的黑色混浊液体，要求无杂质、无残渣、无异味。主含蛋白质、脂肪、淀粉、维生素、色素等。

黑豆汁味甘，性平。能滋补肝肾、养血祛风、活血、利水，还能解毒。药物经黑豆汁制后，可增强滋补肝肾作用，降低毒性和不良反应，常用黑豆汁制的药物有何首乌等。

（十）米泔水

米泔水又称"米二泔"，为淘米时第二次滤出的灰白色混浊液体，实为淀粉与水的混悬液。因易酸败发酵，应临用时收集。大量生产也有用 2kg 大米粉加 100kg 水，充分搅拌代替米泔水用。主要含少量淀粉及维生素。

米泔水味甘，性凉。能益气除烦、止渴、解毒、清热凉血、利小便，同时对油脂有吸附作用。常用来浸泡含油质较多的药物，如苍术、白术等，可除去部分油质，降低药物辛燥之性，增强补脾和中的作用。

（十一）胆汁

胆汁系牛、猪、羊的新鲜胆汁，为绿褐色、微透明的液体，略有黏性，有特异腥臭气。传统认为以牛胆汁为佳。主含胆酸钠、胆色素、黏蛋白、脂类及无机盐类等。

胆汁味苦，性大寒。能清肝明目，利胆通肠，解毒消肿，润燥。药物经胆汁制后，能降低毒性，缓和燥性，增强疗效。常用胆汁制的药物有天南星、黄连等。

液体辅料除上述各种外，还有吴茱萸汁、萝卜汁、酥油、鳖血、石灰水等。可根据临床需要而选用。

三、固体辅料

（一）麦麸

麦麸为禾本科植物小麦的种皮，呈褐黄色。以片大、无细麸和面粉者为佳。主含淀粉、蛋白质及维生素等。

麦麸味甘、淡，性平。能和中益脾。药物经麦麸制后，能缓和燥性，增强健脾和中的作用，并能矫臭矫味、赋色、吸附油脂。常用麦麸制的药物有苍术、白术、僵蚕、枳壳、枳实、薏苡仁、肉豆蔻、葛根等。

（二）稻米

稻米为禾本科植物稻的种仁。中药炮制多选用大米或糯米。主含淀粉、蛋白质、脂肪、糖类、矿物质，尚含少量 B 族维生素、微量元素、多种有机酸等。

稻米味甘，性平。能补中益气，健脾和胃，除烦止渴，止泻痢。药物经稻米制后，能降低刺激性和毒性，增强补中益气作用。常用米制的药物有党参、红娘子、斑蝥等。

（三）土

中药炮制常用的土是灶心土（伏龙肝），也有用黄土或赤石脂等。灶心土即灶内久经薰烧的土，呈焦土状，黑褐色，有烟薰气味，主含硅酸盐、钙盐及多种碱性氧化物。赤石脂为硅酸盐类矿物多水高岭土，主含硅酸盐。

灶心土味辛，性温。能温中和胃，止血，止呕，涩肠止泻等。赤石脂味甘、酸、涩，性温。能涩肠、止血。药物经土制后，能缓和燥性，增强补脾止泻作用。常用土制的药物有山药、白术、白芍、当归等。

（四）河砂

河砂应筛选粒度均匀适中者，经淘洗去净泥土、杂质后，晒干备用。亦可用"油砂"，即取干净、粒度均匀的干燥河砂，加热至烫后，再加入 1%～2% 的食用植物油，翻炒至油尽烟散，河砂呈油亮光泽时，取出备用。河砂主含二氧化硅。

河砂主要作为中间传热体，取其温度高、传热快、受热均匀的特点，可使坚硬的药物经砂烫炒后，质变酥脆，易于粉碎和煎出有效成分；还可以降低药物的毒性，易于除去非药用部分。常用砂炒的药物有鳖甲、龟甲、狗脊、鸡内金、骨碎补、马钱子等。

（五）蛤粉

蛤粉为帘蛤科动物文蛤或青蛤的贝壳经煅制粉碎后的灰白色粉末，主含氧化钙、碳酸钙等。

蛤粉味苦、咸，性寒。能清热化痰，软坚散结，制酸止痛。药物经蛤粉制后，能除去腥味，增强清肺化痰作用，并可作为中间传热体，使药物受热均匀，质变酥脆，利于粉碎。常用蛤粉制的药物有阿胶、鹿角胶等。

（六）滑石粉

滑石粉为硅酸盐类矿物滑石经精选、净化、粉碎、干燥而制得的细粉。呈白色或类白色，微细，无砂性，手摸有滑腻感，无臭，无味。主要成分为含水硅酸镁。

滑石粉味甘、淡，性寒。能利尿通淋，清热解暑，祛湿敛疮。一般作中间传热体，用以拌炒药物，能使药物受热均匀，质变酥脆，易于粉碎和煎出药效，并可杀死一些动物药表面的微生物及虫卵、还能降低毒性，矫臭矫味。常用滑石粉烫制的药物有鱼鳔胶、刺猬皮、水蛭等。滑石粉煨肉豆蔻主要是除去过量的油脂，以消除刺激性，增强止泻作用。

（七）白矾

白矾又称明矾，为硫酸盐类矿物明矾石经加工提炼而成的不规则块状结晶体。无色，透明或半透明，有玻璃样色泽，质硬脆易碎，味微酸而涩，易溶于水。主要成分为含水硫酸铝钾 $[KAl(SO_4)_2 \cdot 12H_2O]$。

白矾味酸、涩，性寒。外用解毒杀虫、燥湿止痒，内服止血止泻、祛风痰，另有防腐作用。与药物共制，可防止腐烂，降低毒性，增强疗效，并使炮制品增加光泽度。常用白矾制的药物有半夏、天南星、白附子等。

（八）豆腐

豆腐为豆科植物大豆的种子经粉碎加工而成的乳白色固体，主含蛋白质、维生素、淀粉等。

豆腐味甘，性凉。能补中益气、生津润燥、清热解毒，还具较强的沉淀与吸附作用。药物经豆腐制后，能降低毒性，去除污垢。如豆腐煮藤黄、硫黄降低毒性，豆腐煮珍珠（一般做过装饰品的花珠）洁净药物。

（九）朱砂

朱砂为硫化物类矿物辰砂，主含硫化汞。中药炮制用的朱砂，系经研磨或水飞后的洁净细粉。朱砂味甘，性微寒，有毒。能镇惊、安神、解毒。朱砂与药物共制，能起协同作用，增强疗效。常用朱砂拌制的药物有麦冬、茯苓、茯神、灯心草、远志等。

（十）萝卜

萝卜为新鲜萝卜，含大量水分，尚含粗纤维、蛋白质、维生素等。

萝卜味甘，性温。能消导降气、利尿。药物经萝卜制后，能缓和药性，增强疗效。用萝卜作辅料炮制的药物有芒硝。

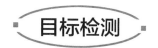

目标检测

答案解析

一、选择题

A 型题（最佳选择题）

1. 指出下列哪项炮制原则属于"从制"（　　）

　　A. 胆汁制天南星　　B. 盐炙黄柏　　　C. 姜炙黄柏　　　D. 酒制黄连

2. 下列哪味药炮制后，可矫臭矫味（　　）

　　A. 珍珠　　　　　　B. 远志　　　　　C. 乌梅　　　　　D. 僵蚕

3. 含苷类成分的药物，一般不选用哪种辅料处理（　　）

　　A. 酒　　　　　　　B. 醋　　　　　　C. 盐　　　　　　D. 姜

4. 在炮制处理过程中"忌铁器"的药物成分是（　　）

　　A. 生物碱类　　　　B. 鞣质类　　　　C. 油脂类　　　　D. 苷类

5. 炮制常用的固体辅料不包括（　　）

　　A. 麦麸　　　　　　B. 蛤粉　　　　　C. 食盐　　　　　D. 河砂

6. 用炼蜜炮制药物的目的不包括（　　）

　　A. 增强润肺作用　　B. 解毒　　　　　C. 防腐　　　　　D. 矫臭矫味

B 型题（配伍选择题）

　　A. 降低药物毒性　　B. 便于贮存　　　C. 缓和药性　　　D. 引药归经　　　　E. 便于服用

7. 酒炙紫河车的炮制目的是（　　）

8. 天南星、半夏的炮制目的是（　　）

9. 酒炙黄连的炮制目的是（　　）

10. 醋炙柴胡的炮制目的是（　　）

11. 桑螵蛸蒸制的目的是（　　）

X 型题（多项选择题）

12. 常采用杀酶保苷的炮制方法有（　　）

　　A. 清炒法　　　　　B. 蒸法　　　　　C. 煮法　　　　　D. 燀法　　　　　E. 煨法

二、综合问答题

1. 举例说明中药炮制的目的有哪些？

2. 炮制对含苷类药物有何影响？

书网融合……

 重点回顾　　 微课　　 习题

2

第二部分

中药炮制生产技术

项目四 中药炮制通用技术

情景描述："中年男子狂吃 1 个月何首乌补肾，导致药物性肝炎""9 岁男孩长白发，吃何首乌伤了肝""何首乌让一家三口急性肝衰竭"，近年来我们在新闻报道中经常听到这样一些案例，何首乌给人"危险中药"的印象是越来越深。老百姓都迷惑了，何首乌不是中药么？怎么有毒？到底还能不能用？

情景分析：中医临床上使用的制何首乌，具有乌须发、强筋骨、固精气、益精血等功效。然而，生何首乌含有一种蒽醌衍生物大黄酚，对人体具有一定的毒性作用，主要体现在肝脏损害和刺激肠道充血。国家药品监督管理局规定，保健食品中生何首乌每日用量不得超过 1.5g，制何首乌每日不得超过 3.0g。

讨论：何首乌究竟是如何炮制，降低毒性的呢？

学前导语：何首乌炮制采用清蒸，或者黑豆汁炖或蒸之后，晒至半干，切片，干燥。炮制过程离不开净制、润制、切制、干燥等中药炮制通用技术。

中药炮制通用技术是指将中药材依据国家标准和地方炮制规范经过净制、润制、切制、干燥、选片分级、质量检测、包装等工艺后，制成饮片的制药技术。中药材只有制成饮片才可以用于中医临床，作为中药制剂和进一步炮炙的原料。

任务一 中药材净制技术

PPT

一、中药材净制的概念

净制技术也叫净选加工，是中药材在切制、炮炙或调剂、制剂前，选取规定的药用部位，除去杂质、非药用部位、霉变品及虫蛀品等，使其达到药用纯度标准的方法。中药材必须净制后才可进行切制或炮炙等处理。

净制是中药炮制的第一道工序，是影响中药饮片质量的首要环节，净制理论自明代开始至清代才逐渐趋于完整，如明代《本草蒙筌》指出："有剜去瓤免胀，有抽取心除烦。"清代《修事指南》云："去芦者免吐，去核者免滑……。"

二、中药材净制的目的

1. 分离药用部位 如麻黄根和麻黄茎，扁豆衣和扁豆仁，莲子心和莲子肉。

2. 分档 便于在水处理和加热过程中分别处理，使其均匀一致，也利于均匀吸收辅料。大多数药材需要分档处理。

3. 除去非药用部位 使调配时计量准确或减少服用时的副作用。如去粗皮、去瓤、去心、去芦头等。

4. 除去泥沙杂质及霉变虫蛀品 药材采收时会带入泥沙、杂质，贮运保管中药材会出现变质现象，故需要清除，以达到洁净卫生要求。

5. 分级 中药材历来注重道地性，只有优质的药材才可以生产出优质的饮片，因此，药材应该首先区分不同等级，进而分别加工炮制。

三、中药材净制的工具和设备 ⓔ微课4 ⓔ微课5

（一）手工设备

传统以来，中药净制加工工具随着不同地区，不同药材而有所不同，主要有簸箕、筛（图4-1）、匾等。用于筛去药材中的灰屑、分离杂质和非药用部分以及区分药材大小。

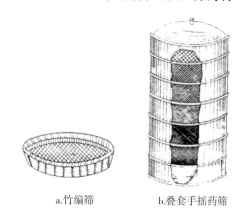

a.竹编筛　　　b.叠套手摇药筛

图4-1　药筛图

（二）机械设备

现代净制加工设备主要有 SXR 型柔性支承斜面筛选机（图4-2）、FWBL 型卧式风选机（图4-3）、XY（G）系列循环水洗药机（图4-4）等。有些药材可以使用磁选机去掉铁质的杂质；有些药材净选加工还需使用炒药机。

1. 震荡式筛药机操作规程 检查设备清洁情况，检查线路是否完好。启动机器，待运转无卡滞、平稳后，将待筛选的药物由筛网前端放入。药物经震荡到筛网后部，从出料口泻出。操作中应注意药材和杂质的大小差别，根据药材与杂质大小选择适合的筛网。

2. 风选机操作规程 检查设备清洁情况，检查水、电、气供应情况。启动风选机，风机运行应无卡滞现象。启动风选机按钮，开启风选机。开启输送机，上料，调节料斗插板，使上料量适当，同时调节振动器旋钮使物料能及时输送进入风箱。振动器进料速度应大于输送机上料速度，以避免

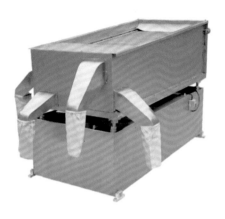

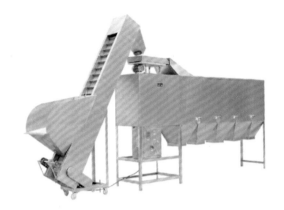

图 4 - 2　SXR 型柔性支承斜面筛选机　　　　　　图 4 - 3　FWBL 型卧式风选机

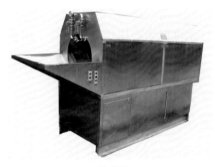

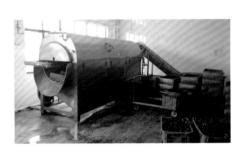

a.洗药机　　　　　　　　　　　　　　　　b.洗药车间

图 4 - 4　XY（G）系列循环水洗药机

物料在振动器上滞压。按药物与需要分离的杂质的轻重不同，调节变频器旋钮，以改变风选机送风量，使药物与杂质能充分分离。每批物料风选结束后，应记录好变频器上的参数，以利于以后操作。风选机在运行时，随时注意电动机的温度不得超过 65℃，滚动轴承的温度不得超过 70℃。操作完毕，及时清理输送机下的回料，让机器再运转数分钟，待输送机上的物料以及风选机内的物料输送完全后，先关闭输送机，待风机上的物料全部落入料箱，再关闭风选机控制开关，然后切断风选机总电源。

3. 洗药机　操作规程：检查设备清洁情况。检查水、电、气供应情况。检查润滑导轮、导轴是否处于良好润滑状态。检查水箱注水阀门是否打开。在开洗药机运行时，先点按试开洗药机，洗药机运行无障碍现象，再重新启动洗药机运行。打开进水阀门，加满水箱里的水。根据所需要洗涤的药材性质和药材净度情况来调节洗药筒的转速。开启总电源，开启高压水泵喷淋药材。开启倒转、顺转时，注意要使洗药筒停止转动，停稳后再转换运转方向。洗药时经常清理洗药出料口处的磁铁上吸附的金属。洗药完成后，关闭高压水泵电源，关闭洗药筒运转电源，关闭洗药机总电源，最后关闭水箱管道的阀门。按《洗药机清洁、消毒规程》对洗药机进行清洁。

4. 干式磁选机操作规程　检查设备清洁状态，将振动给料器连接到位。开启磁选机，检查输送带、转筒运转是否正常。选择磁力调节器处于中等磁力位置。在各出口放置盛接装置，启动振动给料机，将待选药材放入振动给料机。磁选完成后，关闭振动给料机，关闭磁选机。切断所有电源，进行设备清洁，清场。填写生产记录。杂质移送废物站处理，药材移送下一道工序。

四、清除杂质的方法

（一）挑选

1. 挑选　即将药物放在适宜的容器内或摊放在一定的台面上，用手拣去簸不出、筛不下且不能入药的杂质，如核、柄、梗、壳等，或虫蛀、霉变、走油等变异品，或分离不同的药用部位。在实际操作中挑选往往配合筛簸交替进行。如金银花中常夹杂有碎叶片和灰屑，用手拣去残碎叶片和异物，使之纯净。挑选操作台见图4-5。

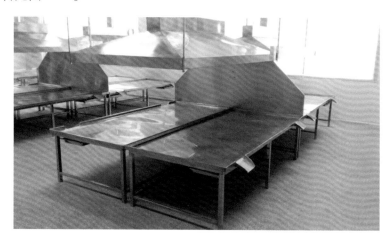

图4-5　挑选操作台

2. 颠簸　系用柳条或竹片制成的圆形或长方形簸子、竹匾或畚箕，将药物放入其中，使之上下左右振动，利用药物与杂质的不同比重，借簸动时的风力，将杂质簸除、扬净，多用于植物类药物，用以簸去碎叶、皮屑等，使药物纯净。

3. 摘除　系将根、茎、花、叶类药物放在适宜的容器内，用手或剪刀将其不入药的残基、叶柄、花蒂等摘除，使之纯净。如将少许旋覆花或辛夷摊放在竹匾内，用手轻轻摘除连在花朵上的细梗，同时拣去夹杂的杂草、残叶。

（二）筛选

筛选是根据药物和杂质的体积大小不同，选用不同规格的筛和箩，以筛去药物中的砂石或其他细小的固体杂质，使其洁净。或者对形体大小不等的药物选用不同孔径的筛子进行筛选分档。或筛去药物在炮制中的辅料，如麦麸、土粉、蛤粉、滑石粉、河砂等。

由于传统筛选系手工操作，效率低且劳动强度大，同时存在粉尘污染等问题，因此现代多用机械设备进行操作。

（三）风选

风选是利用药物和杂质的比重不同，经过簸扬（一般可利用簸箕或风车），借药材起伏的风力，使之与杂质分离，以达到纯净之目的。常用于去除细小种子类药材中混有的果柄、果皮、花柄、干瘪种子等质地较轻的杂质。

（四）水选

有些药材表面附着有大量泥沙、盐分等杂质，用筛选或风选不易除去，可通过用水洗或漂去杂质的方法，以使药物洁净。水选可分为洗净、淘洗、浸漂三种方式。

1. 洗净　系用清水洗去药材表面的泥土、灰尘、霉斑或其他不洁之物。一般先将洗药池注入七成满清水，倒入挑拣整理过的药材，搓揉干净，捞起，装入竹筐中，再用清水冲洗—遍，沥干水，干燥，或进一步加工。

2. 淘洗　用大量清水荡洗附在药材表面的泥沙或杂质。即把药材置于小盛器内，手持一边倾斜潜入水中，轻轻搅动药材，来回抖动小盛器，使杂质与药材分离，除去上浮的皮、壳杂质和下沉在小盛器中的泥沙。取出药物，干燥。如蝉蜕、蛇蜕、土鳖虫等。

3. 浸漂　将药物置于大量清水中浸泡较长时间，适当翻动、换水。或将药材用竹筐盛好，置清洁的长流水中漂洗较长的时间，至药材毒质、盐分或腥臭异味得以减除为度。取出，干燥，或进一步加工。如乌梅、山茱萸、昆布、海藻等。

浸漂时应严格掌握时间，勿使药物在水中浸漂过久，降低有效成分含量。对其有效成分易溶于水的药材，一般采用"抢水洗"法（即对药材进行快速洗涤，缩短药材与水接触时间），以免损失药效，并注意及时干燥，防止霉变，降低疗效。

📝 **练一练4-1**

中药水选时，应该使用（　　）

A. 泉水　　　　B. 井水　　　　C. 饮用水　　　　D. 河水　　　　E. 雨水

答案解析

（五）磁选

中药材在生产加工过程中有可能会混入铁质杂质，不但会损坏设备，造成严重安全事故，甚至会和中药材内在成分发生反应，产生毒副作用，因此必须清除。

五、分离和清除非药用部位

按净制要求可分为：去根、去茎、去皮壳、去毛、去心、去芦、去核、去瓤、去枝梗、去头尾足翅、去残肉等。

（一）去根去茎

1. 去残根　以茎或根茎为药用部位的药物，一般须除去残留的主根、支根、须根等非药用部位，如荆芥、薄荷、黄连、芦根、益母草等。

2. 去残茎　药用根的药物须除去残留的地上茎或根茎，如丹参、威灵仙、防风、秦艽等。

另外，同一植物的根、茎均能入药，但两者作用不同，须分别药用。如麻黄根能止汗，茎能发汗解表，故须分开入药。

（二）去枝梗

去枝梗是指去除某些果实、花、叶类药物的非药用部位（包括某些果柄、花柄、叶柄、嫩枝等），使其纯净，用量准确。如五味子、路路通、连翘、小茴香、女贞子、桑叶、侧柏叶、辛夷、菊花等。

（三）去皮壳

有些药物的表皮（栓皮）或种皮属于非药用部位，或有效成分含量甚微，或果皮与种子两者功用不同，均须除去或分离，以便纯洁药物或分别药用。如花椒（果皮）能温中散寒、止痛、杀虫，椒目（种子）则能利水消肿，平喘，为使其疗效确切，须将果皮与种子分开入药。

去皮壳的药物大体分为三类：

1. 树皮类　肉桂、厚朴、杜仲、黄柏等。可用刀刮去栓皮、苔藓及其他不洁之物。

2. 根和根茎类　知母、桔梗、北沙参、天冬、白芍等。根和根茎类药物多趁鲜在产地去皮，如不趁鲜去皮，干后就不易刮除。

3. 果实种子类 生巴豆、白果等。可砸破皮壳，去壳取仁。种子类药物，如苦杏仁、桃仁等，可用燀法去皮。

（四）去毛

有些药物表面或内部，常着生许多绒毛，服后会刺激咽喉引起咳嗽或产生其他有害作用，故须除去，消除其副作用。去毛类药材包括药材表面的细茸毛、鳞片，以及根类药材的须根。根据不同药物，分别采取如下方法。

1. 刷去毛 枇杷叶、石韦等一些叶类药材的叶背面密被绒毛，药量少时可用毛刷或丝瓜络刷去毛茸，大量生产时，用机械设备去毛，效率高。

2. 烫去毛 骨碎补、狗脊、马钱子等药材表面附生有黄棕色鳞片或绒毛，可用砂烫法将毛烫焦，再撞去毛。

3. 燎去毛或刮去毛 鹿茸一般先用瓷片或玻璃片将其表面绒毛基本刮净后，再用酒精燃着火快速燎焦剩余的毛茸，操作时注意勿将鹿茸燎焦。

4. 挖去毛 金樱子果实内部生有淡黄色绒毛，产地加工时，趁鲜将其纵剖为两瓣，选取适宜的工具挖净毛核。

（五）去心

"心"一般指根类药材的木质部或种子的胚芽。早在汉代《伤寒论》中就有麦冬、天冬去心的记载。《修事指南》谓："去心者免烦"。如牡丹皮的木心所占比例较大，且无药效，去除木心能保证用量的准确性。再如莲子心（胚芽）能清心热、除烦，莲子肉能补脾涩精，故须分别入药。

（六）去核

有些果实类药物，常须用果肉而不用核（或种子）。其中有的核（或种子）属于非药用部位，有的果核与果肉则作用不同，故须分别入药。一般采用风选、筛选、挑选、浸润、切挖等方法去除。如诃子肉去核时，是将诃子用清水浸润，待其软化后砸开，取其果肉，晒干。山茱萸核多在产地即已去除，如仍有未去核者，可洗净润软或蒸后将核剥去，晒干。乌梅去核时，质地柔软的可直接剥取果肉去核，质地坚硬者可先用温水洗净润软，再取肉去核。

（七）去芦

"芦"一般指药物的根头、根茎、残茎、茎基、叶基等部位。需要去芦的药物有人参、玄参、南沙参、桔梗、防风、续断、牛膝、丹参等。

（八）去瓤

去瓤的药材主要有青皮、枳壳、木瓜等，其目的主要是除去非药用部位。枳壳去瓤的方法是，用小刀挖去瓤，洗净泥沙，捞起，润软，切制干燥后通过筛选和风选即可。

（九）去头尾、皮骨、足、翅

动物类或昆虫类的药物，有的需要去除头尾或足翅。其目的是为了除去有毒部分或非药用部位，如乌梢蛇、蕲蛇等均去头尾，斑蝥、红娘子、青娘子均去头足翅，蛤蚧须除去鳞片、头爪，蜈蚣须除去头足。去头尾、皮骨时，一般采用浸润切除，蒸制剥除等方法。去头足翅时，一般采用掰除、挑选等方法。

（十）去残肉

某些动物类药物，如龟甲、鳖甲等，均须除去残肉筋膜，纯净药材。现代多用胰脏净制法和酵母菌净制法。此法优于传统的日晒夜露法，时间可缩短5～6倍，设备简单，去腐干净，对有效成分（动物胶）无损失，出胶率比传统净制品还高，适应大量生产。

实训项目一 中药材净制

【实训目的】

1. 掌握净制生产管理要点及质量控制要点；掌握常用净制设备标准操作规程。正确使用各种净制设备。

2. 熟练使用各种净制设备处理实训药材。能根据药材性质特点调节各设备，使设备条件符合实训药材的净制要求。

3. 学会正确进行清场，对净制设备进行清洁、维护、调试，正确填写生产记录。

【实训器材】

1. 实训设备 簸箕、筛子、净选台、刷子、盘、电子秤、风选机、筛选机、水选机、磁选机。

2. 实训材料 延胡索、山楂、莱菔子、益母草、荆芥、朱砂、白术。

【实训内容】

一、准备工作

检查实训工具、物料是否完备，各种设备是否正常。

二、实训操作

（一）手工操作

1. 挑选益母草、荆芥中的杂质。

2. 筛选山楂、莱菔子中的杂质。

3. 洗掉延胡索的泥沙杂质。

4. 将白术分档。

（二）机械操作

1. 用筛选机筛除山楂、莱菔子、白术中的杂质。

2. 用风选机去除延胡索、山楂中的杂质。

3. 用洗药机清除白术、延胡索中的杂质。

4. 用磁选机清除朱砂中的铁质杂质。

三、实训提示

1. 严格执行《净制岗位操作法》《净制设备标准操作规程》。

2. 负责净制所用设备的安全使用及日常保养，避免发生生产事故。

3. 严格执行生产指令，保证净制所用的药物名称、数量、规格、质量无误，净制质量达到内控标准。

4. 自觉执行工艺纪律，确保本岗位不发生混药、错药或对药品造成污染，发现偏差及时汇报。

5. 如实填写各种生产记录，对所填写的记录负责。

6. 搞好本岗位的清场工作。

PPT

任务二 中药材软化技术

一、中药材软化的目的

大多数干燥的中药材在切制成饮片前，必须经过软化处理，目的是使药物吸收相当量的水分后，质地由硬变软，以利于切制加工，俗话说"三分刀功，七分润功"，药材软化的好坏，是饮片切制的关键，对饮片质量有十分重要的影响。

二、中药材软化的方法

药材软化处理一般分为常水软化处理和特殊软化处理两类。在软化中，要根据药材的质地、种类和季节温度等情况灵活选用，并要严格控制水量、温度和时间。药材软化前要进行净选、分档，或劈成适宜的块状等。

（一）常水软化处理方法的分类及适用药物

常水软化处理方法有淋润法、洗润法、浸润法、泡润法、吸湿回润法等。

1. 淋润软化法 将成捆的药材整齐地堆好，用水自上而下均匀喷淋（一般 2～4 次）后，经堆润或微润后，使水分渗入药材组织内部，至内外湿度一致时即进行切制的方法。此法适用于草类、叶类、果皮类等组织疏松、吸水性较好和有效成分易随水流失的药材，如薄荷、茵陈、陈皮、佩兰、香薷等。

2. 洗润软化法 将药材快速用水洗净后，稍摊晾至外皮微干并呈潮软状态时即进行切制的方法。此法多用于质地松软、吸水性较强、有效成分易溶于水的药材，如龙胆、紫菀、冬瓜皮、栝楼皮、桑白皮、五加皮等。

3. 浸润软化法 将药材置于水池等容器内稍浸，洗净捞出堆润或堆润至六七成透后摊晾至微干时，随即再行堆润，上覆盖苫布等物，以润至内外湿度一致时，即进行切片的方法。此法一般多用于根类药材，如桔梗、知母、郁金、川芎、泽泻等。

4. 泡润软化法 将药材置于水池等容器内，加入适量清水，漫过药材 5 寸左右，使水渗入药材组织内至全部润透或浸泡五至七成透时，取出沥干，再行堆润使水分渗入内部，至内外湿度一致时，即可进行切片的方法。此法一般适用于个体粗大、质地坚硬且有效成分难溶或不溶于水的根类或藤木类等药材，如鸡血藤、苏木等。

5. 吸湿回润法 将药材置于潮湿地面的席子上，使其吸潮变软再行切片的方法。本法一般适用于含油脂、糖分较多的药材，如牛膝、当归、玄参等。

👁 **看一看4-1**

水软化药材的原理

常规水处理软化药材的物理过程分为浸润、溶解、扩散三个阶段。药材在浸润、溶解阶段是药材质地变软的过程，而扩散阶段是药材化学成分由细胞内向水溶液中转移，最终导致有效成分的损失。因此，水处理药材以"少泡多润，药透水尽"为度。要科学合理的控制用水量、浸润时间和温度，防止扩散现象的发生，避免成分损失。为解决这一难题，近年来，提倡在GAP基地或药材产地趁鲜切制，是比较好的办法。

（二）特殊软化处理方法的分类及适用药物

有些药材不宜长时间水软化处理，需采用特殊软化处理技术。

1. 热汽软化法 将药材经热开水焯或经蒸汽煮等处理，使热水或热蒸汽渗透到药材组织内部，加速软化，再行切片的方法。此法一般适用于经热处理对其所含有效成分影响不大的药材，如甘草、三棱等。采用热气软化，可克服常水软化时出现的发霉现象，黄芩、苦杏仁等可使其共存的酶受热破坏，以保持中药的有效成分等。

2. 干热软化法 将药材高温烘烤使其软化，再趁热切制的方法。本法一般适用于胶类药材，有些地区红参、天麻也用此法软化。

3. 酒处理软化法 将药材用酒软化，再行切制的方法。本法适用于用水软化处理容易变质或难以软化的药材，如鹿茸、蕲蛇、乌梢蛇等。一般用黄酒浸润即可软化切制。鹿茸则需用热黄酒或白酒，由底部徐徐灌入，润透后切片。

4. 真空加温软化法 将药材洗涤后，采用减压设备，通过抽气至真空状态，再通入热蒸汽的方法，使药材在负压情况下，吸收热蒸汽，加速药材软化，再行切制的方法。此法能显著缩短软化时间，且药材含水量低，便于干燥，适用于遇热成分稳定的药材。

5. 减压冷浸软化法 用减压设备通过抽气减压将药材间隙中的气体抽出，借负压的作用将水迅速吸入，使水分进入药材组织之中，加速药材的软化，再行切制的方法。此法是在常温下用水软化药材，且能缩短浸润时间，减少有效成分的流失和药材的霉变。

6. 加压冷浸软化法 将药材和水装入耐压容器内，用加压机械将水压入药材组织中以加速药材的软化，再行切制的方法。

总之，药材软化是切制的关键，软化的好坏直接关系到饮片的质量，无论选择哪种方法，都要坚持"少泡多润，药透水尽"的基本原则。

❓ **想一想**

中药饮片厂机械化大规模生产，润药软化一般可采用哪些软化方法？

答案解析

三、中药材软化的设备

1. 真空加温（汽相置换式）润药机 真空加温润药机，又称汽相置换式润药机（图4-6），主要有立式和卧式两种，设备原理相同。下面以卧式真空加温润药机为例做一简要介绍。该润药机主体部分为一圆柱筒体，筒体一端封闭，另一端是密封盖。筒内底部有便于排水的通蒸汽的多孔钢板，筒外底部接蒸汽管，上部接有真空管。工作时将药材由料筐、料车装载于圆柱筒体内，关上密封门抽真空，当筒体内减压至一定程度时通入蒸汽，至温度达到预定要求后，关闭真空泵和蒸汽，闷润10～20分钟即可取出切制。对难于软化的药材，可进行二次软化操作。该润药机运用气体具有强力穿透性的特点和高真空技术，让水蒸气置换药材内的空气，使药材快速、均匀软化，在低含水量的情况下软硬适度，切开无干心，切制无碎片。

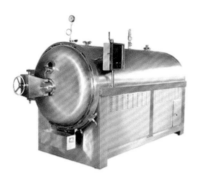 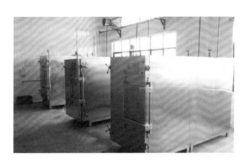

a.卧式真空加温润药机　　　　　　　　　　　　　　　　b.润药车间

图4-6　润药设备

2. 减压冷浸软化机　该机的工作原理是利用抽真空减压的方法，抽出药材组织间隙中的空气。然后，将水注入罐内至浸没药材，恢复常压，使水迅速进入药材组织内部，达到与传统浸润方法相似的吸水量，将药材润至可切，以提高软化效果。该设备特点是：常温下浸润药材，浸润时间短，水溶性成分流失少，可用于含有热不稳定成分的药材，且操作简单，省时省工，生产效率高，适用于大量生产。

四、中药材软化程度的检查方法及适用范围

药材进行软化处理过程中，需要检查药材软化的程度是否符合切制要求，常采用一些传统的检查方法，习称"看水头"。"水头"的检查方法一般有以下几种。

1. 指掐法　用大拇指指甲掐入药材的皮部，觉得内里约有五六成的硬心，即为适中。此法适用于检查呈团块状的药材，如白术、苍术、川芎、白芷、天花粉、泽泻等。

2. 手捏法　将药材握在手中，做一紧一松的握试，手掌觉得内里约有五六成的硬心，即为适中。此法适用于检查不规则的根或根茎类药材，如当归、独活等。有些块根、果实、菌类药材，需润至手握无响声及无坚硬感，如槟榔、延胡索、枳实、雷丸等。

3. 弯曲法　将药材握于手中，大拇指向外推，其余四指向内缩，药材微弯曲而不易折断，即为适中。此法适用于检查呈长条状的药材，如白芍、木香、山药、木通等。

4. 劈剖法　劈开检视，药材的断面中心应有五六成的硬心，即为适中。此法适用于质地坚硬、粗大的药材，如大黄、何首乌、槟榔等。

5. 穿刺法　用长铁签能刺穿而无硬心感，即为适中。此法适用于检查粗大块状的药材，如茯苓等。

如果药材已经很柔软，用刀切试，很容易切断；再用手捏之，断面有水滴渗出，均为"水头"太过，药材"伤水"。"伤水"是指药材在水处理时由于浸润过度，致使药材所吸水分过多，从而造成药材有效成分流失，甚至霉烂，又不易切制的现象。

以上检查方法主要用于手工切制，采用机器切制时，软化程度较手工切制要低，且要求药材表面有一定硬度。水处理后的药材在机器切制前，一般要进行晾晒，或机器烘干处理，才能切片。否则切制的饮片容易出现掉边等情况。

练一练4-2

检查槟榔软化程度采用什么方法（　）

A. 指捏法　　　B. 手捏法　　　C. 弯曲法　　　D. 劈剖法　　　E. 穿刺法

答案解析

五、软化工艺的选择

软化工艺的要求如下。

1. 需浸润的药材按其大小、粗细、软硬程度，分别采用淋、抢水洗、泡、润等方法。

2. 控制好浸润药材的用水量及时间，做到药透水尽，不得出现药材伤水腐败、变霉、产生异味等变质现象。

3. 浸润药材符合切制要求后应及时切制。

4. 采用真空加温软化法或减压冷浸软化法，其工艺技术参数应经验证确认。

六、软化工艺参数的调节

根据润药设备的主要结构和功能，一般需要针对设备的以下参数进行调节。

1. 转速　设备旋转的目的是让药材和水充分混合，每次连续运转后，要能使所有药材表面都沾满水。可以设定不同的转速，观察不同转速下药材表面的沾水情况。同时结合节能、减耗和安全，来设定转速参数。

❤ **药爱生命**

鹿茸岭南特色饮片（薄装鹿茸片）的炮制研究

2010年采芝林传统中药文化被列为广东省非物质文化遗产名录，其中又以鹿茸片炮制最具传统特色。贵细药材鹿茸的炮制通常有两种方法，一种是熟切，一种是生切。生切片就是列入《中国药典》的品种。熟切是20世纪70年代，广州市采芝林药业有限公司（原广州市药材公司）的一位老药工，结合岭南地区湿热的地理环境特点，对鹿茸片的炮制工艺进行了深入钻研，在恪守遗方的基础上，经历了无数次失败与尝试，最终发明的一种薄装鹿茸片。该方法沿用传统的手工操作模式，采用酒润、蒸、切、扎、藏、刨、压等二十多道工序，制成鹿茸极薄片。在薄装鹿茸片炮制技艺里，软化是至关重要的一步，米酒润后的茸条硬而不脆，软而挺，非常有弹性，只有达到这样的程度才适合后续的刨片。这种薄装鹿茸片具有薄如蝉翼的产品特色，厚度仅为0.06～0.14mm，能更好地释放出药用成分，有利于人体吸收，已被收录于《广东省中药饮片炮制规范》第二册"鹿茸片（薄片）"项下。在今后的学习和工作中，我们应该秉承老药工们刻苦钻研、持之以恒的工作态度和勇于挑战、不畏艰难的科学精神，将祖国的药学事业发扬光大。

2. 温度　由于不同温度下，药材软化达规定程度所需要的时间有很大差别，故通过设置合适的温度参数来提高药材软化的效率。同时要结合具体药材的特性，来选择合适的软化温度。

3. 浸润间隔时间　主要是设置设备运转的间隔时间，既能使药材表面一直湿润又能减少设备的运转，减少能耗。

4. 加水量　即软化药材所需要的水量，要能达到"药透水尽"的目的。可以事先测定软化后药材的含水量，来计算不同药材的吸水率。设备在不同温度下也会损耗一部分水，总加水量即为由药材吸水率计算的水量和设定温度下设备损失水量的总量。

实训项目二 中药材软化

【实训目的】

1. 掌握软化生产管理要点及质量控制要点；掌握常用软化设备标准操作规程。正确使用软化设备。

2. 熟练使用软化设备处理实训药材。能根据药材性质特点调节设备，使设备条件符合实训药材的软化要求。

3. 学会正确进行清场，对软化设备进行清洁、维护、调试，正确填写生产记录。

【实训器材】

1. 实训设备 台秤、不锈钢盘（搪瓷盘）、纱布；润药机、盛药器具、电子秤和状态标志。

2. 实训材料 陈皮、地黄、泽泻、槟榔。

【实训内容】

一、准备工作

检查实训工具、物料是否完备，各种设备是否正常。

二、实训操作

（一）手工操作

1. 取陈皮，净制后按照淋润工艺要求，对药材进行软化操作；及时检查软化的程度是否符合切制要求。

2. 取地黄、泽泻，净制后按照浸润工艺要求，对药材进行软化操作；及时检查软化的程度是否符合切制要求。

3. 取槟榔，净制后按照泡润工艺要求，对药材进行软化操作；及时检查软化的程度是否符合切制要求。

4. 检查药材软化的程度是否符合切制要求。

（1）陈皮 用弯曲法检查软化程度。

（2）地黄 用手捏法检查药材软化程度，注意控制大小药材软化时间的差异。

（3）泽泻 用指掐法、劈剖法等检查药材软化程度。

（4）槟榔 用手捏法、劈剖法等检查药材软化程度。

（二）机械操作

1. 开机前准备

（1）检查设备清洁情况。

（2）检查电源、水源是否接通。

（3）检查各管阀是否正常。

（4）试开机运行，润药机运行无障碍现象，将"已清洁"标示牌换成"正在运行"。

2. 开机操作

（1）接通润药机电源。

（2）将药材投入罐内，上盖，抽气，减压至工艺规定的真空度。

（3）维持压力不变，然后向罐内加水至浸没药材，恢复常压（或适当延长减压时间再恢复常压）。

（4）迅速出料（或常压浸泡一段时间后出料），晾润至透即可。

（5）关闭电源，润药机停止运行。

（6）将润制好的药材放入洁净的不锈钢筐中，送切药岗位即可。

三、实训提示

1. 盛药器具洁净后才可以润制。

2. 注意药材大小分档。

3. 注意用水量、温度、时间、药材"水头"等。

PPT

任务三　中药材切制技术

<table>
<tr><td rowspan="1">学习目标</td><td>

知识目标：

1. 掌握　中药材切制的方法、质量要求。

2. 熟悉　中药材切制的目的、中药饮片的类型；各种切制设备的操作规程。

3. 了解　败片产生的原因及处理。

技能目标：

1. 能够使用切药刀进行中药材切制。

2. 能够操作常用的中药材切制加工设备。

素质目标：

培养学生严谨的工作态度。

</td></tr>
</table>

一、中药材切制的概念

中药材的切制是中药"修治"的重要内容，是中药炮制的工序之一，目前大多数的植物药都要求切制成不同规格的饮片后才能供临床应用。

饮片切制是将净选后的中药材适当软化后，切制成一定规格的片、丝、块、段等饮片类型的炮制工艺。广义而言，凡是直接供中医临床调配处方或中成药生产用的所有中药，统称为饮片。狭义而言，饮片是指切制成一定规格的片、丝、块、段等形状的药物。

二、中药材切制的目的

1. 便于有效成分煎出，并有"细而不粉"的特色　切制成大小、厚薄均匀的饮片，增大了药物与溶媒的接触面积，提高了有效成分的溶出率与提取效率，保证了药效。

2. 利于进一步炮炙　药材切制成饮片后，便于炮炙时控制火候，使药物受热均匀还有利于各种辅料的均匀接触和吸收，从而保证炮炙的工艺质量。

3. 利于调配和制剂　药物切制成饮片后，体积适中，洁净度增高，含水量下降，即方便配方调剂。制备液体剂型时，药物切制后能增加浸出效果；制备固体剂型时，由于切制品便于粉碎，从而使处方中的药物比例相对稳定。

4. 利于贮藏　药材切成饮片后，既方便处方的调配，又减少了霉变、虫蛀的发生，而利于贮藏。

三、饮片的类型及适用药物

根据《中国药典》（2020年版）四部的规定，并吸收传统饮片中的实用类型，分述如下。

1. 片

（1）极薄片　厚度在 0.5mm 以下。适用于木质类、动物骨、角质类，质地致密、极坚硬，可切至极薄不易碎裂的药材。如羚羊角、鹿茸、槟榔、清半夏、木通等。

（2）薄片　厚度在 1～2mm。适用于质地致密、坚实，或片薄不易碎裂的药材。如桔梗、乌药、木瓜、当归、白芍等。

（3）厚片　厚度在 2～4mm。适用于质地疏松、粉性大，或切成薄片易碎的药材。如白芷、泽泻、千年健、制白附子、川芎、白术、大黄、山药、南沙参、木香等。

（4）直片　又称为纵片、顺片。适用于肥大、组织致密，可突出药材内部组织结构或其外形特征，利于鉴别的药材，一般为厚片。如附子、川芎、白术、大黄、川乌、当归身等。

（5）横片　又称圆片。适用于长条形，断面特征明显及球形果实种子类药材，一般为厚片或薄片。如白芍、白芷、防风、桔梗、防己、枳实、槟榔等。

（6）斜片　适用于细长条形，且纤维性强或粉性大的药材。有倾斜度小的"瓜子片"，倾斜度稍大的"马蹄片"，倾斜度更大的"柳叶片"等，厚度介于薄片与厚片之间。如甘草、黄芪、紫苏梗、山药、皂角刺、桂枝、桑枝等。

2. 段　适用于全草类和形态细长、内含成分易于煎出的药材。

（1）短段　又称"咀"，长度 5～10mm。如党参、北沙参、白茅根、麻黄等。

（2）长段　又称"节"，长度 10～15mm。如芦根、青蒿、荆芥、益母草、薄荷等。

3. 块　边长 8～12mm 的立方块或长方块。有些药材为方便炮制，也常切成块状。如阿胶、茯苓、粉葛、大黄、何首乌、干姜、神曲、杜仲、鱼鳔胶、丝瓜络等。传统又将大黄、何首乌、干姜的立方块，称为"咀"；阿胶的立方块，称为"丁"，但阿胶用蛤粉炒烫的立方块要小。边长最好不超过 6mm，以利成珠，无溏心。

4. 丝　适用于皮类、宽大的叶类和较薄的果皮类药材。

（1）细丝　宽度 2～3mm。如陈皮、黄柏、桑白皮、厚朴、秦皮等。

（2）宽丝　宽度 5～10mm。如荷叶、枇杷叶、淫羊藿、冬瓜皮等。

其他不宜切制的，应捣碎或碾碎使用。此外，对于坚硬木质类及动物的角、骨类药材，一般采用劈、刨、镑、锉等方法，切制成不同规格类型的饮片。如苏木、降香、檀香等，多劈成小碎块，或用刨刀刨成带状的刨片。羚羊角、鹿角、水牛角等，用镑刀镑成极薄片，或用刨刀刨成极薄片，亦可用锉刀锉成细粉。目前尚有"颗粒""微粉"等中药饮片类型。

四、中药材切制方法及设备 📱微课6

（一）中药材切制的方法

药材的切制可分为手工切制和机器切制两种，都要求将饮片切制成规定的形状和规格。目前，基本上采用机械化切制，并逐步向自动化、联动化方向发展。机器切制饮片具有节省劳动力、减轻劳动强度、生产速度快、产量大、效率高、适用于机械化的工业生产等特点，但存在切制的饮片类型较少、片形不能满足临床使用的需要等不足。

由于机器切制不能满足某些饮片类型的切制要求，故对某些中药材的切制仍使用手工操作。手工切制能切出整齐，美观的特殊片型和规格齐全的饮片。但操作中的经验性很强且生产效率低，劳动强度大，只宜小批量饮片的生产。

（二）手工切制

手工主要用切药刀进行切制。切药刀主要由刀片（又称药刀或刀叶）、刀床（又称刀桥）、刀鼻（又称象鼻，由刀片鼻和刀床鼻组成）、装药斗、压板、蟹爪钳（又称槟榔钳）等部件组成。在各种炮制流派中，使用的切药刀在形制上有区别，有"见刀认帮"的说法。

江西建昌帮的"建刀"（图4-7）以刀口长、刀背宽，"受力吃厚"见长，切药时不仅速度快，而且使用灵便，操作省力，是建昌帮特用切药刀具。

此外，还有江西樟树帮的"樟刀"（图4-8）。

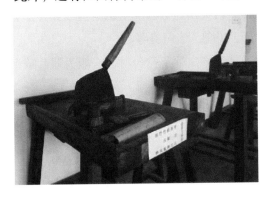

图4-7　建刀

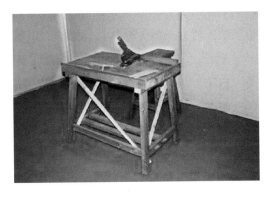

图4-8　樟刀

"建刀"手工切制操作要求如下。

1. 坐姿　切药时条凳靠刀案左侧放，条凳左前脚稍入刀案内一点，凳子与案成45度角。侧身而坐，双脚弓步放药案脚架上，挺胸直腰而坐。不管切哪种饮片，用哪种姿势送药，坐姿都不能随便改变。正确的坐姿，可保证省力。观察切药人员坐姿，是考察切药人员切药基本功的一种方法。

2. 握刀　右手握刀把上端，大拇指竖起，四指平握，右肘及上臂内收、夹紧，对准刀床脚，习称"仙鹅抱蛋"，使握刀把点与刀床脚、肘关节"三点一线"。刀面与刀床随意靠紧（不能用力左右横拉）均匀用力，重拉轻托以刀切药。

3. "把货"与"把活"　指切制时，需要打成一束（把）后，再放刀床上，进行切片的货物（药材），俗称"把货"；这个过程俗称"把活"。

"把活"操作手法：用左手捏起长条形的"把货"药材，将顺放刀床上，用右手压住待堆至一大把后，左手拿压板压住、揢紧，并推送至刀口，右手提刀下压，"把货"药材即被切制成饮片。

4. "个货"与"个活"　指切制时，一般是单个或2~4个排列在刀床上，进行切片的货物（药材），俗称"个货"；这个过程俗称"个活"。对于完整的中药材，也可称之为"个货"。

"个活"操作手法：一种手法是，将团块状的"个货"药材用蟹爪钳夹住放在刀床上，左手拿压板压住，并推送至刀口，右手握刀下压，"个货"药材即被切制成饮片。另一种手法是，先将"个货"药材切一平底，竖起放在刀床上，或将小团块状的"个货"药材平整的排列在刀床上，左手拿压板压住，并推送至刀口，右手握刀下压，"个货"药材即被切制成饮片。

（三）机器切制

常用的药材切制加工设备如下。

1. 往复式切药机　包括摆动往复式（或称剁刀式）（图4-9）和直线往复式（或称切刀垫板式）切药机（图4-10）。

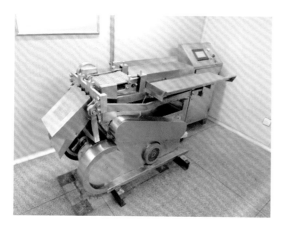

图4-9　剁刀式切药机

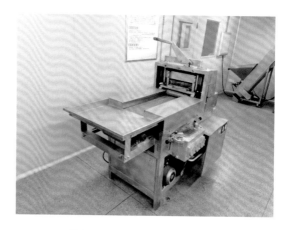

图4-10　直线往复式切药机

该型切药机结构简单，适应性强，效率较高。主要适用于截切全草、皮、茎、根类等植物药材。不适用于颗粒状的植物性药材的切制。其工作原理是：将软硬度适宜的药材放于机器台面上，启动机器，将药材捋顺，压紧，经输送带进入刀床切片，片的厚薄由偏心调节部进行调节。

2. 刀片旋转式（或称转盘式）切药机　如图4-11所示，该型切药机适用于球状和块状类药材的饮片切制。其工作原理是：将软硬度适宜的药材装入固定器内，铺平，压紧。启动机器，在推进器的推动下，将药材送至旋转刀床的切口，进行切片。

3. 物料旋转式（或旋料式）切药机　如图4-12所示，该型切药机适用于切制根茎、果实、大粒种子及块状物料，如川芎、泽泻、半夏、元胡、生（熟）地黄、玄参、生姜、芍药等或类似的药材，生产率高。工作原理是：将经过软化的块、段状药材逐渐喂入进料斗，经投料口进入转盘中心，进入盘中的物料被转盘高速带动，物料自身质量产生的离心力把物料甩向四壁，在转盘上推料块的推动下，物料被推向定子上的刀口，被切下的切片顺着刀刃口的切向飞向出料口。

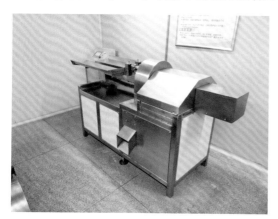

图4-11　转盘式切药机

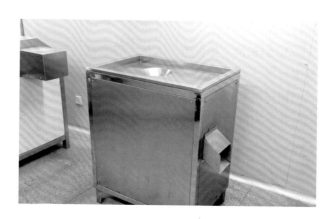

图4-12　物料旋转式切药机

4. 多功能切药机　小型的多功能切药机操作简单，接通电源后，打开电动机开关使刀盘旋转，根据要求可先对软化好的药材进行试切，有的切片机调节杆上还有切片厚度参考刻度可供借鉴。试切成功后，根据不同切片片型要求如直片、斜片等，将药材送入不同的进药口，进药时最好使药材充满入药管，切出片型较整齐，药材送入料口后，应用推料手柄继续推送药材，直到药材全部切完。

五、败片及处理

（一）手工切制法败片及处理

1. 连刀（连刀片、胡须片、蜈蚣片、挂须儿）　连刀是饮片之间相互牵连，药材纤维未完全切断的现象。甘草、黄芪、桑白皮、厚朴、麻黄等含纤维多的药材易出现，原因是药材皮部过软，刀刃不锋利，或药刀与刀床不"合床"所致。

2. 掉边（脱皮）与炸心　饮片的外层与内层相脱离，成为圆圈和圆芯两部分称为掉边，郁金、白芍、泽泻等药材易出现掉边。饮片髓芯破碎称为炸心，原因是软化时"水头"不当，药材内外软硬不一致所致。

3. 翘片（马鞍片）　饮片边缘卷翘而不平整，或呈马鞍状的现象。槟榔、白芍、泽泻等药材易出现翘片。原因是药材切制前软化处理不当，内部"水头"太过所致。

4. 皱纹片（鱼鳞片）　饮片的切面粗糙、具鱼鳞样磨痕的现象。三棱、莪术等药材易出现皱纹片。原因是药材软化时"水头"不及，或刀刃不锋利所致。

5. 油片　饮片的切面有油分或黏液质渗出的现象。当归、白术、独活等药材易出现油片，原因是药材软化时"伤水"所致。

6. 斧头片　饮片一边厚、一边薄，形如斧刃现象。原因是药材软化处理时"水头"不及，或刀刃不锋利，或操作技术不当所致。

操作时出现上述败片，要立即查找原因，及时纠正。已切出的败片及时改刀，加以补救，使之符合饮片质量要求。

（二）机器切制法败片及处理

1. 拖须　如黄芪、甘草、桑白皮、丝瓜络等含纤维多的药材易出现拖须。原因多是药材的"水头"太过，刀刃不锋利，或刀片与刀床不"合床"所致。

2. 破碎片　如黄连、川芎、防风、苍术、羌活等药材易出现破碎片。原因是刀刃不锋利或传送带送药挤压过度所致。

3. 斜长片　如白芍、大黄、广木香、当归、独活、佛手等药材易出现斜长片。原因是药槽内的药材未捋顺，或斜放、横放所致。

切药机减少败片出现的技巧用歌诀的形式概括为："刀快上线喂药匀，中速操作饮片平，时多时少厚薄片，刀钝曲线斧头形"。

👁 看一看4-2

建昌帮的特色饮片

江西建昌帮，是我国南方的一个古药帮，发祥于江西省南城县，以擅长传统饮片加工炮制著称。建昌帮的传统炮制风格是："工具辅料独特，工艺取法烹饪，讲究形色气味，毒性低疗效高"。在工具方面，刀刨齐全，有"刀刨八法"，特色工具多。切药刀与众不同，把长、面大、线直、刃深、吃硬、省力、一刀多用，切制的饮片有斜、薄、大的特点。常见的特色饮片有川芎蝴蝶片、半夏鱼鳞片、浙贝腰子片、枳壳人字片、黄芩竹叶片、厚朴肚片等。

六、设备的维护与保养

1. 应保持切药刀片刀刃的锋利，以确保成品所得率。

2. 应定时（每周）对活动部件进行检查，若发现磨损或间隙增大时，须及时更换零部件。

3. 使用中切勿将物料漏入机身内侧，以免影响转动系统工作。

4. 每次使用后，应及时清理残物，特别是转动部件不得有被黏附的物料。

5. 在设备使用过程中，应由专人对设备进行巡视，发现异常情况请及时停机检查，待排除异常后，方可继续使用。

6. 若长时间不使用设备，应用蓬布盖好。

七、其他加工方法

1. 锉法　锉法使用钢锉等工具，多用于羚羊角、水牛角等习惯用粉末的药材。

2. 刨法　刨法使用刨刀等工具，多用于木质类药材，如檀香等。

3. 劈法　劈法用斧头、劈刀等工具，多用于木质类药材及动物骨骼，如降香、松节等。

4. 捣法　捣法采用乳钵、冲钵、石臼等工具，多用于果实种子类药材及部分矿物类药材的破碎。

实训项目三　中药材切制

【实训目的】

1. 掌握切制生产管理要点及质量控制要点；掌握常用切制设备标准操作规程。正确使用各种切制设备。

2. 熟练使用各种切制设备处理实训药材。能根据药材性质特点调节各设备，使设备条件符合实训药材的切制要求。

3. 学会正确进行清场，对切制设备进行清洁、维护、调试，正确填写生产记录。

【实训器材】

1. 实训设备　台秤、切药刀、不锈钢盘（搪瓷盘）、毛刷、抹布；剁刀式切药机、旋转式切药机、盛药器具、电子秤和状态标志。

2. 实训材料　党参、甘草、陈皮、地黄、泽泻、槟榔。

【实训内容】

一、准备工作

检查实训工具、物料是否完备，各种设备是否清洁、正常。

二、实训操作

（一）手工操作

按照切药刀操作要求和饮片规格要求对药材进行切制。切制后饮片质量应符合《中国药典》及《中药饮片质量标准通则（试行）》的规定。

1. 党参　切制成长度在 5～10mm 的均匀短段。

2. 甘草　切制成厚度在 2～3mm 的斜片，片型可作"瓜子片"或"柳叶片"，厚薄均匀。

3. 陈皮　切制成宽 2～3mm 的细丝，宽度均匀。

4. 地黄　切制成厚度在 2～4mm 的均匀厚片。

5. 泽泻　切制成厚度在 2～4mm 的均匀厚片。

6. 槟榔　切制成厚度在 1～2mm 均匀的薄片或 0.5mm 以下极薄片。

（二）机械操作

1. 开机前准备

（1）检查设备清洁情况。

（2）检查切药机地脚螺钉是否固定好，电源是否接通。

（3）检查刀刃是否磨钝，如有缺口或磨钝应在刃磨好后再使用，刀片前后之夹角保证在22°~24°之间。

（4）检查刀片与出药口间隙，应保持在0.2~0.5mm。

（5）试开机运行，切药机运行无障碍现象，将"已清洁"标示牌换成"正在运行"。

2. 开机操作

（1）根据药片所需厚度，调好厚度调节盘。

（2）接通电源，手动空转，观察调节轮的旋转方向与标牌箭头方向是否一致。

（3）上药要铺匀，厚度要适当，严防金属物与杂物混入。

（4）打开主电机切药，将切好药片放入规定的容器内。

三、实训提示

1. 切药刀和盛药器具洁净后才可以应用。

2. 注意药物大小分档，药物润后软硬合适，控制切药刀使饮片片型美观、厚薄均匀，并达到要求的规格。

3. 换品种、操作结束时要对切制器具、设备、工作台进行清洁。

任务四 中药饮片干燥技术 🅔 微课7

PPT

> **知识目标：**
> **1. 掌握** 中药饮片干燥的方法、质量要求。
> **2. 熟悉** 中药饮片干燥的目的和干燥技术。
> **3. 了解** 各种干燥设备的操作规程。
>
> **技能目标：**
> 1. 能够选择合适的方法干燥不同的中药饮片。
> 2. 能够熟练操作常用的中药饮片干燥设备。
>
> **素质目标：**
> 培养学生严谨的工作态度和追求卓越的工匠精神。

（学习目标）

一、中药饮片干燥的目的

中药饮片干燥的目的是为了除去中药饮片中的水分，避免生霉、虫蛀，避免走油变色，避免有效成分的分解，确保中药饮片用药安全有效。

二、中药饮片干燥的方法

药材切成饮片后，必须及时干燥，否则易变色、酸败甚或霉烂，影响质量。中药饮片质量标准通则（试行）规定：干燥后的饮片含水量应控制在7%~13%为宜，不宜过干，其中菌藻类含水量应控制在 5%~10%；炮制品：蜜炙品含水量不得超过 15%，烫制后醋淬制品含水量不得超过 10%，其他制品有含水量限度检查的，均不得超过 13%。

干燥方法主要分为人工干燥和机械干燥。

（一）人工干燥技术

人工干燥技术分为自然干燥技术及烘焙法干燥。自然干燥是指把切制好的饮片置日光下晒干，或置阴凉通风处阴干，必要时采用烘焙至干的方法。晒干法适用于大多数中药饮片的干燥。大部分中药饮片厂建设有规范的阳光房式晒药场（图 4-13），阴干法适用于气味芳香、含挥发性成分较多、色泽鲜艳和受日光照射易变色、走油等中药饮片的干燥。按 GMP 规定"净制后的中药材和中药饮片不得直接接触地面。中药材、中药饮片晾晒应有有效的防虫、防雨等防污染措施。"

晒干法和阴干法都不需要特殊设备，席子、晒药匾等容器即可。但占地面积大，易受气候变化和环境条件的影响，尤其是富含糖分的饮片，易受蚂蚁、苍蝇等昆虫的叮咬，若遇阴雨天气，饮片常因得不到及时的干燥而发生霉变，此时，可根据饮片的性质适当采用烘焙法干燥。饮片干燥传统要求保持形、色、气、味俱全，

根据不同性质的药物及其干燥方法，可归纳成以下几类。

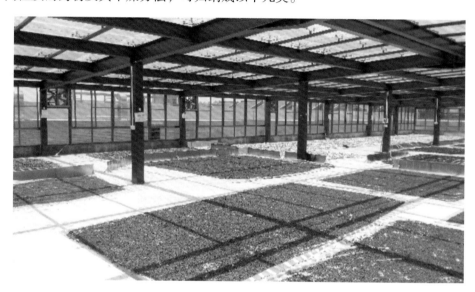

图 4-13　晒药场

1. 黏性类　如天冬、玉竹等含有黏性糖质类药材，潮片容易发黏，如用小火烘、焙，原汁不断外渗，会降低质量。故宜用明火烘焙，促使外皮迅速硬结，使内部原汁不向外渗。烘焙时颜色随着时间演变，过久过干会使颜色变枯黄，原汁走失，影响质量，故一般烘焙至九成即可。掌握干燥的程度，只需以手摸之感觉烫不粘手为度。上烘焙笼前摊晒防霉，旺火操作要注意勤翻，防止焦枯，如有烈日可晒至九成干即可。

2. 芳香类　芳香类药材如荆芥、薄荷、香薷、木香等，因为香味与质量有密切的关系，保持香味极为重要。为了不使挥发性物质走散，切后宜薄摊于阴凉通风干燥处。如太阳光不太强烈也可晒干，但不宜烈日暴晒。否则温度过高会挥发香气，颜色也随之变黑。如遇阴雨连绵天气，药材极易发霉，要及时用微火烘焙，不能用猛火或高温干燥，导致香散色变，降低药物的效能。

3. 粉质类　粉质类就是含有淀粉质较多的药材，如山药、浙贝母等。这些药材潮片极易发滑、发黏、发霉、发馊、发臭而变质，可采用日晒法或烘焙法。由于其质甚脆，容易破碎，潮片更甚，故在日晒操作中要随切随晒，薄摊晒干，轻翻防碎。如天气不好，要用微火烘焙，保持切片不受损失。但

火力不宜过大，以免烘至药物外色焦黄。

4. 油质类 油质类药材如当归、怀牛膝、川芎等，这类药材极易起油。如烘焙，油质就会溢出表面，色也随之变黄，火力过旺，更会失油后干枯影响质量，宜采用日晒。如遇阴雨不能日晒，要及时用微火烘焙，以防焦黑。

5. 色泽类 色泽类药材如桔梗、浙贝母、泽泻、黄芪等。这类药材色泽很重要，含水量不宜过多，否则不易干燥。其白色类的桔梗、浙贝母宜用日晒，越晒越白。黄色类的泽泻、黄芪，如日晒则会毁色，故宜用小火烘焙，且可保持黄色，增加香味，但不能用旺火，以防焦黄。

（二）机械干燥技术

机械干燥是指利用一定的干燥设备对饮片进行干燥的技术。常见的干燥设备有翻板式干燥机、热风干燥机、带式干燥机、远红外线干燥装置、电热恒温干燥箱、热风循环烘箱、微波干燥箱、太阳能集热器等。药物性质不同，干燥方法不尽相同，干燥方法选择适当与否，是保证饮片质量的关键。

机械干燥不受气候影响，无外界污染，卫生清洁，并能缩短干燥时间，适用于大量生产和饮片干燥自动化生产。机械干燥的温度，除另有规定外，一般药材饮片的干燥温度不超过80℃；气味芳香、含挥发性成分的饮片，干燥温度不超过60℃。

常用的饮片干燥设备如下。

1. 翻板式干燥机 主要由动力部分、输送部分、燃烧室和鼓风机组成。将湿饮片经上料输送带送入干燥室内。室内为若干翻板构成之帘式输送带，由链轮传动，饮片平铺于翻板上，自前端传至末端，即翻于下层，呈往复传动。干燥饮片沿出料口经振动输送带进入立式送料器，上输入出料滑斗，盛于麻袋之中。优点是当湿饮片由上层网板跌落到下一层网板时，即被翻动，故干燥均匀，可缩短干燥时间，可连续操作，但效率低。

2. 热风干燥机 主要由放匾架、燃烧室和鼓风机等组成。燃烧室内以煤或油作热源，热风自风管导入室内。由于鼓风机作用，使热风对流，达到温度均匀。余热自热风管出口排出。将待干燥的湿饮片以筛、匾盛装，分层置于铁质架中，由轨道送入热风干燥机。饮片干燥后，停止鼓风，敞开铁门，将铁架拉出，收集干燥饮片。该机温度一般可达80～120℃，处理能力大，结构简单，易于安置。

3. 带式干燥机 该机主要由加料器、网带、分风器、循环风机、排湿风机和调节阀等组成。料斗中的物料由加料器均匀地铺在网带上，由传动装置拖动在干燥机内移动。干燥段由若干单元组成，每一单元热风独立循环，其中部分尾气由专门排湿风机排出；每一单元排出的废气量均由调节阀控制。在上循环单元中，循环风机出来的风由侧面风道进入单元下腔，气流向上通过换热器加热，并经分配器分配后，成喷射流吹向网带，穿过物料后进入上腔，干燥过程是热气流穿过物料层，完成热量与质量传递的过程。上腔由风管与风机入口相连，大部分气体循环，一部分温度较低、含湿量较大的气体作为废气经排湿管、调节阀、排湿风机排出。下循环单元中，循环风机出来的风先进入下腔，向下经换热器加热，穿过物料层进入下腔。下腔由侧面风道及回风管与风机入口相连，大部分气体循环，一部分排出。该设备具有干燥速度快、蒸发强度高、产品质量好的优点。主要用于透气性较好的片状、条状、颗粒状中药饮片的干燥。

4. 远红外线干燥装置 该机与物料接触面全部采用不锈钢材质。湿料由振筛式加料口连续均匀地加入预热塔，沿振动螺旋提升输料槽垂直提升到预热塔顶端的下料口，输送到流化干燥塔；与此同时，物料提升途中接受远红外线辐射器的辐射加热。经预热的物料进入干燥塔最顶层的环形振动槽，旋转一周由下料口自由落到下一层环形振动槽的下料口挡板前方；如此类推，物料直至干燥塔的最底层振动筛槽，由出料口出料。如果遇到一个循环周期未达到干燥要求的情况时，物料可由振筛槽左方出料口再送进预热塔反复一次或多次干燥，直至达到干燥要求，即可由左方出料口出料包装。该设备温度、风量、输料能自动控制，连续操作，翻料。远红外辐射干燥速度快，药物质量好，具有较高的杀菌、杀虫及灭卵能力，节省能源，便于自动化生产，因而被广泛应用。远红外线辐射干燥还可用于中药粉末及芳香性药物的干燥灭菌，并能较好地保留中药挥发油。

5. 电热恒温干燥箱 电热恒温干燥箱多用于药材、饮片、中成药半成品的干燥，还可以利用其"控温、定时"的优点，模拟传统炒制过程，借以了解其加热温度和时间两因素对炮制品的影响，并广泛应用于中药的炒制、辅料制等炮制操作中。箱体采用薄钢板制成、腔的内室与外壳之间为保温层，起保温隔热作用，箱体外侧装有两道门，内门采用钢化玻璃门，外门为薄钢板制成。电热器装于内室底部（或底部、顶部均有）。控温仪及电器接线均于箱体一侧空间内，侧门可以拆卸，便于检修和调换零件。炮制药物时，打开内外门，将盛药物的托盘放在托板上，关闭内外门。待温度恒定（可根据不同药物，设定恒温时间）。此间可随时打开外门，观察药物的变化。待药物达到所需干燥程度时，打开箱门，将盛药托盘取出。最后关闭电源，将转换开关换至"0"挡。干燥箱运用空气对流原理，使内室空气借冷热空气之间密度不同，促进对流，开启箱顶排气风孔，可使内室空气得以交换。工作温度可由室温升至最高温度止。在此范围内可根据工作需要，任意选择工作温度，选定后可靠箱内控温仪自动恒温。主要用于烘、炒、炙各类不同性质和规格的中药饮片。

6. 热风循环烘箱 该设备主要由热源、热交换器、干燥室、载物架、分风装置和温度自动控制装置组成（图4-14）。以蒸汽或电为热源，通过热交换器加热受风机强制循环的空气，使热空气层流经过烘盘与物料进行热量传递，并带走物料挥发的湿气。根据物料的不同要求和干燥过程的不同状态，可调节空气排出量与循环量的比例，从而达到干燥速率与热利用率双重提高的目的。为了尽量减少箱内各点的温差，除了依靠强制的循环空气的对流传热以外，在烘箱左右侧设有可以调节的分风装置，调节分风叶片的角度，使箱内上、下、前、后各点的温度达到一致。温度自动控制装置能使箱内温度恒定在所设定的数值上，如果发生超限，则会启动自动声光报警。操作时将饮片大小分档，接通热源，设定温度。当温度升至所需温度时，将药物盘放入载物架上，关闭箱门。温度恒定后，开始记时，到时取出，放凉即可。该设备的热源可用蒸汽、电或远红外线。蒸汽加热温度在50～140℃，电、远红外线加热温度在50～350℃，故使用范围广泛，操作方便，容量大。适用于烘、炒、炙各类不同性质和规格的中药饮片。

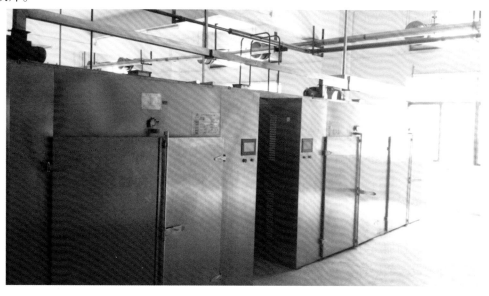

图4-14 热风循环烘箱

7. 微波干燥箱 微波干燥设备多由直流电源、微波发生器、波导、微波干燥器及冷却系统组成。操作时将药物放置于微波专用器皿中，需加液体辅料的，加入辅料稍润。开启电源开关，将药物器皿放入干燥腔内专用支架上，关闭干燥箱门。按设定的微波强度和加热时间干燥药物，及时取出，放凉即可。该设备加热迅速，干燥速度快；产品受热均匀且洁净；加热对象具有选择性；热效率高，控制灵敏，操作方便，对药物中所含的挥发性物质及芳香性成分损失较少。微波干燥同时可灭菌，微波灭菌与被灭菌物的性质及含水量有密切关系，因水能强烈地吸收微波，所以含水量越多，灭菌效果越好。主要用于烘制中药材及饮片，还可用于中药的炒、烫、煅等操作。

8. 太阳能集热器 太阳能是一种巨大、清洁的低密度能源，适用于低温烘干。有效利用太阳能，可以节约其他有限能源，减少环境污染。太阳能集热器避免了尘土和昆虫传菌污染，并能防止自然干燥后药物出现的杂色和阴面发黑等现象，提高了饮片的外观质量。

干燥后的饮片需充分放凉后再贮存，否则余热能使饮片回潮，易于发生霉变或虫蛀。

实训项目四　中药饮片干燥

【实训目的】

1. 掌握干燥生产管理要点及质量控制要点；掌握常用干燥设备标准操作规程。正确使用各种干燥设备。

2. 熟练使用各种干燥设备处理实训药材。能根据药材性质特点调节各设备，使设备条件符合实训药材的干燥要求。

3. 学会正确进行清场，对干燥设备进行清洁、维护、调试，正确填写生产记录。

【实训器材】

1. 实训设备 热风循环干燥机、盛药器具、电子秤和状态标志。

2. 实训材料 葛根、白芷。

【实训内容】

一、准备工作

检查实训工具、物料是否完备，各种设备是否清洁、正常。

二、实训操作

1. 开机前准备

（1）检查设备清洁情况。

（2）检查电源是否接通。

（3）检查风机或电机的紧固件是否松动。

（4）试开机运行，热风循环烘箱运行无障碍现象，将"已清洁"标示牌换成"正在运行"。

2. 开机操作

（1）装好物料，关紧箱门，将排湿阀手柄打到"循环"位置。

（2）打开烘箱的总电源，按工艺的要求设定干燥控制温度和上、下限报警温度。

（3）启动风机，选择加热方式为"电加热"，烘箱开始加热升温。

（4）待温度升到设定值，将排湿阀手柄打到中间或"排湿"位置。

（5）干燥结束，按"风机停止"键，按电源"关"键。

（6）出料。

三、实训提示

1. 盛药器具洁净后才可以应用。

2. 温度控制在 60℃以下。

3. 换品种、操作结束时要对干燥器具、设备进行清洁。

PPT

任务五　中药饮片包装技术

学习目标

知识目标：

1. 掌握　中药饮片包装目的；中药饮片的包装方法。

2. 熟悉　中药饮片包装设备操作方法。

3. 了解　中药饮片包装技术的发展趋向。

技能目标：

1. 能根据中药饮片的不同性质，选择相适应的包装材料。

2. 能用包装机进行小剂量袋装中药饮片的包装操作。

素质目标：

培养学生勤奋踏实、认真负责的品格。

一、饮片包装的含义

饮片包装是根据中药饮片的性质，采用先进技术，将干燥的中药饮片包裹并封藏在适当的包装材料或容器内的过程。其包含两个方面：一是指包装中药饮片时的操作过程，包括包装方法和包装技术；二是指盛装饮片的材料、容器及辅助物，即包装材料。

饮片包装是饮片生产过程中的重要组成部分，是饮片进入商品流通领域的最后一道加工程序，关系着生产、流通、消费等领域的利益和商品的使用安全。

二、饮片包装的目的

1. 便于饮片的存取、运输、销售。

2. 便于饮片的经营和防止再污染。

3. 利于饮片的美观、清洁、卫生和定期监督检查。

4. 利于促进饮片生产的现代化和标准化。

5. 便于临床调配使用。

三、饮片包装技术

（一）中药饮片包装前的质量要求

饮片包装前，应检查中药饮片的含水量、指标成分含量及净度是否符合规定要求，可将中药饮片分为不同的规格、等级。

（二）中药饮片包装方法

中药饮片品种繁多，功效各不相同，商品规格多样，不同中药饮片对其包装所使用的材料和种类、包装的结构形式、强度和包装方法要求也不尽相同。一般，中药饮片的包装可采用以下方法。

1. 全自动包装 全自动中药饮片包装机（图4-15），采用微电脑控制，经数学组合计算，从多个称重斗中组合出多个合格组合，然后挑选出与目标重量最接近的组合，再进行自动包装过程。具有计量精度高、量程广、包装效率高等特点，是应用日益广泛的新型包装设备。适用于流水线中松散无黏性的各种饮片的包装。

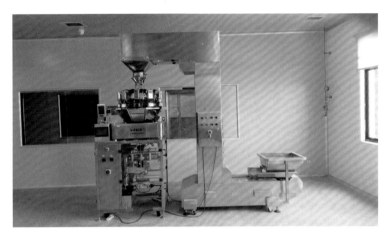

图4-15 全自动中药饮片包装机

2. 半自动包装 该包装方法使用半自动包装机包装。适用于密度、比重较大，但片形较均匀的根茎、藤、木类中药饮片的包装。

3. 抽真空包装 该包装方法使用真空包装机包装，先将规定量中药饮片装入包装袋内，再将单包或数包未封口的药包放入真空包装机内进行排空封口。适用于不能用常规高温干燥灭菌处理的中药饮片包装，并能有效防止中药饮片出现霉变、虫蛀和泛油等现象。

4. 人工包装 该包装方法通过人工用电子秤将中药饮片精确称量后，装入塑料袋中再封口。适用于体积较大、质地较轻且蓬松的花、草、叶类中药饮片。

（三）饮片小包装

小包装中药饮片是指将加工炮制合格的饮片，根据临床常用剂量，用包装材料封装后，由配方药师直接单独或组合调配而无需再进行称量的一种饮片包装方法。小包装中药饮片一方面改变了传统的中药调剂方式，具有计量准确、配方效率高、减少浪费等特点；另一方面有利于促进中药饮片生产的规范化、品牌化、标准化，从而促进中医药的发展。

四、饮片包装材料

中药饮片生产企业，应选用与药品性质相适应及符合药品质量要求的包装材料和容器。包装材料应无毒，性质稳定，不与被包装的中药饮片发生反应；能保护所包装的中药饮片；运输过程中应结实耐用，不易破损；能达到密封、密闭的要求等。不同种类的中药饮片具有不同的特性，有的需防冻，有的需防潮，有的需防压，有的需避光，因此，对其包装材料的要求也各不相同。

包装中药饮片，分别采用内包装、外包装。

（一）内包装

中药饮片GMP规定"直接接触中药饮片的包装材料应至少符合食品包装材料标准""中药饮片应选用能保证其贮存和运输期间质量的包装材料或容器"。内包装材料可选用与所包装的饮片品种、性能相适应的塑料薄膜、牛皮纸、复合膜、可降解膜等无毒的包装材料。

聚乙烯塑料薄膜（GB－4456、GB－12056）、牛皮纸（ZBY－32014－88）、热封型茶叶滤纸（QP－1458－92）适用于不易霉变、虫蛀中药饮片品种的包装。

尼龙高压聚乙烯复合薄膜（GB－12025、YY－0236）分为以下五种类型：①纸板复合薄膜（纸/塑）；②纤维复合薄膜（纤维/塑）；③多层复合薄膜（塑/塑）；④铝箔复合薄膜（金属/塑）；⑤可降解保鲜薄膜。适用于易霉变、虫蛀中药饮片品种的包装。

除上述饮片包装材料外，还有无纺布、汗衫布、可食用膜等材料。

对有毒性、有污染、挥发性强、刺激性强的特殊饮片的包装要根据产品的特性和规格选择适当的包装材料。

练一练4-3

直接接触中药饮片的包装材料应至少符合（　　）标准。

A. 非食品包装材料　　　　B. 药品包装材料

C. 食品包装材料　　　　　D. 普通包装材料

答案解析

（二）外包装

外包装要采用能够防潮、防污染、有一定机械强度，易储存、运输的包装箱。中药饮片的包装箱应执行中华人民共和国国家标准（GB－6543）。

五、饮片包装设备

随着现代包装技术的不断发展，中药饮片包装设备也得到了长足进步，通过借鉴中成药、食品等相关包装设备或直接应用或加以改造应用，如今的中药饮片包装设备种类丰富，功能各异，现就几种主要设备介绍如下。

（一）内包装设备

1. 普通薄膜封口机　适用于各种类别和规格饮片的包装，是最常用的封口机械。通过电加热封口元件，使袋口受热闭合，封口处可压印生产批号等文字，特点是构造轻巧，便于移动包装。①脚踏式封口机：适用于1kg或较大规格饮片的包装；②履带式封口机：适用于批量生产小包装或有单剂量包装要求的中药饮片。

2. 落地式自动真空包装机　按下真空盖即可自动按程序完成抽真空、封口、印字、冷却、排气的过程，包装时通常封入除氧剂或干燥剂，用该法包装的产品可有效防止虫蛀、霉变、受潮、氧化，可保质、保鲜而延长产品的贮存期限。适用于整枝的人参、鹿茸等贵重饮片的包装。

还有其他内包装设备，如①自动粉剂包装机：适用于白矾、蒲黄、滑石粉、玄明粉、三七粉等流动性差的粉末类饮片的软包装。②内外袋带线标袋泡茶包装机：适用于蒲黄、三七粉、六一粉、海金沙等细粉状饮片及车前子、葶苈子等细小种子类饮片的包装，可以防止这类饮片在煎煮时糊化粘锅，从而保证中药煎液的纯净。③自动颗粒包装机：适用于体积小、颗粒均匀、流动性好的种子类饮片的包装，如决明子、莱菔子、芥子等。

（二）外包装设备

1. 手提电动封包机　结构紧凑轻巧、方便移动包装，具有封包牢固、线迹美观、拆包方便、富有弹性等特点。适用于使用麻袋、编织袋、牛皮纸袋等饮片大包装的封包操作。

2. 半自动捆扎打包机　以聚乙烯塑料带为捆扎材料，省时省力，捆扎牢固。适用于使用编织袋、牛皮纸袋、纸箱、木箱等已封口的饮片大包装。

👁 看一看4-3

中药饮片包装与ENA条形码

随着中药饮片在国际市场需求的不断扩大，中药饮片包装还可开拓包装的ENA条形码（国际物品编码协会制定的世界通用条码），赋以饮片名、炮制工艺、来源区别及商品等级与包装单重，通过光电读码便于配方、计价等自动化管理，也可实现在计算机上直接了解该饮片的炮制规格、性味、归经、组方、配伍等信息。现代包装，可为中药饮片更好地走向世界创造有利条件。

六、饮片包装标识

（一）标签

中药饮片的包装必须印有或者贴有标签，标签要注明品名、规格、产地、生产企业、产品批号、质检号、检验执行标准、包装日期、生产日期，并附有质量合格标志，实施批准文号管理的中药饮片还必须注明批准文号。

（二）色标

色标是指在小包装中药饮片的包装袋上或标签上，使用不同的颜色来代表不同的规格。色标的应用，可以起到管理规范、降低成本及快速识别的目的，色标使用应坚持醒目、色差大的原则。

七、注意事项

1. 凡《中国药典》、各地炮制规范注明"有毒"的中药饮片，如牵牛子、商陆等，其最大规格的设定，不得超过规定的最大剂量。

2. 毒性中药饮片不得制成小包装中药饮片。

3. 罂粟壳（麻醉药）不得制成小包装中药饮片，在调剂时应按规定将其他小包装的中药饮片拆包与罂粟壳混合后发药，并在调剂时严格按照处方剂量处理。

4. 凡不以重量为剂量单位的中药饮片，如灯心草、蜈蚣等，可不设品规，调剂时应按处方标定的剂量处理。

实训项目五　中药饮片包装

【实训目的】

1. 掌握饮片包装生产管理要点；掌握常用饮片包装设备标准操作规程。

2. 学会使用包装机进行小剂量袋装中药饮片的包装。

3. 学会正确进行清场，对包装设备进行清洁、维护、调试，并能正确填写生产记录。

【实训器材】

1. 实训设备　中药饮片包装机、盛药器具、电子秤和状态标志。

2. 实训材料　莱菔子。

【实训内容】

一、准备工作

检查实训工具、物料是否完备，各种设备是否清洁、正常。

二、实训操作

（一）开机前准备

1. 检查设备清洁情况。

2. 检查电源是否接通。

3. 检查内部运转部位是否有异物，各部位是否正常。

4. 试开机运行，中药饮片包装机运行无障碍现象，将"已清洁"标示牌换成"正在运行"。

（二）开机操作

1. 设定封合温度值、压力值，进行袋长及光电调整。

2. 安装包装材料，设定计量值。

3. 整理待包装饮片，开始包装。

4. 用洁净容器收集包出的合格产品。生产过程中不断向料斗内补充待包装饮片，使料斗内高度保持到观察窗。

5. 在生产过程中要不断称量袋重，保证产品的合格率。

6. 包装结束后，关闭设备。

三、实训提示

1. 严格执行《饮片包装岗位操作法》《饮片包装设备标准操作规程》。

2. 负责饮片包装所用设备的安全使用及日常保养，避免发生生产事故。

3. 严格执行生产指令，保证包装所用的药物名称、数量、规格、质量无误，包装质量达到内控标准。

4. 自觉执行工艺纪律，确保本岗位不发生混药、错药或对药品造成污染，发现偏差及时汇报。

5. 如实填写各种生产记录，对所填写的原始记录、盛装单无误负责。

6. 做好本岗位的清场工作。

任务六　中药饮片储藏保管技术

PPT

学习目标

知识目标：

1. 掌握　中药饮片储藏过程中常见的变异现象。

2. 熟悉　影响中药饮片质量变异的因素，储藏保管的传统及现代方法。

3. 了解　中药饮片储藏保管注意事项。

技能目标：

1. 能正确识别不合格饮片，并能分析产生的原因。

2. 能熟练应用中药饮片储藏保管方法。

素质目标：

培养学生独立思考、团队合作、诚实守信的品格。

中药饮片的储藏保管是中药采收、加工、炮制后的一个重要环节。储藏保管的核心是保持储品的固有品质，减少储品的损耗。中药饮片储藏保管不当，会产生多种质量变异现象，无法保障临床用药的安全性和有效性，因此科学的储藏方法、适当的储存条件是保证中药饮片质量的重要因素。

一、中药饮片储藏养护的发展

中药的储藏养护历史悠久，据文献记载，其起源可追溯到春秋战国时期。春秋战国至清代，中药饮片的储藏养护主要采用简单易行的传统方法，如烘烤、晾晒、密封、通风、吸潮及对抗同贮等。近代逐步采用化学熏蒸法，所用的药剂包括硫黄、磷化铝、氯化苦等。到了现代，随着人们逐步认识到部分化学熏蒸药剂对人体和环境均会产生较大危害，化学熏蒸法已逐步被无毒害的现代养护技术所替代，主要有气调养护、真空包装、冷藏、机械吸湿及辐射等。

二、中药饮片常见的质量变异现象

（一）发霉

发霉又称霉变，是指饮片受潮后，在适宜的温度条件下霉菌滋生和繁殖，使饮片表面或内部布满菌丝的变质现象。霉菌的种类较多，通常霉菌会分泌一种酵素，溶蚀饮片内部组织，引起饮片腐败变质和有效成分的破坏，同时还可能会衍生出一些有害物质，导致饮片失去药用价值。

中药储藏过程中有两大难题，一是发霉，二是虫蛀。以发霉危害最大。中药饮片大都含有蛋白质、糖类、脂肪等适于微生物生长繁殖的营养物质，在条件适宜时，就有可能发生霉变，如党参、玉竹、当归、牛膝、黄精、知母、白术等中药均易发霉。中药发霉后，不仅带有霉味，还会使饮片色泽变黯、气味变淡薄，使饮片品质下降。俗话云"霉药不治病"，一旦服用了发霉的中药，可能会引起肝脏、肾脏等组织损伤，甚者会引发癌变，足以说明发霉现象对中药严重的危害性。

（二）虫蛀

虫蛀是指中药材及其饮片被仓虫蛀蚀的现象。饮片被虫蛀后形成蛀洞，会受到虫体及其排泄物的污染，饮片组织遭到破坏，使饮片的重量减轻，虫体所分泌的热量和水分又可使饮片发霉、变色、变味等，严重时可导致有效成分损失直至失去疗效，严重影响中药饮片的质量。

一般而言，富含脂肪油、淀粉、糖类、蛋白质等营养成分的中药饮片最易被虫蛀，如杏仁、薏苡仁、鹿茸等；而含有辛辣成分的药材及无机成分的贝壳、矿物化石类中药一般不易受虫蛀，如丁香、花椒、白矾、牡蛎等。虫蛀也是中药饮片储藏过程中危害最严重的变异现象之一。

（三）变色

变色是指中药饮片的固有色泽发生了异常变化。中药都有其固有的色泽，这也是其质量控制的指标之一。中药饮片色泽发生变异，往往说明饮片内在质量发生了变化。变色主要是由于中药所含某些化学成分不稳定，在酶的作用下发生氧化、聚合、水解等反应生成了新的物质。若饮片储藏不当，常使某些中药的颜色由浅变深，或由白变黄，如山药、天花粉、白芷等；或由深变浅，如黄芪、黄柏等；或由鲜艳变黯淡，如红花、菊花、金银花、荷叶、大青叶等。

（四）气味散失

气味散失是指饮片的固有气味受外界因素影响或因储存日久而变淡薄甚至散失的变质现象。饮片固有的气味是由其所含多种化学成分产生的，包括有效成分，气味散失意味着有效成分含量降低，从而影响饮片质量和疗效。

芳香性中药饮片大多含挥发性成分，储存不当，如风吹日晒、储存温度过高、储存日久，容易使挥发性成分渐渐流失而气味散失，如薄荷、肉桂、丁香、荆芥、细辛、香薷、乳香等。

（五）泛油

泛油又称"走油"。是指含挥发油、脂肪油较多的中药饮片，储藏期间因受热或受潮而在其表面出现油状物，或返软、发黏、变色，并发出油败气味的变质现象，如桃仁、苦杏仁、郁李仁、柏子仁、当归、蛤蚧、炒酸枣仁、炒苏子等。泛油表明饮片的成分已经发生了变化，影响疗效，一般不宜再作药用。

含糖较多的中药饮片，常因受湿热而使糖分外渗，造成质地返软发黏等类似泛油现象，也称为"泛糖"，如枸杞、天冬、麦冬、玉竹、牛膝、黄精、熟地黄等。

👁 看一看4-4

中药饮片泛油的判定方法

1. 眼看 主要是观察饮片色泽变化，表面是否有油脂物溢出或有无干枯、粘连等。
2. 手摸 主要感觉饮片的松软程度，有无油腻感等。如蛤蚧，如果其尾部松软，色泽变黄，即可确定已经泛油。
3. 鼻闻 如闻到饮片有油败气味或其他不正常的刺激性气味时，可断定中药材已经泛油。

（六）风化

风化是指某些含有结晶水的矿物类中药饮片，在储藏中长期与干燥空气接触，逐渐失去结晶水而成为粉末状态的变质现象。中药饮片风化后，分子结构发生了改变，其质量和药性也随之而改变。易风化的中药有硼砂、芒硝、绿矾等。

（七）潮解

潮解是指某些盐类固体中药饮片，慢慢吸收潮湿空气中的水分，其表面慢慢湿润、返潮，甚至溶化成液体状态的变质现象。易潮解的中药有芒硝、咸秋石、硇砂、大青盐等。

（八）挥发

挥发是指某些含有挥发油的中药饮片，因储存过程中长期受温度和空气的影响，其挥发油挥散而失去油润，产生干枯或破裂的现象。易挥发的中药有厚朴、肉桂、沉香等。

（九）粘连

粘连是指某些熔点较低的固体树脂类或动物胶类中药饮片，受潮、受热后黏结成块的现象。易粘连的中药有阿魏、乳香、没药、阿胶、鹿角胶、龟板胶等。

（十）腐烂

腐烂是指某些鲜活类中药饮片，因受空气、温度及微生物的影响，引起发热，使微生物繁殖活动加快，从而导致中药酸败、臭腐的变质现象。易腐烂的中药有鲜生姜、鲜芦根、鲜石斛、鲜菖蒲、鲜茅根等。

（十一）自燃

自燃又叫冲烧，是指某些质地轻薄松散的或种子类中药饮片，如艾叶、红花、柏子仁、紫苏子等，由于本身干燥不够，或在包装码垛前吸潮，在较为紧实的状态下细胞代谢产生的热量不能及时散发，当温度积聚到67℃以上时，热量便从中心冲出垛外，轻则起烟，重则失火的饮片自动燃烧现象，自燃后饮片质量及功效则不复存在。

✎ 练一练4-4

在储藏保管中，含淀粉多的中药饮片易发生（　　）

A. 泛油　　　B. 腐败　　　C. 变色　　　D. 潮解　　　E. 虫蛀

答案解析

三、影响中药饮片质量变异的因素

中药饮片在储存过程中发生质量变异的因素有很多，但主要原因有以下几个方面。

（一）自身因素

1. 中药饮片含水量　水分是中药饮片在储存过程中发生质量变异的主要因素之一。中药在炮制时通常需加水或加液体辅料处理，若后续干燥不恰当，会造成饮片内部含水量过高，使其在储存过程中易发生霉变、虫蛀、变色等变异现象，进而使某些有效成分发生水解、酶解等，造成其疗效降低甚至产生一定毒性。所以，必须要控制中药饮片的含水量，一般饮片的含水量应控制在 7% ~ 13%。

2. 中药饮片所含的化学成分　中药成分复杂，不同成分的稳定性有很大差异。含糖类、淀粉、蛋白质、脂肪等营养物质较多的中药饮片，易引起虫蛀、霉变等；含挥发油较多者，易引起气味散失、泛油等；含生物碱较多者，易发生氧化、分解而变色、变质；含盐分较多者易潮解；含结晶水的矿物药易风化。

（二）环境因素

1. 空气　中药饮片除真空包装外，其余都会接触空气。空气中的氧和臭氧作为氧化剂，对中药的质量变异起着重要作用。含挥发油、脂肪油、糖类成分的中药饮片与空气接触会发生氧化、分解反应，进而出现泛油、酸败、泛糖、发霉、变色、变味等变异现象，中药材加工成饮片后，增大与空气接触面积，更容易发生上述变异现象。因此，中药饮片一般不宜久贮，储存时应包装存放，减少与空气的接触。

2. 日光　日光是一种蕴含大量能量的电磁波。不合理的日光直射可导致中药饮片产生变味、变色、泛油、挥发等变异现象，从而影响饮片的质量。含有较多色素的花类中药，如红花、玫瑰花、月季花等，常受日光照射，不仅色泽会变暗，而且容易变脆，引起散瓣；含芳香挥发性成分的中药，如川芎、薄荷、当归等，常受日光照射，不仅使其变色，而且造成挥发油散失，降低质量；含有叶绿素的全草类中药，如大青叶、藿香等，常受日光照射，其颜色会由深变浅。

3. 温度　温度是中药饮片发生变异的重要因素之一。一般中药的成分在阴凉环境（15 ~ 20℃）下比较稳定，但随着温度升高，饮片内部化学、物理及生物的变化均会加速，易导致中药饮片产生挥发、泛油、粘连、气味散失、发霉、虫蛀等变异现象，从而影响饮片的质量和疗效。

4. 湿度　湿度是指空气的潮湿程度，湿度也是中药饮片发生变异的重要因素之一。一般情况下，若相对湿度大于 70%，则利于微生物滋生及仓虫繁殖，会引发虫蛀、发霉、泛糖、泛油、变味、潮解等变异现象；若相对湿度低于 60%，饮片的含水量会逐渐下降，会造成某些饮片风化失水，发生干硬、干裂等。因此，中药饮片的相对湿度宜控制在 60% ~ 70%。

（三）生物因素

生物因素主要是指微生物、仓虫、仓鼠以及鸟类、蛇类等，其中最主要的是微生物和仓虫。由于温度和湿度的影响，微生物繁殖增加，可造成中药饮片发霉、发酵、腐烂、泛油、酸败、泛糖等。仓虫是造成虫蛀的根本原因，其种类多，分布广，繁殖迅速，一旦有适宜的温度和湿度，就会大量繁殖，不但可盗走中药饮片，还会传染病毒和致病菌，从而影响中药饮片的质量。

（四）时间因素

时间因素是指储存时间的长短。绝大多数中药饮片都不能长时间储存，否则会出现化学或物理的变化，造成有效成分的氧化、分解、挥发等而使有效成分含量降低，从而降低疗效或失效。少数中药饮片强调长期储存，陈久者良，如陈皮、陈棕炭等，但也要储存方法得当。为保证中药饮片质量，在储存中药饮片时必须遵循先进先出的原则。

四、中药饮片储藏保管方法

中药饮片的储藏保管是一门综合性学科，是一项技术性较强的工作，需要很多相关知识和技术。人们在明确中药饮片储藏过程中经常出现的变异现象及其产生原因的基础上，经过长期的实践摸索，积累了丰富的经验，从而形成了多种储藏保管方法。药品库房见图4-16。

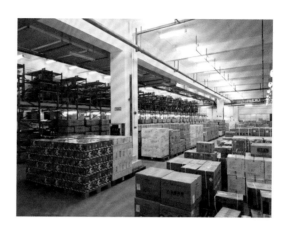

图4-16　药品库房

（一）传统储藏保管方法

传统的储藏保管方法具有经济、简便、实用、有效等优点，目前仍是广泛应用的最基本的储藏方法。其大致有以下几种。

1. 清洁养护法　清洁卫生是一切防治工作的基础。对中药材、中药饮片、仓库、储存器具及其周围环境保持清洁和定期消毒，是储存保管工作的基础，也是杜绝仓虫侵入和感染的最直接有效的方法。

2. 防湿养护法　采用一定方法或使用吸湿物，吸收中药饮片或潮湿空气中的水分，从而达到防虫、防霉效果。常用的有通风、吸湿、晾晒和烘烤等。

（1）通风　利用空气的流动把库房内潮湿的空气置换出去，同时又不使外部的潮湿空气进入库房内，以此来调节和控制库房内的温度和湿度。

（2）吸湿　利用吸湿剂或空气去湿机吸收中药饮片或周围空气中的水分，保持库房干燥的环境。常用的吸湿剂有木炭、生石灰或草木灰等，现代库房多采用氯化钙或硅胶等吸湿剂来吸湿。

（3）晾晒　把中药饮片摊开于日光下，利用太阳的热能使饮片干燥。太阳热能和紫外线可杀灭霉菌和虫卵，具有较好的防霉、防虫效果，因其操作简便易行，在生产实践中应用较多。

（4）烘烤　即将中药饮片进行加热烘烤。是利用高温来杀灭微生物及虫卵，特别适用于入库前或雨季前后饮片的干燥。

3. 密封贮藏法（包括密闭贮藏法）　是指将中药饮片置于密封或密闭的库房或容器内，使其与外界隔离，减少外界因素的影响，以达到防霉、防虫等效果的一种储藏方法。可根据饮片的性质选用适当的密封容器，如罐、瓶、坛、桶、柜、箱或缸等，同时还可加入吸湿剂，防霉、防蛀效果更好。对细料、贵重等中药饮片可采用真空密封，如鹿茸、冬虫夏草、牛黄、人参等。大量储存还可建密封库、密封室。

4. 对抗同贮法　是指将两种或两种以上的中药饮片同贮或与某些有特殊气味的物品同贮，以防止霉变或虫蛀的一种储藏保管方法。例如，丹皮与山药、泽泻、天花粉、白术等富含粉性药物同贮；花椒、细辛、荜澄茄与白花蛇、蕲蛇、全蝎、蛤蚧、鹿茸、海马等动物药同贮；细辛与人参、党参、西洋参、三七等参类药同贮；大蒜与芡实、土鳖虫、薏苡仁、僵蚕、全蝎等同贮；明矾与柏子仁、苦杏仁、桃仁、郁李仁、紫苏子、莱菔子等富含油脂种子类药，以及与金银花、菊花、款冬花、玫瑰花、红花等花类药同贮；冰片与灯心草同贮；硼砂与绿豆同贮；吴茱萸与荜澄茄同贮；陈皮与高良姜同贮；当归与麝香同贮；藏红花与冬虫夏草同贮；胶类（鹿角胶，阿胶等）与滑石粉或米糠同贮。

利用特殊气味物品密封同贮的，主要指药用乙醇或白酒。该法的关键是密封不透气。多数中药饮片都适用此法，如动物、昆虫类的白花蛇、蕲蛇、乌梢蛇、九香虫、地龙、蛤蚧等；含油脂类的桃仁、苦杏仁、柏子仁、郁李仁、酸枣仁等；含糖类的熟地、党参、黄芪、黄精、枸杞子等；贵重中药如人参、冬虫夏草、三七、鹿茸等；含挥发性成分的当归、川芎等；均可采用喷洒少量95%医用乙醇或50°左右白酒密封储存，可达到防霉、防蛀效果。

（二）现代储藏保管方法

随着科学技术的发展，传统储存保管方法虽仍有部分保留，但更多先进的现代中药饮片储藏保管新方法、新技术得到广泛的应用，使储藏手段进一步科学化、合理化。

1. 气调养护法 气调养护是通过控制储藏环境中氧气的浓度，达到防虫、杀虫、防霉效果的中药饮片储藏方法。该法主要采用降氧充氮或降氧充二氧化碳的方式，人为造成低氧或高二氧化碳的储藏环境，此环境下，原有害虫窒息或中毒死亡，新的害虫无法产生，微生物的繁殖及中药饮片自身的呼吸都受到抑制，可有效延缓中药饮片的新陈代谢，并能隔离空气，避免吸潮、霉变、变色、挥发、潮解、风化等，从而保证饮片质量和疗效。该法的特点是成本低、不污染环境、劳动强度小、易管理，同时还可有效保持中药饮片的原有色泽。

2. 气幕防潮法 气幕又称气闸或气帘，是装在库房门上，配合自动门防止库内外空气对流的装置。此法可有效阻止库内冷空气排出库外、库外潮热空气侵入库内，可起到防潮作用，从而保持仓库中中药饮片的干燥，防止霉变发生。

3. 低温冷藏法 利用冷柜、冰箱、空调等机械制冷设备降温，抑制微生物、仓虫及虫卵的繁殖，从而有效防止中药饮片虫蛀、霉变、气味散失及变色。该法温度不可过低，一般控制在 $2 \sim 10℃$，主要适用于贵重中药及受热易变质中药。

4. 蒸汽加热法 利用蒸汽杀灭中药饮片中的细菌、霉菌、害虫的方法。按灭菌温度的高低，可分为低温度长时灭菌、亚高温短时灭菌和超高温瞬时灭菌三种类型，目前常用低温度长时灭菌法。超高温瞬时灭菌可迅速加热到150℃，$2 \sim 4$ 秒即可完成灭菌，具有成本低、无残留、成分损失少的优点，本法也已广泛应用。

5. 无菌包装法 一般中药饮片灭菌后，若保管不当，极有可能受到二次污染，从而达不到预期效果，因此应将灭菌操作与无菌包装结合起来以防止二次污染的发生。进行无菌包装需具备三个基本条件：一是包装环境无菌；二是储藏物无菌；三是包装容器无菌。无菌包装过程中，三者缺一不可。无菌包装法在常温下进行，无需添加任何防腐剂或采用冷冻设施，规定时间内不会发生霉变现象。

6. 环氧乙烷法 环氧乙烷是一种气体灭菌杀虫剂。其机制是与细菌（或害虫）蛋白分子中的羟基、氨基、酚羟基或巯基中的活泼氢原子起加成反应，生成羟乙基衍生物，使细菌（或害虫）代谢受阻而产生不可逆的杀灭作用。该法扩散性和穿透力较强，对各种细菌、霉菌及昆虫、虫卵均有理想的杀灭作用。缺点是残留量大、通风时间长，此外环氧乙烷易燃易爆，使用时应严格按照规程操作。

7. 中药挥发油熏蒸法 是利用某些中药挥发油挥发后熏蒸中药饮片，迅速破坏霉菌结构，而达到抑菌和灭菌目的。此法无毒无害，适用较广，且对中药饮片的表面色泽、气味及成分等均无明显影响。

8. $^{60}Co - \gamma$ 射线辐射 放射性元素 ^{60}Co 射出的 γ 射线具有较强的穿透力和杀菌作用，能破坏微生物及害虫的正常新陈代谢，而有效防霉、杀虫。本法具有操作简单，时间短、见效快等优点，是一种较理想的灭菌方法。但需有专门设施，成本较高，且操作时需谨慎控制辐射剂量。

9. 埃－京氏杀虫法 是一种杀灭中药饮片害虫的新方法。其机制是用 CO_2 加压一定时间，接着迅速降压，利用动物体内器官对加压后迅速降压罕能耐受的特性，把害虫杀死。实验表明，害虫的死亡率与压力、作用时间成正比。不同害虫的耐变性不同，一般采用 40～50bar 的压力，加压 10～20 分钟，接着迅速降压，可有效地杀灭各种害虫。

♥ 药爱生命

　　传统中药储藏和保管历经数千年变迁，已经形成一套较完整的体系，值得后人借鉴。现代中药储藏保管是以预防为主，运用现代科学的方法研究中药保管及养护的一门综合技术。近年来，人们还进一步研究了如何防止中药在储藏保管过程中受毒物的污染，以符合 21 世纪无残毒、无公害、绿色中药的要求。

　　中药饮片小包装化改革是一种新的尝试，也是中医药向国际化迈出的重要一步，但如何扬长避短，消除小包装化引发的质量隐患，保障药品使用安全，让中药更好地为人类健康服务，仍需深入研究。

五、中药饮片储藏保管的注意事项

　　1. 做好中药饮片的储藏保管工作，首先必须有高度的责任心，必须严格按照相关制度进行操作。

　　2. 中药饮片储藏前要审验其品名、规格、数量，要对饮片的性状、片型、杂质及水分含量等进行检查。若不符合规定，必须进行处理，确保饮片质量。

　　3. 在运用传统储藏保管方法的基础上，应根据不同饮片的特性，积极采用现代储藏保管新方法、新技术，进行科学贮存与管理。

　　4. 储藏过程中，要做到三勤，即勤检查、勤通风、勤倒垛。必须遵循"先进先出"的原则，尽可能地缩短饮片在库房中的储藏时间，以免储藏过久而变质。

任务七　中药饮片的质量控制技术

PPT

```
学习目标

知识目标：
1. 掌握　中药饮片的质量要求及控制方法。
2. 熟悉　中药饮片的质量现代检测技术。
技能目标：
1. 能熟练应用不同检测方法检测中药饮片的质量。
2. 能熟练使用中药饮片检测设备。
素质目标：
培养学生的兴趣爱好、责任意识、树立质量至上的观念。
```

　　中药饮片炮制后可直接用于制剂生产和中医临床，其质量优劣直接影响临床用药的安全、有效，因此对中药饮片质量进行系统的控制尤为重要。随着中医药事业的不断发展进步，饮片质量也备受社会关注，这就要求必须完善中药饮片的质量控制标准，提高质量控制技术水平。

一、中药饮片的质量要求

　　中药饮片的质量要求是指按规定炮制工艺生产出的饮片必须符合一定的质量标准。随着科学技术的不断进步，中药饮片的质量检测和评价方法也更加先进，检测内容从传统的外观质量检测项目（如净度、片型与破碎度、色泽、气味等）到内在质量检测项目（如水分、灰分、浸出物、有效成分、有毒成分、有害物质、微生物等），同时将现代检测技术与传统经验检测方法结合起来，形成了规范化、现代化、科学化的中药饮片质量控制标准体系。

（一）净度

净度是指中药饮片的纯净程度，一般以其含有的杂质和非药用部位的限度来表示。中药饮片的净度总要求是：不应夹带泥沙、灰屑、杂物、虫蛀品、霉烂品及非药用部位等。规定除去的非药用部位，如果实种子类药材的皮壳及核，皮类药材的栓皮，动物类药材的头、足、翅等必须除净，以保证调配剂量的准确。

国家中医药管理局关于《中药饮片质量标准通则（试行）》的通知规定：果实种子类、全草类、树脂类含药屑、杂质不得超过3%；根类、根茎类、叶类、花类、藤木类、皮类、动物类、矿物类及菌藻类等含药屑、杂质不得超过2%；炒制品中的炒黄品、米炒品等含药屑、杂质不得超过1%；炒焦品、麸炒品等含药屑、杂质不得超过2%；炒炭品、土炒品等含药屑、杂质不得超过3%；炙品中酒炙品、醋炙品、盐炙品、姜炙品、米泔炙品等含药屑、杂质不得超过1%；药汁煮品、豆腐煮品、煅制品等含药屑、杂质不得超过2%；发酵制品、发芽制品等含药屑、杂质不得超过1%；煨制品含药屑、杂质不得超过3%。

✂ **练一练4-5** ————————————————————————————————

《中药饮片质量标准通则（试行）》规定，全草类含药屑、杂质不得超过（　）

A. 4%　　　　B. 3%　　　　C. 2%　　　　D. 1%

答案解析

（二）片型及破碎度

1. 片型　片型是指饮片的外观形状，根据中药特性及临床需要可切成一定规格的片型，如极薄片、薄片、厚片、马蹄片、瓜子片、柳叶片、丝、块、段等。所有片型均要符合《中国药典》（2020年版）及《全国中药炮制规范》的规定。切制后的饮片应整齐、均匀，色泽鲜明，表面光洁，无污染，无泛油，无整体，无枝梗，无掉边、连刀、翘边等。《中药饮片质量标准通则（试行）》规定：异形片不得超过10%；极薄片不得超过该片标准厚度0.5mm；薄片、厚片、丝、块不得超过标准厚度1mm；段不得超过标准厚度2mm。

2. 破碎度　某些中药不宜切成饮片，或有特殊临床需要，或为了更好地保留药物有效成分，经净制处理后，可采用人工或机器的方法将中药直接破碎成不同规格的颗粒或粉末，其中颗粒的大小或粉末的粗细就是破碎度。药物粉碎后应粉粒均匀，无杂质，颗粒或粉末的分等应符合《中国药典》（2020年版）的要求。

（三）色泽

中药饮片无论生品或熟品都有固有的色泽，色泽也是体现饮片内在质量的关键指标之一，所以为保证质量饮片应保持其固有色泽。但是，若炮制加工或储藏保管不当等均会出现饮片色泽发生变化的情况，从而影响药品的质量及临床疗效。生品如花类药材中的菊花、红花、款冬花或叶类药材中的荷叶、侧柏叶、大青叶等暴露日晒或储藏过久后会引发褪色，其药效自然也会降低。熟品炮制后会改变原色，如熟地黄以乌黑光亮者为佳，甘草蜜炙后由黄色变为老黄色，炭药则均变为黑色或黑褐色。所以，色泽的变化，不仅影响饮片的外观，也可以明显看出其质量的好坏。

《中药饮片质量标准通则（试行）》除规定各炮制品的色泽均应符合该品种的标准且色泽均匀外，还要求：炒黄品、麸炒品、土炒品、蜜炙品、酒炙品、醋炙品、盐炙品、油炙品、姜汁炙品、米泔水炙品、烫制品等含生片、糊片不得超过2%；炒焦品含生片、糊片不得超过3%；炒炭品含生片和完全炭化者不得超过5%；蒸制品应色泽黑润，内无生心，含未蒸透者不得超过3%；煮制品含未煮透者不得超过2%；有毒药材应煮透；煨制品含未煨透者及糊片不得超过5%；煅制品含未煅透及灰化者不得超过3%。

（四）气味

中药饮片均有其固有的气味，气味同色泽一样也是体现饮片内在质量的重要因素。芳香类中药大都具有浓烈的香味，香味可在一定程度上反映其质量，如砂仁、薄荷、当归、藿香等，在干燥或储藏过程中要尽量防止挥发油的损失，以保证中药临床疗效。

中药饮片炮制后，一方面应保存饮片原有气味，不应有原味的变淡散失或有异味；另一方面如炮制过程中使用了辅料，饮片除具有原味外，还应具有辅料的气味，如炒焦品有焦香味、酒炙品有酒香味、醋炙品有醋香气、蜜炙品有甜味、盐炙品有咸味等。同时，部分有异味的中药则要经过炮制除去异味，如厚朴味辛辣而刺激咽喉，经姜炙后可缓和；蕲蛇、僵蚕、五灵脂等动物类药多有腥臭味，适当方法炮制后可矫正异味。

（五）水分

水分是控制中药饮片质量的一个重要指标。中药材加工成饮片过程中的某些操作，如切制前的软化、加液体辅料炮制、蒸煮等均有水的加入，操作不当则会使药材吸水过多，若未能充分干燥，则饮片极易因含水过多发生霉变、虫蛀、有效成分的分解及影响配方实际用量等，从而影响饮片临床疗效。反之，含水过少也会影响饮片的质量，如某些胶类药物会因含水过少引起干裂而成碎块。所以，控制中药饮片的水分，对于保证中药质量和疗效均有重要的意义。

根据炮制方法及中药的具体性状，一般中药饮片的含水量宜控制在7%～13%。《中药饮片质量标准通则（试行）》中规定了各类中药饮片的含水量：蜜炙品不得超过15%；酒炙品、醋炙品、盐炙品、姜汁炙品、米泔水炙品、蒸制品、煮制品、发芽制品、发酵制品均不得超过13%；烫制后醋淬制品不得超过10%。

一般可采用烘干法、甲苯法、减压干燥法、气相色谱法测定中药饮片中的水分含量。

（六）灰分

灰分是指将中药饮片置高温下灼烧、灰化至恒重后，所剩残留物的重量。其中，干净无任何杂质的合格中药饮片高温炽灼后，所得灰分的重量为"生理灰分"。而如果在总灰分中加入稀盐酸滤过，将残渣再灼烧至恒重后，所得灰分的重量为"酸不溶性灰分"。两者均为控制中药饮片质量的重要指标。

一般中药饮片的灰分是合格的，灰分不合格的原因大多是因为在炮制或运输、储藏过程中混入泥沙等杂质，如土炒、砂烫、蛤粉烫、滑石粉烫等制法中炮制辅料去除不干净，灰分自然超标。因此，灰分的测定也是控制中药饮片净度的有效方法。

（七）浸出物

浸出物是指中药饮片加入不同溶媒，经过浸润、渗透－解析、溶解－扩散、置换等过程所得的干浸膏量。对有效成分、主成分群尚没有准确定量方法的中药饮片，可以用浸出物的量作为指标衡量饮片的质量。根据饮片中主要成分的性质，可选用不同的溶媒，一般常用的是水、乙醇和乙醚，所得浸出物分别称为水溶性浸出物、醇溶性浸出物和挥发性醚浸出物。

此外,炮制过程特别是炮制辅料的加入也会对中药饮片浸出物的量产生影响。如延胡索醋炙后水溶性浸出物的量远比生品高;质地坚硬的矿物类中药经煅、烫、煅淬等操作后也可提高其浸出物的量。

(八) 有效成分

中药饮片有效成分的含量直接影响饮片的临床疗效,也是评价中药饮片质量最准确、最可靠的指标。对有效成分明确的中药饮片应建立相应的含量测定方法,并规定含量限度,一般是规定含量下限。中药饮片有效成分主要有生物碱、黄酮、苷类、挥发油、蛋白质、氨基酸、鞣质、有机酸、糖及无机化合物等,如黄连中的小檗碱、延胡索中的去氢延胡索甲素、人参中的人参皂苷、白芍中的芍药苷等均具有明显的生理活性。中药炮制方法多样且大都有辅料加入和加热处理,对生品的有效成分会产生量变或质变,有效成分的变化也是炮制增效的依据,所以,对炮制品的有效成分含量测定,虽比生品复杂和困难,但确是评判炮制方法与工艺是否科学、合理的重要指标。

(九) 有毒成分

中药所含成分复杂,有些中药饮片既含有效成分,又含有毒成分,直接应用会引发毒副作用。为保障临床应用的安全有效,对含毒性成分的中药饮片必须采用适当方法炮制,一方面降低毒性成分含量,另一方面也可将其转化为小毒或无毒有效成分。如米炒斑蝥,可降低斑蝥素的含量,降低毒性。

对于毒性中药饮片,必须建立其毒性成分的含量测定方法,并规定限量指标。《中国药典》(2020年版)规定:制川乌含双酯型生物碱以乌头碱($C_{34}H_{47}NO_{11}$)、次乌头碱($C_{33}H_{45}NO_{10}$)及新乌头碱($C_{33}H_{45}NO_{11}$)的总量计,不得过0.040%;含苯甲酰乌头原碱($C_{32}H_{45}NO_{10}$)、苯甲酰次乌头原碱($C_{31}H_{43}NO_9$)及苯甲酰新乌头原碱($C_{31}H_{43}NO_{10}$)的总量应为0.070%~0.15%。马钱子含士的宁($C_{21}H_{22}N_2O_2$)应为1.20%~2.20%,马钱子碱($C_{23}H_{26}N_2O_4$)不得少于0.80%;其炮制品马钱子粉含士的宁($C_{21}H_{22}N_2O_2$)应为0.78%~0.82%,马钱子碱($C_{23}H_{26}N_2O_4$)不得少于0.50%。巴豆的炮制品巴豆霜含脂肪油应为18.0%~20.0%,含巴豆苷($C_{10}H_{13}N_5O_5$)不得少于0.80%等。

(十) 有害物质

中药饮片中的有害物质主要是指重金属、砷盐和农药残留、黄曲霉毒素、二氧化硫残留等。这些有害物质是影响中药饮片质量、安全性和临床疗效的重要因素,需通过一定的炮制方法降低其含量,并规定其限量指标。

《中国药典》(2020年版)规定了部分重金属及砷盐的限量:如白芍中铅不得过5mg/kg,镉不得过1mg/kg,砷不得过2mg/kg,汞不得过0.2mg/kg,铜不得过20mg/kg;石膏中重金属不得过10mg/kg,含砷量不得过2mg/kg。需要检测的药物有人参、三七、西洋参、甘草、白芍等品种。

《中国药典》(2020年版)规定可采用色谱、质谱等方法检测饮片的农药残留,如气相色谱法测定9种有机氯类农药残留量,需要检测的药物有西洋参、红参、黄芪等品种。

《中国药典》(2020年版)采用高效液相色谱法或高效液相色谱法-串联质谱测定药材、饮片中的黄曲霉毒素的含量。要求黄曲霉毒素B_1的含量不得超过5μg/kg,黄曲霉毒素B_1、黄曲霉毒素B_2、黄曲霉毒素G_1和黄曲霉毒素G_2总量不得超过10μg/kg。需要检测的药物有九香虫、土鳖虫、延胡索、水蛭、陈皮等品种。

《中国药典》(2020年版)规定,除另有规定外,药材及饮片(矿物类除外)二氧化硫残留量不得过400mg/kg。需要检测的药物有山药、天冬、天花粉、天麻、白芨、白术、白芍、党参、粉葛等品种。

(十一) 微生物

中药饮片在采收、加工、贮运过程中,往往会受到杂菌的污染。因此,为了保证中药饮片的质量必须检查细菌、霉菌及活螨等，并做限量要求。主要指标为可能含有的致病菌、沙门菌、大肠埃希菌、细菌总数、霉菌总数等。

二、中药饮片质量检测新技术

1. 中药指纹图谱技术　是指中药材或中药饮片经适当处理后，采用指纹图谱的模式，得到的能够标示其内在化学特征的色谱数据信息。它是一种综合的、可量化的鉴定手段，在中药化学系统研究的基础上，主要用于评价中药材及中药饮片质量的真实性、优良性和稳定性。

中药指纹图谱的基本属性是"整体性"与"模糊性"。在建立标准饮片指纹图谱库的基础上，比较生品与炮制品的指纹图谱可以得出炮制前后的成分变化情况，进而比较不同批次炮制品的特征图谱，可综合分析饮片的质量优劣及稳定性，利于研究炮制机制和评判炮制工艺。

2. 一测多评技术　中药饮片多成分、协同起效的特点决定了控制中药单一成分无法全面反映其真实质量，因此需要多指标成分同步控制。但是，由于中药化学对照品成本高、不稳定、供应有限、检测成本高等因素，限制了多指标质量控制模式的实际应用，由此一测多评技术应运而生。一测多评技术引入了相对校正因子的概念，即以中药中某典型成分（有对照品供应者）为内标物，建立该成分与其他组分（对照品难以得到或难供应）之间的相对校正因子，通过校正因子计算其他成分的含量。目前，关于该法相关的研究文献逐渐增多，其技术适用性和应用可行性虽仍需探索和完善，但代表了中药饮片质量控制和评价模式的发展趋势。

3. 光谱学结合化学计量学技术　中药饮片的成分复杂性和整体用药性决定了其整体质量评价的必要性。目前常规的仪器检测方法多运用于化学药的质量分析，无法体现中药饮片炮制前后各种成分的综合作用和相互关系，很难准确评价中药饮片的整体质量。光谱技术可以对中药饮片进行"无损、快速"检测，再结合化学计量学方法对光谱数据进行处理，既能客观反映中药饮片内在物质基础，又能有效控制中药饮片的整体质量。

4. 液相色谱-质谱联用技术（LC-MS）　该技术通过液相色谱的高效分离能力，可先将中药饮片中的各种化学成分进行分离，进而利用质谱灵敏的鉴定及结构解析能力，解析并得出各成分的结构，实现对复杂混合物更准确、更快速的定量和定性分析。利用 LC-MS 技术可比较炮制前后的成分变化，发现其中的特征性成分，从而对中药饮片的质量进行有效控制。

5. 生物检定技术　是利用生物体（包括整体、离体组织、器官、细胞和微生物等）评估药物生物活性的一种方法。该技术是在一定严格控制的试验条件下，通过比较标准品和供试品对生物体或离体器官和组织的特定生物效应，从而控制和评价供试品的质量或活性，通常以生物效价表达。中药质量评价中，生物检定技术比目前常用的中药指标成分定性定量分析具有明显的优势，也更符合中药质量评价的发展趋势，将极大地完善中药质量控制体系。

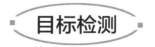　目标检测

答案解析

一、选择题

A 型题（最佳选择题）

1. 磁选，主要是去掉（　　）

　A. 植物药中的矿物杂质　　　　　　　　B. 矿物药中的石灰岩

　C. 矿物药中的铁质杂质　　　　　　　　D. 药材中的铁质杂质

2. 常水处理软化药材的方法有（　　）

    A. 水飞法　　　　　B. 淋润法　　　　　　C. 干馏法

    D. 提净法　　　　　E. 筛法

3. 饮片切制的目的是（　　）

    A. 利于矫味　　　　　　　　　　B. 利于制剂

    C. 降低毒性　　　　　　　　　　D. 利于引药上行

4. 一般药物机械干燥的温度不宜超过（　　）

    A. 50℃　　　　　B. 60℃　　　　　C. 70℃　　　　D. 80℃

5.《中药饮片质量标准通则（试行）》中规定蜜炙品的含水量不得超过（　　）

    A. 12%　　　　　B. 13%　　　　　C. 14%　　　　D. 15%

B 型题（配伍选择题）

    A. 筛药机　　　　　B. 洗药机　　　　　　C. 风选机

    D. 炒药机　　　　　E. 磁选机

6. 分开药材大小档次，使用（　　）

7. 去掉药材附着的泥沙，可以使用（　　）

8. 去掉药材中带入的铁质杂质需要使用（　　）

9. 去掉侧柏叶的枝梗，应该使用（　　）

10. 去掉骨碎补的鳞片应该用（　　）

X 型题（多项选择题）

11. 常用清除杂质的方法有（　　）

    A. 风选　　　　　B. 筛选　　　　　　C. 水选

    D. 磁选　　　　　E. 挑选

12. 药材软化程度的检查方法有（　　）

    A. 弯曲法　　　　　B. 指掐法　　　　　　C. 穿刺法

    D. 手捏法　　　　　E. 劈剖法

13. 适合切薄片的药物有（　　）

    A. 当归　　　　　B. 白芍　　　　　　C. 甘草

    D. 乌药　　　　　E. 大黄

14. 宜采用阴干法干燥的药物有（　　）

    A. 荆芥　　　　　B. 木香　　　　　　C. 薄荷

    D. 白芍　　　　　E. 浙贝母

15. 中药饮片发生变异的因素有（　　）

    A. 饮片自身因素　　B. 外部环境因素　　　C. 生物因素

    D. 时间因素　　　　E. 结构因素

16. 中药饮片质量要求包括（　　）

    A. 灰分　　　　　B. 水分　　　　　　C. 色泽

    D. 净度　　　　　E. 气味

二、综合问答题

1. "去毛"有哪几种方式？请举例说明。

2. 药材常见的切制方法有哪些?

书网融合……

重点回顾　　　　微课 4　　　　微课 5　　　　微课 6　　　　微课 7　　　　习题

项目五　清炒技术

PPT

学习目标

知识目标：

1. 掌握　掌握牛蒡子、决明子、槐花、王不留行、菜菔子、酸枣仁、苍耳子、芥子、山楂、栀子、槟榔、干姜、白茅根、荆芥、蒲黄的炮制方法及操作要领。

2. 熟悉　各炮制成品的性状特征及质量控制指标。

3. 了解　王不留行、苍耳子、蒲黄的炮制注意事项。

技能目标：

能依据相关质量标准，对常见药物进行各类清炒技术的操作，成品达到相关质量标准。

素质目标：

树立严谨细致、精益求精的工匠精神。

导学情景

情景描述：中药炮制素有"逢子必炒"一说，此炮制理论始见于明代罗周彦《医宗粹言》，在诸药制法项下"决明子、萝卜子、芥子、苏子、韭子、青葙子，凡药中用子者，俱要炒过研碎入煎，方得味出，若不碎，如米之在（谷），虽煮之终日，米岂能出哉。"逢子必炒中所谓之"子"，泛指种子类及部分果实类中药。此类药物炮制多采用清炒技术，炒后鼓起、炸裂、质脆易碎，易于有效成分的溶出和贮藏。

情景分析：种子类及部分果实类药物由于种皮或果皮坚硬，直接煎煮难以煎出有效成分，清炒后，外皮破裂，便于煎出有效成分，增强药效。

讨论：种子类及部分果实类药物需要清炒，增强疗效，具体要怎样操作呢？

学前导语：清炒技术是在炮制过程用到火加热的一类炮制方法，是传统的火制法。

清炒技术是指将饮片置预热容器内，用不同火力连续加热，并不断搅拌或翻动至一定程度的炮制方法。清炒技术是一种最基本的炮制技术，根据炒制的程度不同分为炒黄技术、炒焦技术、炒炭技术。

传统清炒技术的工具主要有铁锅、铁铲等；目前国内中药饮片厂清炒药物所用设备多为平锅式炒药机或滚筒式炒药机等设备（图5-1至图5-3）。

炮制药物时，只有掌握好火力、控制好火候，才能做到"制药贵在适中"，以防药物炮制程度"太过"或"不及"。

火候原指古代道家炼丹时火力文武大小久暂的节制，现在指药物炮制的时间和程度。火候是影响炮制品质量的重要因素。炮制的火候可以用"观、闻、听、看"四种方法来判断。"观"就是指通过观察药物表面、断面及内部的颜色变化判断炮制程度。从炒制容器内取出少量药物，在日光下观察药物颜色。"闻"就是指通过炒制后药物透出固有气味来判断炮制程度，如药物炒制后的辛辣气味，香气等。"听"就是指某些果实种子类药的外皮受热后能够听到爆裂声来判断炮制程度。"看"就是指通过有些药物炒制后与生品对比看，根据表面发生明显的变化来判断炮制程度，如膨胀、裂隙、颜色加

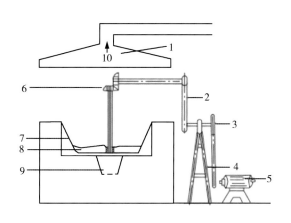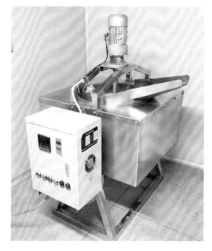

图 5 - 1　平锅式炒药机

1. 吸尘罩；2. 皮带；3. 导轮；4. 固定架；5. 电机；6. 链转齿轮；7. 锅体；8. 搅拌叶；9. 出药口；10. 排气口

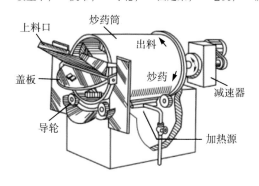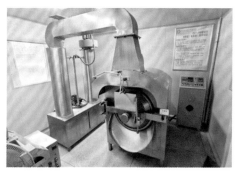

图 5 - 2　滚筒式炒药机

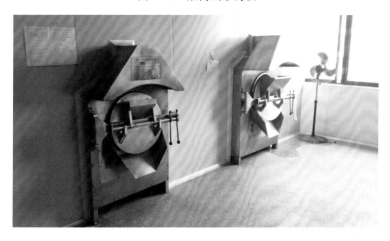

图 5 - 3　炒药车间

深等。

　　火力就是指火的大小、强弱及火温度的高低。火力一般分为文火、中火、武火、文武火、微火、糖火。文火又称之为小火，火苗较小，锅温较低。武火又称之为强火、大火，火苗大，锅温高。中火介于文火和武火之间，火苗和锅温中等。文武火是先用文火，后用武火，或文火武火交替使用。微火的火苗很小，冒点火头，锅温很低。糖火是热火灰的火力。火力是炒法中的重要因素，在操作时必须严格掌握。一般说来，炒黄多用文火，炒焦多用中火，炒炭多用武火。

清炒分手工炒和机器炒两大类，大体可分为四个步骤。

1. 预热　是指炒制前将炒锅或炒药机加热至一定程度。便于药物尽快加热，缩短在锅内停留时间，并可防止炒成"僵子"（俗称"炒哑"）。

2. 投药　预热至规定程度后，迅速投入药物。一般少量分锅炒制，以防药量过多炒制不均匀。

3. 翻炒　投入药物后迅速搅拌或翻炒（机器炒均匀度高于手工炒），使药物受热均匀。翻炒要有规律，注意让药物受热均匀，翻炒时，要求每次下铲都要亮锅底，防止药物焦糊。

4. 出锅　药物炒至所需程度后，立即取出。出锅要迅速，摊开晾凉后贮藏。

任务一　炒黄技术 📱微课8

将分档后的饮片，置预热好的炒制容器（或炒药机）内，用文火或中火加热，并不断翻炒或转动，使药物表面呈黄色或颜色加深，或发泡鼓起，或爆裂，并溢出固有气味的方法，称为炒黄。

一、炮制目的

1. 增强药效　通过加热，使种子或果实类药物爆裂，易于煎出有效物质，如王不留行、紫苏子等。

2. 缓和药性　有些药物作用峻烈，炒后药性缓和，减少刺激性，免伤正气，如牵牛子、葶苈子等。

3. 降低毒性或副作用　有些药物生用有一定毒性，经加热炒后能降低毒性或减少副作用，如白果、莱菔子、瓜蒌子等。

4. 矫臭矫味　有些药物有特殊不良气味，患者服用后易出现恶心、呕吐、心烦等反应，经加热炒后可矫正不良气味，利于服用，如九香虫等。

5. 利于贮存和制剂　药物经炒制后，水分含量降低，还能杀死虫卵，防止霉变与虫蛀。此外有些含苷类成分的药物，经炒后可破坏酶的活性，从而保存苷类成分，增强药物疗效，如芥子等。

二、炮制方法

炒黄药物的炒制程度标准不尽相同，一般炒至药物表面黄色或较原色加深，或发泡、膨胀、鼓起，或种（果）皮开裂，或爆裂开花或有爆裂声，或透出固有香气。

三、注意事项

1. 炒制前需清洁炒制器具，并预热至一定程度时才能投入药物，禁止冷锅投药，以免造成种子类药物炒僵或药物粘锅。

2. 炒前要检查药物净度，并将药物大小分档，分批炒制，避免生熟不匀。

3. 依据药物的种类选择适当的火力和控制火候，避免炒黄的药物焦化或炭化。

4. 炒制过程中要勤翻动，使药物受热均匀，出锅要迅速，并及时摊开晾凉。

莱菔子
Laifuzi

【来源】本品为十字花科植物萝卜 *Raphanus sativus* L. 的干燥成熟种子。

【采收加工】夏季果实成熟时采割植株，晒干，搓出种子，除去杂质，再晒干。

【生产工艺】

1. 莱菔子　取原药材，除去杂质。用时捣碎。

2. 炒莱菔子　取净莱菔子，置预热炒制容器内，用文火加热，炒至微鼓起，取出，放凉。用时捣碎。

【工艺要点】

1. 严格按照操作规程操作。

2. 炒莱菔子采用文火加热，投药前炒制容器需文火预热。

3. 炒莱菔子需炒至微鼓起。

4. 莱菔子炒前和炒后都要进行净选，使其符合净度标准，出锅后，要及时摊开晾凉，待散尽余热和湿气，再贮存。

【质量控制】 莱菔子产品质量控制指标如表5-1所示，莱菔子及炒莱菔子见图5-4。

表5-1　莱菔子产品质量控制指标

品名	性状	检测项目
莱菔子	类卵圆形或椭圆形，稍扁，长2.5～4mm，宽2～3mm。表面黄棕色、红棕色或灰棕色。一端有深棕色圆形种脐，一侧有数条纵沟。种皮薄而脆，子叶2，黄白色，有油性。气微，味淡、微苦辛	水分≤8.0%；总灰分≤6.0%；酸不溶性灰分≤2.0%；醇溶性浸出物≥10.0%；芥子碱［以芥子碱硫氰酸盐（$C_{16}H_{24}NO_5 \cdot SCN$）计］≥0.40%
炒莱菔子	形如莱菔子，表面微鼓起，色泽加深，质酥脆，气微香	同药材

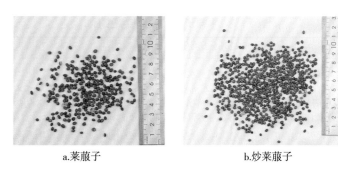

a.莱菔子　　　　　　　　　b.炒莱菔子

图5-4　莱菔子及炒莱菔子

【炮制作用】 莱菔子炮制作用见表5-2。

表5-2　莱菔子炮制作用

品名	性味归经	炮制作用
莱菔子	辛、甘，平。归肺、脾、胃经	生莱菔子能升能散，长于涌吐风痰
炒莱菔子	辛、甘，平。归肺、脾、胃经	炒后变升为降，长于消食除胀，降气化痰。多用于饮食停滞，脘腹胀痛，大便秘结，积滞泻痢，痰壅喘咳

【贮藏】 置通风干燥处，防蛀。

👁 看一看5-1

莱菔子炮制研究

莱菔子具有降压、抗菌、抗炎、镇咳、祛痰及对胃肠道的作用等。实验表明各莱菔子制品均有增强离体兔回肠节律收缩的作用，抑制小白鼠胃排空的作用，两者均有利于食物在小肠内消化。

牛蒡子

Niubangzi

【来源】本品为菊科植物牛蒡 *Arctium lappa* L. 的干燥成熟果实。

【采收加工】秋季果实成熟时采收果序，晒干，打下果实，除去杂质，再晒干。

【生产工艺】

1. 牛蒡子　取原药材，筛去灰屑及杂质，用时捣碎。

2. 炒牛蒡子　取净牛蒡子，置预热炒制容器内，用文火加热，炒至微鼓起，有爆裂声，微有香气逸出时，取出，放凉。用时捣碎。

【工艺要点】

1. 严格按照操作规程操作。

2. 炒牛蒡子用文火加热，投药前炒制容器需文火预热。

3. 炒牛蒡子需炒至微鼓起，有爆裂声，微有香气逸出。

4. 牛蒡子炒前和炒后都要进行净选，使其符合净度标准；出锅后，要及时摊开晾凉，待散尽余热和湿气，再贮存。

【质量控制】牛蒡子产品质量控制指标见表5-3，牛蒡子及炒牛蒡子如图5-5所示。

表5-3　牛蒡子产品质量控制指标

品名	性状	检测项目
牛蒡子	呈长倒卵形，略扁，微弯曲，长5~7mm，宽2~3mm。表面灰褐色，带紫黑色斑点，有数条纵棱，通常中间1~2条较明显。顶端钝圆，稍宽，顶面有圆环，中间具点状花柱残迹；基部略窄，着生面色较淡。果皮较硬，子叶2，淡黄白色，富油性。气微，味苦后微辛而稍麻舌	水分≤9.0%；总灰分≤7.0%；牛蒡苷（$C_{27}H_{34}O_{11}$）≥5.0%
炒牛蒡子	形如牛蒡子，表面微鼓起，色泽加深，微有香气	水分≤7.0%；总灰分≤7.0%；牛蒡苷（$C_{27}H_{34}O_{11}$）≥5.0%

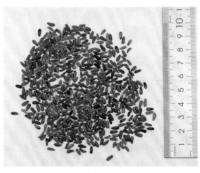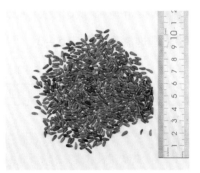

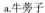

a.牛蒡子　　　　　　　　　　　　b.炒牛蒡子

图5-5　牛蒡子及炒牛蒡子

【炮制作用】牛蒡子炮制作用见表5-4。

表5-4　牛蒡子炮制作用

品名	性味归经	炮制作用
牛蒡子	辛、苦，寒。归肺、胃经	长于疏散风热，宣肺透疹，解毒利咽。常用于风热感冒，痄腮肿痛，痈毒疮疡
炒牛蒡子	辛、苦，寒。归肺、胃经	炒后能缓和寒滑之性，以免伤中，并且气香，宣散作用更佳，长于解毒透疹，利咽散结，化痰止咳。用于麻疹不透，咽喉肿痛，咳嗽气喘

【贮藏】置通风干燥处。

决明子

Juemingzi

【来源】 本品为豆科植物钝叶决明 *Cassia obtusifolia* L. 或决明（小决明）*Cassia tora* L. 的干燥成熟种子。

【采收加工】 秋季采收成熟果实，晒干，打下种子，除去杂质。

【生产工艺】

1. 决明子 取原药材，除去杂质，干燥，用时捣碎。

2. 炒决明子 取净决明子，置预热炒制容器内，用文火加热，炒至颜色加深，微鼓起，并逸出香气时，取出，放凉。用时捣碎。

【工艺要点】

1. 严格按照操作规程操作。

2. 炒决明子采用文火加热，投药前炒制容器需文火预热。

3. 炒决明子需炒至颜色加深，微鼓起，并逸出香气。

4. 决明子炒前和炒后都要进行净选，使其符合净度标准；出锅后，要及时摊开晾凉，待散尽余热和湿气，再贮存。

【质量控制】 决明子产品质量控制指标见表5-5，决明子及炒决明子如图5-6所示。

表5-5 决明子产品质量控制指标

品名	性状	检测项目
决明子	决明子两端平行倾斜，形似马蹄。表面绿棕色或暗棕色，平滑有光泽，一端较平坦，另端较尖，背腹两侧各有一条突起的线形凸纹。质坚硬。味微苦。小决明子为短圆柱形，较小，两端平行倾斜	水分≤15.0%；总灰分≤5.0%；大黄酚（$C_{15}H_{10}O_4$）≥0.20%；橙黄决明素（$C_{17}H_{14}O_7$）≥0.080%
炒决明子	形如决明子，微鼓起，表面绿褐色或暗棕色，偶有焦斑，微有香气	水分≤12.0%；总灰分≤6.0%；大黄酚（$C_{15}H_{10}O_4$）≥0.12%；橙黄决明素（$C_{17}H_{14}O_7$）≥0.080%

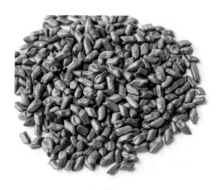 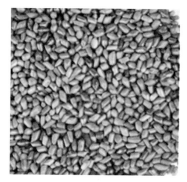

a.决明子　　　　　　　　　　　b.炒决明子

图5-6 决明子及炒决明子

【炮制作用】 决明子炮制作用见表5-6。

表5-6 决明子炮制作用

品名	性味归经	炮制作用
决明子	甘、苦、咸，微寒。归肝、大肠经	长于清热明目，润肠燥。用于目赤涩痛，羞明多泪，目暗不明，大便秘结
炒决明子	甘、苦、咸，微寒。归肝、大肠经	炒后可缓和寒泻之性，平肝养肾。可用于头痛眩晕

【贮藏】置干燥处。

? 想一想5-1

为什么决明子生品通便的作用强于炒制品？

答案解析

葶苈子
Tinglizi

【来源】本品为十字花科植物播娘蒿 *Descurainia sophia*（L.）Webb. ex Prantl. 或独行菜 *Lepidium apetalum* Willd. 的干燥成熟种子。前者习称"南葶苈子"，后者习称"北葶苈子"。

【采收加工】夏季果实成熟时采割植株，晒干，搓出种子，除去杂质。

【生产工艺】

1. 葶苈子 取原药材，除去杂质，筛去灰屑。用时捣碎。

2. 炒葶苈子 取净葶苈子，置预热炒制容器内，用文火炒至有爆裂声，微鼓起时，取出，放凉。

【工艺要点】

1. 严格按照操作规程操作。

2. 炒葶苈子采用文火加热，投药前炒制容器需文火预热。

3. 炒葶苈子需炒至有爆裂声，微鼓起。

4. 葶苈子炒前和炒后都要进行净选，使其符合净度标准；出锅后，要及时摊开晾凉，待散尽余热和湿气，再贮存。

【质量控制】葶苈子产品质量控制指标见表5-7。

表5-7 葶苈子产品质量控制指标

品名	性状	检测项目
葶苈子	南葶苈子呈长圆形略扁，表面棕色或红棕色，微有光泽，具纵沟2条，其中1条较明显。一端钝圆，另端微凹或较平截，中央凹入。气微，味微辛、苦，略带黏性。北葶苈子呈扁卵形，表面黄棕色或红棕色，微有光泽，一端钝圆，另端渐尖而微凹。味微辛辣，黏性较强	水分≤9.0%；总灰分≤8.0%；酸不溶性灰分≤3.0%；槲皮素-3-O-β-D-葡萄糖-7-O-β-D-龙胆双糖苷（$C_{33}H_{40}O_{22}$）≥0.075%
炒葶苈子	形如葶苈子，微鼓起，表面棕黄色。有油香气，无黏性	水分≤5.0%；总灰分≤8.0%；酸不溶性灰分≤3.0%；槲皮素-3-O-β-D-葡萄糖-7-O-β-D-龙胆双糖苷（$C_{33}H_{40}O_{22}$）≥0.080%

【炮制作用】葶苈子炮制作用见表5-8。

表5-8 葶苈子炮制作用

品名	性味归经	炮制作用
葶苈子	辛、苦，大寒。归肺、膀胱经	生葶苈子泄肺平喘，行水消肿，生品力速而猛，降泄肺气作用强。用于痰涎壅肺，喘咳痰多，胸胁胀满，不得平卧，胸腹水肿，小便不利等实证
炒葶苈子	辛、苦，大寒。归肺、膀胱经	炒制后苦寒药性缓和，免伤肺气，用于实中夹虚的患者。多用于咳嗽喘逆，腹水胀满。芥子苷为葶苈子的有效成分之一，炒后杀酶保苷，提高煎出率，并且减少了刺激性的芥子油的含量

【贮藏】置干燥处。

芥子
Jiezi

【来源】本品为十字花科植物白芥 Sinapis alba L. 或芥 Brassica juncea（L.）Czern. et Coss. 的干燥成熟种子。前者习称"白芥子"，后者习称"黄芥子"。

【采收加工】夏末秋初果实成熟时割取植株，晒干，打下种子，除去杂质。

【生产工艺】

1. 芥子 取原药材，除去杂质，洗净，干燥。用时捣碎。

2. 炒芥子 取净药材，置预热炒制容器内，用文火加热，炒至淡黄色至深黄色（炒白芥子）或深黄色至棕褐色（炒黄芥子），有香辣气，用时捣碎。

【工艺要点】

1. 严格按照操作规程操作。

2. 炒芥子采用文火加热，投药前炒制容器需文火预热。

3. 炒芥子需炒至淡黄色至深黄色（炒白芥子）或深黄色至棕褐色（炒黄芥子），有香辣气。

4. 芥子炒前和炒后都要进行净选，使其符合净度标准；出锅后，要及时摊开晾凉，待散尽余热和湿气，再贮存。

【质量控制】芥子产品质量控制指标见表5-9。

表5-9 芥子产品质量控制指标

品名	性状	检测项目
芥子	白芥子呈球形，表面灰白色至淡黄色。具细微的网纹，有明显的点状种脐。种皮薄而脆，破开后内有白色折叠的子叶，有油性。气微，味辛辣。黄芥子较小，表面黄色至棕黄色，少数呈暗红棕色。研碎后加水浸湿，则产生辛烈的特异臭气	水分 ≤14.0%；总灰分 ≤6.0%；水溶性浸出物 ≥12.0%；芥子碱［以芥子碱硫氰酸盐计（$C_{16}H_{24}NO_5 \cdot SCN$）］≥0.50%
炒芥子	形如芥子，表面淡黄色至深黄色（炒白芥子）或深黄色至棕褐色（炒黄芥子），偶有焦斑，有香辣气	水分 ≤8.0%；总灰分 ≤6.0%；水溶性浸出物 ≥12.0%；芥子碱以芥子碱硫氰酸盐计（$C_{16}H_{24}NO_5 \cdot SCN$）≥0.40%

【炮制作用】芥子炮制作用见表5-10。

表5-10 芥子炮制作用

品名	性味归经	炮制作用
芥子	辛，温。归肺经	芥子具有温肺豁痰利气，散结通络止痛。生芥子辛散力强，善于通络止痛。用于寒痰咳嗽，胸胁胀痛，痰滞经络，关节麻木、疼痛，痰湿流注，阴疽肿毒
炒芥子	辛，温。归肺经	炒芥子辛散走窜之性缓和，长于顺气豁痰。且质脆易碎，易于煎出药效，同时可破坏芥子酶，利于芥子苷的保存。常用于咳嗽气喘，食结成痞

【贮藏】置通风干燥处，防潮。

练一练5-1

炒芥子的炮制目的是（　　）

A. 缓和药性　　　　B. 改变作用趋向　　　　C. 增强止血作用

D. 利于煎出有效成分　　E. 杀酶保苷

答案解析

蔓荆子

Manjingzi

【来源】本品为马鞭草科植物单叶蔓荆 V*itex trifolia* L. var. *simplicifolia* Cham. 或蔓荆 V*itex trifolia* L. 的干燥成熟果实。

【采收加工】秋季果实成熟时采收，除去杂质，晒干。

【生产工艺】

1. 蔓荆子　取原药材，除去杂质，筛去灰屑。用时捣碎。

2. 炒蔓荆子　取净药材，置预热炒制容器内，用文火加热，炒至颜色加深，取出，放凉，用时捣碎。

【工艺要点】

1. 严格按照操作规程操作。

2. 炒蔓荆子采用文火加热，投药前炒制容器需文火预热。

3. 炒蔓荆子需炒至颜色加深。

4. 蔓荆子炒前和炒后都要进行净选，使其符合净度标准；出锅后，要及时摊开晾凉，待散尽余热和湿气，再贮存。

【质量控制】蔓荆子产品质量控制指标见表5-11。

表5-11　蔓荆子产品质量控制指标

品名	性状	检测项目
蔓荆子	球形，表面灰黑色或黑褐色，被灰白色粉霜状茸毛，有纵向浅沟4条，顶端微凹，基部有灰白色宿萼及短果梗	杂质≤2.0%；水分≤14.0%；总灰分≤7.0%；醇溶性浸出物≥8.0%；蔓荆子黄素（$C_{19}H_{18}O_8$）≥0.030%
炒蔓荆子	形如蔓荆子，表面黑色或黑褐色，基部有的可见残留宿萼和短果梗。气特异而芳香，味淡、微辛	水分≤7.0%；总灰分≤7.0%；醇溶性浸出物≥8.0%；蔓荆子黄素（$C_{19}H_{18}O_8$）≥0.030%

【炮制作用】蔓荆子炮制作用见表5-12。

表5-12　蔓荆子炮制作用

品名	性味归经	炮制作用
蔓荆子	辛、苦，微寒。归膀胱、肝、胃经	具有疏散风热、清利头目的功能。用于风热感冒头痛，齿龈肿痛，目赤肿痛，视物昏暗，湿痹拘挛
炒蔓荆子	辛、苦，微寒。归膀胱、肝、胃经	炒后辛散之性缓和，长于升清阳之气，祛风止痛。用于耳目失聪，风湿痹痛，偏正头痛

【贮藏】置阴凉干燥处。

酸枣仁

Suanzaoren

【来源】本品为鼠李科植物酸枣 *Ziziphus jujuba* Mill. var. *spinosa*（Bunge）Hu ex H. F. Chou 的干燥成熟种子。

【采收加工】秋末冬初采收成熟果实，除去果肉及核壳，收集种子，晒干。

【生产工艺】

1. 酸枣仁　取原药材，除去残留核壳。用时捣碎。

2. 炒酸枣仁　取净酸枣仁，置预热炒制容器内，用文火加热，炒至鼓起，色微变深时取出。用时捣碎。本品不宜久炒，否则油枯失效。

【工艺要点】

1. 严格按照操作规程操作。

2. 炒酸枣仁采用文火加热，投药前炒制容器需文火预热。

3. 炒酸枣仁需炒至鼓起，色微变深时取出。

4. 酸枣仁炒前和炒后都要进行净选，使其符合净度标准；出锅后，要及时摊开晾凉，待散尽余热和湿气，再贮存。

【质量控制】酸枣仁产品质量控制指标见表 5－13，酸枣仁及炒酸枣仁如图 5－7 所示。

表 5－13　酸枣仁产品质量控制指标

品名	性状	检测项目
酸枣仁	呈扁圆形或扁椭圆形。表面紫红色或紫褐色，平滑有光泽，有的有裂纹。一面较平坦，中间有 1 条隆起的纵线纹；另一面稍突起。一端凹陷。种皮硬脆，富油性。味微苦	杂质≤5%；水分≤9.0%；总灰分≤7.0%；酸枣仁皂苷 A（$C_{58}H_{94}O_{26}$）≥0.030%；斯皮诺素（$C_{28}H_{32}O_{15}$）≥0.080%
炒酸枣仁	形如酸枣仁，表面微鼓起，微具焦斑，略具焦香气，味淡	水分≤7.0%；总灰分≤4.0%；酸枣仁皂苷 A（$C_{58}H_{94}O_{26}$）≥0.030%；斯皮诺素（$C_{28}H_{32}O_{15}$）≥0.080%

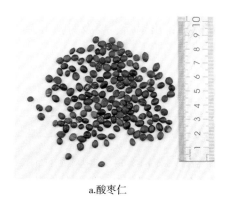 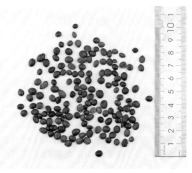

a.酸枣仁　　　　　　　　　　　　　　b.炒酸枣仁

图 5－7　酸枣仁及其炮制品

【炮制作用】酸枣仁炮制作用见表 5－14。

表 5－14　酸枣仁炮制作用

品名	性味归经	炮制作用
酸枣仁	甘、酸，平。归肝、胆、心经	生酸枣仁宜入清剂，具有养心补肝，宁心安神，敛汗，生津的作用。用于心阴不足和肝肾亏损的虚烦不眠，惊悸多梦，健忘，眩晕，耳鸣和胆热不眠

续表

品名	性味归经	炮制作用
炒酸枣仁	甘、酸，平。归肝、胆、心经	酸枣仁炒后性偏温补，宜入温剂，长于养心敛汗，安神作用强于生品。用于心血不足或心气不足的惊悸，健忘，盗汗，自汗及胆虚不眠

【贮藏】置阴凉干燥处，防蛀。

👁 看一看5-2

酸枣仁炮制研究

酸枣仁自宋代以后出现了生熟异治之说。《证类本草》记载："睡多生使，不得睡炒熟。"后来历代有沿用。现代研究发现生品和炒酸枣仁均有镇静安眠作用，炒品略强于生品。并且二者有效成分基本没有发生变化，故生熟异治的说法不成立。

紫苏子
Zisuzi

【来源】本品为唇形科植物紫苏 *Perilla frutescens* (L.) Britt. 的干燥成熟果实。

【采收加工】秋季果实成熟时采收，除去杂质，晒干。

【生产工艺】

1. 紫苏子 取原药材，除去杂质，干燥。

2. 炒紫苏子 取净紫苏子，置预热炒制容器内，用文火加热，炒至有爆裂声，表面颜色加深，断面浅黄色，并逸出香气时，取出，放凉。

【工艺要点】

1. 严格按照操作规程操作。

2. 炒紫苏子用文火加热，投药前炒制容器需文火预热。

3. 炒紫苏子需炒至有爆裂声，表面颜色加深，断面浅黄色，并逸出香气。

4. 紫苏子炒前和炒后都要进行净选，使其符合净度标准；出锅后，要及时摊开晾凉，待散尽余热和湿气，再贮存。

【质量控制】紫苏子产品质量控制指标见表5-15。

表5-15 紫苏子产品质量控制指标

品名	性状	检测项目
紫苏子	紫苏子呈卵圆形或类球形。表面灰棕色或灰褐色，有微隆起的暗紫色网纹，基部稍尖，有灰白色点状果梗痕。果皮薄而脆，易压碎。种子黄白色。压碎有香气，味微辛	水分≤8.0%；迷迭香酸（$C_{18}H_{16}O_8$）≥0.25%
炒紫苏子	形如紫苏子，表面灰褐色，有细裂口，有焦香气	水分≤2.0%；迷迭香酸（$C_{18}H_{16}O_8$）≥0.25%

【炮制作用】紫苏子炮制作用见表5-16。

表5-16 紫苏子炮制作用

品名	性味归经	炮制作用
紫苏子	辛，温。归肺经	生紫苏子降气化痰，止咳平喘，润肠通便。用于痰壅气逆，咳嗽气喘，肠燥便秘
炒紫苏子	辛，温。归肺经	炒后辛散之性缓和，质脆易碎，利于有效成分溶出

【贮藏】置通风干燥处，防蛀。

火麻仁

Huomaren

【来源】本品为桑科植物大麻 *Cannabis sativa* L. 的干燥成熟果实。

【采收加工】秋季果实成熟时采收，除去杂质，晒干。

【生产工艺】

1. 火麻仁　取原药材，除净杂质及果皮。

2. 炒火麻仁　取净火麻仁，置预热炒制容器内，用文火加热，炒至微黄色，有香气逸出，取出，放凉。

【工艺要点】

1. 严格按照操作规程操作。

2. 炒火麻仁采用文火加热，投药前炒制容器需文火预热。

3. 炒火麻仁需炒至微黄色，有香气逸出。

4. 火麻仁炒前和炒后都要进行净选，使其符合净度标准；出锅后，要及时摊开晾凉，待散尽余热和湿气，再贮存。

【质量控制】火麻仁产品质量控制指标见表 5 – 17。

表 5 – 17　火麻仁产品质量控制指标

品名	性状	鉴别项目
火麻仁	呈卵圆形。表面灰绿色至灰黄色，有微细的白色或棕色网状纹理，两侧边有棱线，顶端略尖，基部有 1 圆形果柄痕。果皮薄而脆，易破碎。种皮绿色。气微，味淡	薄层色谱法与对照药材色谱相应位置上显相同颜色斑点
炒火麻仁	形如火麻仁，表面颜色加深，微具焦香气	薄层色谱法与对照药材色谱相应位置上显相同颜色斑点

【炮制作用】火麻仁炮制作用见表 5 – 18。

表 5 – 18　火麻仁炮制作用

品名	性味归经	炮制作用
火麻仁	甘，平。归脾、胃、大肠经	生火麻仁润肠通便。用于血虚津亏，肠燥便秘
炒火麻仁	甘，平。归脾、胃、大肠经	炒制后可提高煎出效果

【贮藏】置阴凉干燥处，防热，防蛀。

槐花

Huaihua

【来源】本品为豆科植物槐 *Sophora japonica* L. 的干燥花及花蕾。前者习称"槐花"，后者习称"槐米"。

【采收加工】夏季花开放或花蕾形成时采收，及时干燥，除去枝、梗及杂质。

【生产工艺】

1. 槐花　取原药材，除去杂质及枝梗，筛去灰屑。

2. 炒槐花　取净槐花，置预热炒制容器内，用文火加热，炒至深黄色，取出，放凉。

3. 槐花炭 取净槐花，置预热炒制容器内，用中火加热，炒至焦褐色，喷洒少许清水，灭尽火星，炒干，取出，凉透。

【工艺要点】

1. 严格按照操作规程操作。

2. 炒槐花采用文火加热，炒槐花炭采用中火加热，投药前炒制容器需预热。

3. 炒槐花需炒至深黄色，炒槐花炭炒至焦褐色。

4. 槐花炒前和炒后都要进行净选，使其符合净度标准；炒槐花炭需喷洒少许清水，灭尽火星，炒干后出锅，并及时摊开晾凉，待散尽余热和湿气，再贮存。

【质量控制】 槐花产品质量控制指标见表5-19，槐米及其炮制品如图5-8所示。

表5-19 槐花产品质量控制指标

品名	性状	检测项目
槐花	槐花皱缩而卷曲，花瓣多散落，完整者花萼钟状，黄绿色，花瓣黄色或黄白色，体轻。味微苦。槐米卵圆形或椭圆形，花萼黄绿色，上方为未开放的黄白色花瓣，内呈黄褐色。体轻，手捻即碎。味微苦涩	槐花：水分≤11.0%；总灰分≤14.0%；酸不溶性灰分≤8.0%；醇溶性浸出物≥37.0%；芦丁（$C_{27}H_{30}O_{16}$）≥6.0%；总黄酮（以芦丁计）≥8.0% 槐米：水分≤11.0%；总灰分≤9.0%；酸不溶性灰分≤3.0%；醇溶性浸出物≥43.0%；芦丁≥15.0%；总黄酮（以芦丁计）≥20.0%
炒槐花	炒槐花外表深黄色	同药材
槐花炭	槐花炭外表焦褐色	同药材

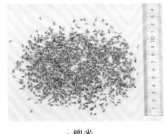 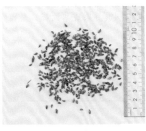 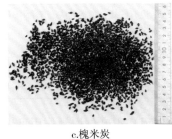

a.槐米　　　　　　　　　b.炒槐米　　　　　　　　　c.槐米炭

图5-8 槐米及其炮制品

【炮制作用】 槐花炮制作用见表5-20。

表5-20 槐花炮制作用

品名	性味归经	炮制作用
槐花	苦，微寒。归肝、大肠经	生槐花凉血止血，清肝泻火。多用于血热妄行，肝热目赤，头痛眩晕等
炒槐花	苦，微寒。归肝、大肠经	炒槐花缓和苦寒之性，有杀酶保苷之功。清热凉血作用弱于生品
槐花炭	苦，微寒。归肝、大肠经	槐花炭清热凉血作用极弱，具涩性，以止血力胜。用于咯血，衄血，便血，痔血，崩漏下血等多种出血证

【贮藏】 置干燥处，防潮，防蛀。

牵牛子
Qianniuzi

【来源】 本品为旋花科植物裂叶牵牛 *Pharbitis nil*（L.）Choisy 或圆叶牵牛 *Pharbitis purpurea*（L.）Voigt 的干燥成熟种子。

【采收加工】秋末果实成熟，果壳未开裂时采割植株，晒干，打下种子，除去杂质。

【生产工艺】

1. 牵牛子 取原药材，除去杂质，干燥。用时捣碎。

2. 炒牵牛子 取净牵牛子，置预热炒制容器内，用文火加热，炒至有爆裂声，微鼓起，颜色加深，断面浅黄色，微有香气，取出，摊晾。用时捣碎。

【工艺要点】

1. 严格按照操作规程操作。

2. 炒牵牛子采用文火加热，投药前炒制容器需文火预热。

3. 炒牵牛子需炒至有爆裂声，微鼓起，颜色加深，断面浅黄色，微有香气。

4. 牵牛子炒前和炒后都要进行净选，使其符合净度标准；出锅后，要及时摊开晾凉，待散尽余热和湿气，再贮存。

【质量控制】牵牛子产品质量控制指标见表 5-21。

表 5-21 牵牛子产品质量控制指标

品名	性状	检测项目
牵牛子	似橘瓣状，表面灰黑色（黑牵牛）或淡黄白色（白牵牛），背面有 1 条浅纵沟，微凹。气微，味辛、苦，有麻感	水分≤10.0%；总灰分≤5.0%；醇溶性浸出物≥15.0%
炒牵牛子	形如牵牛子，表面黑褐色或黄棕色，稍鼓起，微具香气	水分≤8.0%；总灰分≤5.0%；醇溶性浸出物≥12.0%

【炮制作用】牵牛子炮制作用见表 5-22。

表 5-22 牵牛子炮制作用

品名	性味归经	炮制作用
牵牛子	苦、寒，有毒。归肺、肾、大肠经	牵牛子具有泻水通便，消痰涤饮，杀虫攻积功能。生牵牛子长于泻水通便，杀虫攻积。用于水肿胀满，二便不通，虫积腹痛
炒牵牛子	苦、寒，有毒。归肺、肾、大肠经	炒后可降低毒性，缓和药性，以涤痰饮，消积滞见长。用于痰饮喘咳，饮食积滞、水肿胀满而体质较差者

【贮藏】置干燥处。

苍耳子

Cang'erzi

【来源】本品为菊科植物苍耳 *Xanthium sibiricum* Patr. 的干燥成熟带总苞的果实。

【采收加工】秋季果实成熟时采收，干燥，除去梗、叶等杂质。

【生产工艺】

1. 苍耳子 取原药材，除去杂质。用时捣碎。

2. 炒苍耳子 取净苍耳子，置预热炒制容器内，用中火加热，炒至表面黄褐色，碾去刺，筛净。用时捣碎。

【工艺要点】

1. 严格按照操作规程操作。

2. 炒苍耳子采用中火加热，投药前炒制容器需中火预热。

3. 炒苍耳子需炒至表面黄褐色。

4. 苍耳子炒前和炒后都要进行净选，使其符合净度标准；出锅后，要及时摊开晾凉，待散尽余热和湿气，碾去刺，再贮存。

【质量控制】苍耳子产品质量控制指标见表5-23，苍耳子及炮制品如图5-9所示。

表5-23　苍耳子产品质量控制指标

品名	性状	检测项目
苍耳子	呈纺锤形或卵圆形。表面黄棕色或黄绿色，全体有钩刺，质硬而韧。破开后内有双仁。有油性。气微，味微苦	水分≤12.0%；总灰分≤5.0%；绿原酸（$C_{16}H_{18}O_9$）≥0.25%
炒苍耳子	形如苍耳子，表面黄褐色，有刺痕。微有香气	水分≤10.0%；总灰分≤5.0%；绿原酸（$C_{16}H_{18}O_9$）≥0.25%

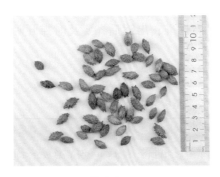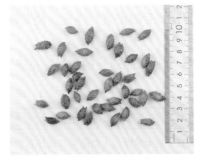

a.苍耳子　　　　　　　　　　　　　　　b.炒苍耳子

图5-9　苍耳子及其炮制品

【炮制作用】苍耳子炮制作用见表5-24。

表5-24　苍耳子炮制作用

品名	性味归经	炮制作用
苍耳子	辛、苦，温；有毒。归肺经	苍耳子具有散风寒，通鼻窍，祛风湿功能。生苍耳子以消风止痒力强。常用于皮肤痒疹、疥癣及其他皮肤病
炒苍耳子	辛、苦，温；有毒。归肺经	炒苍耳子炮制后毒性降低，长于通鼻窍，祛风湿止痛。多用于鼻渊头痛，风湿痹痛、风寒头痛

【贮藏】置干燥处。

✎ 练一练5-2

炒苍耳子的火力选用（　　）

A. 小火　　　B. 中火　　　C. 武火　　　D. 微火　　　E. 糖火

答案解析

王不留行
Wangbuliuxing

【来源】本品为石竹科植物麦蓝菜 *Vaccaria segetalis*（Neck.）Garcke 的干燥成熟种子。

【采收加工】夏季果实成熟、果皮尚未开裂时采割植株，晒干，打下种子，除去杂质，再晒干。

【生产工艺】

1. 王不留行　取原药材，除去杂质。

2. 炒王不留行　取净王不留行投入预热炒制容器内，用中火加热，炒至大部分爆成白花，取出，放凉。

【工艺要点】

1. 严格按照操作规程操作。

2. 炒王不留行采用中火加热，投药前炒制容器需中火预热。

3. 炒王不留行需炒至大部分爆成白花。

4. 王不留行炒前和炒后都要进行净选，使其符合净度标准；出锅后，要及时摊开晾凉，待散尽余热和湿气，再贮存。

【质量控制】王不留行产品质量控制指标见表5-25，王不留行及其炮制品如图5-10所示。

表5-25　王不留行产品质量控制指标

品名	性状	检测项目
王不留行	呈球形。表面黑色，少数红棕色，略有光泽，有细密颗粒状突起，一侧有1凹陷的纵沟。质硬，胚乳白色，胚弯曲成环，子叶2。气微，味微涩、苦	水分≤12.0%；总灰分≤4.0%；醇溶性浸出物≥6.0%；王不留行黄酮苷（$C_{32}H_{38}O_{19}$）≥0.40%
炒王不留行	大部分呈类球形爆花状，表面白色，质地松脆	水分≤10.0%；醇溶性浸出物≥6.0%；王不留行黄酮苷（$C_{32}H_{38}O_{19}$）≥0.15%

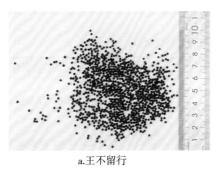　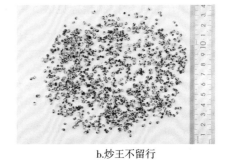

a.王不留行　　　　　　　　　　　　b.炒王不留行

图5-10　王不留行及其炮制品

【炮制作用】王不留行炮制作用见表5-26。

表5-26　王不留行炮制作用

品名	性味归经	炮制作用
王不留行	性平，味苦。入肝、胃经	生王不留行用长于消痈肿，疗乳痈或其他疮痈肿毒
炒王不留行	性平，味苦。入肝、胃经	炒后体泡，易于煎出有效成分，且走散力强，长于活血通经、下乳消肿、利尿通淋。多用于产后乳汁不下，经闭，痛经，淋证涩痛，乳痈肿痛

【贮藏】置干燥处。

👁看一看5-3

王不留行炮制研究

王不留行炮制采用红外线烘箱烤制法所得成品爆花率可达98%，比传统清炒技术爆花率高得多，水提取物含量亦远远高于传统的炒制品，薄层色谱分析显示，所含成分基本一致。也有文献报道将王不留行先用水湿润，再用中火炒制，爆花率可达95%以上。

白果

Baiguo

【来源】本品为银杏科植物银杏 *Ginkgo biloba* L. 的干燥成熟种子。

【采收加工】秋季种子成熟时采收，除去肉质外种皮，洗净，稍蒸或略煮后，烘干。

【生产工艺】

1. 白果仁 取原药材，除去杂质，去壳取仁。用时捣碎。

2. 炒白果仁 取净白果仁，置已预热好的炒制容器内，用文火加热，炒至深黄色，有香气溢出，取出，晾凉，用时捣碎。

【工艺要点】

1. 严格按照操作规程操作。

2. 炒白果仁采用文火加热，投药前炒制容器需文火预热。

3. 炒白果仁需炒至深黄色，有香气溢出。

4. 白果仁炒前和炒后都要进行净选，使其符合净度标准；出锅后，要及时摊开晾凉，待散尽余热和湿气，再贮存。

【质量控制】白果产品质量控制指标见表 5 - 27。

表 5 - 27 白果产品质量控制指标

品名	性状	检测项目
白果仁	种仁宽卵球形或椭圆形，一端淡棕色，另一端金黄色，横断面外层黄色，胶质样，内层淡黄色或淡绿色，粉性，中间有空隙。气微，味甘、微苦	水分≤10.0%；醇溶性浸出物≥13.0%
炒白果仁	形如白果仁，色泽加深，略有焦斑，横断面胶质样，外层黄色，内层淡黄色，粉性，中间有空隙。有香气，味甘、微苦	水分≤10.0%；醇溶性浸出物≥13.0%

【炮制作用】白果炮制作用见表 5 - 28。

表 5 - 28 白果炮制作用

品名	性味归经	炮制作用
白果仁	甘、苦、涩，平；有毒。归肺、肾经	具有敛肺定喘，止带缩尿的功能。生白果有毒，内服用量宜小，用于疥癣、酒渣鼻、阴虱等
炒白果仁	甘、苦、涩，平；有毒。归肺、肾经	炒后毒性降低，常用于气逆喘咳，带下白浊，遗尿尿频

【贮藏】置通风干燥处。

❓ 想一想5-2

白果能否多吃？

答案解析

花椒

Huajiao

【来源】本品为芸香科植物青椒 *Zanthoxylum schinifolium* Sieb. et Zucc. 或花椒 *Zanthoxylum bungeanum* Maxim. 的干燥成熟果皮。

【采收加工】秋季采收成熟果实，晒干，除去种子（椒目）和杂质。

【生产工艺】

1. 花椒 取原药材，除去种子（椒目）、果柄等杂质。

2. 炒花椒 取净花椒，置预热炒制容器内，用文火炒至颜色加深，有香气逸出，呈油亮光泽时，取出，晾凉。

【工艺要点】

1. 严格按照操作规程操作。

2. 炒花椒采用文火加热，投药前炒制容器需文火预热。

3. 炒花椒需炒至颜色加深，有香气逸出，呈油亮光泽。

4. 花椒炒前和炒后都要进行净选，使其符合净度标准；出锅后，要及时摊开晾凉，待散尽余热和湿气，再贮存。

【质量控制】花椒产品质量控制指标见表5-29。

表5-29 花椒产品质量控制指标

品名	性状	检测项目
花椒	花椒蓇葖果多单生，外表紫红色至棕红色，散有多数疣状突起的油点，内表面淡黄色，香气浓，味麻辣而持久	挥发油≥1.5%
炒花椒	炒花椒颜色加深，具油亮光泽，偶见焦斑	

【炮制作用】花椒炮制作用见表5-30。

表5-30 花椒炮制作用

品名	性味归经	炮制作用
花椒	辛，温。归脾、胃、肾经	生花椒辛热之性强，温中止痛，杀虫止痒。用于脘腹冷痛，呕吐泄泻，虫积腹痛；外治湿疹，阴痒
炒花椒	辛，温。归脾、胃、肾经	炒后可减毒，辛散作用稍缓，用于脘腹寒痛，寒湿泄泻，虫积腹痛或吐蛔

【贮藏】置通风干燥处。

九香虫

Jiuxiangchong

【来源】本品为蝽科昆虫九香虫 *Aspongopus chinensis* Dallas 的干燥体。

【采收加工】11月至次年3月前捕捉，置适宜容器内，用酒少许将其闷死，取出阴干；或置沸水中烫死，取出，干燥。

【生产工艺】

1. 九香虫 取原药材，除去杂质，筛净灰屑。

2. 炒九香虫 取净九香虫，置已预热好的炒制容器内，用文火加热，炒至颜色加深，有香气逸出，取出，晾凉。

【工艺要点】

1. 严格按照操作规程操作。

2. 炒九香虫采用文火加热，投药前炒制容器需文火预热。

3. 炒九香虫需炒至颜色加深，有香气逸出。

4. 九香虫炒前和炒后都要进行净选，使其符合净度标准；出锅后，要及时摊开晾凉，待散尽余热和湿气，再贮存。

【质量控制】 九香虫产品质量控制指标见表5-31。

表5-31 九香虫产品质量控制指标

品名	性状	检测项目
九香虫	略呈六角状扁椭圆形，表面棕褐色或棕黑色，略有光泽。头部小，与胸部略呈三角形，复眼突出，卵圆状，胸部有足3对，多已脱落。腹部棕红色至棕黑色，每节近边缘处有突起的小点。质脆，折断后腹内有浅棕色的内含物。气特异，味微咸	水分≤9.0%；总灰分≤6.0%；醇溶性浸出物≥10.0%
炒九香虫	形如九香虫，表面棕黑色至黑色，显油润光泽。气微腥，略带焦香气，味微咸	水分≤7.0%

【炮制作用】 九香虫炮制作用见表5-32。

表5-32 九香虫炮制作用

品名	性味归经	炮制作用
九香虫	咸，温。归肝、脾、肾经	具有理气止痛，温中助阳的作用，具有特殊臭气，临床多炒用
炒九香虫	咸，温。归肝、脾、肾经	炒后矫其异臭，增强行气温阳作用，用于胃寒胀痛，肝胃气滞，肾虚阳痿，腰膝酸痛

【贮藏】 置木箱内衬以油纸，防潮、防蛀。

任务二 炒焦技术 📱微课9

将分档后的饮片，置炒制容器（炒药机）内，用中火或武火加热，炒至药物表面呈焦黄色或焦褐色，内部颜色加深，并有焦香气味的炮制技术。

一、炮制目的

1. 增强药物消食、健脾止泻的功效 传统炮制认为"焦香可以醒脾胃"，健脾消食类中药炒焦可以增强健脾消食作用，如山楂、槟榔等。

2. 缓和药性 有些药物炒焦后药性缓和，减少刺激性，如山楂、栀子等。

3. 降低毒性或副作用 有些药物生用有一定毒性，炒焦后能降低毒性或减少副作用，如川楝子。

二、炮制方法

将饮片大小分档后，投入炒药机或炒制容器内，用中火或武火加热，炒至药物表面呈焦黄色或焦褐色，内部颜色加深，并产生焦香气味。主要用于消食健脾、止泻的药物。

炒焦药物一般炒至药物表面焦黄色或焦褐色，有焦斑，内部色泽加深，具有焦香气味。

三、注意事项

1. 炒前需净制，除去药物中的杂质，并将药物大小分档，分批炒制，避免生熟不匀。

2. 炒制时选择适当的火力和控制火候，避免炒焦的药物炭化。

3. 出锅要迅速，并及时摊开晾凉后再贮藏。

山楂

Shanzha

【来源】 本品为蔷薇科植物山里红 *Crataegus pinnatifida* Bge. var. *major* N. E. Br. 或山楂 *Crataegus pinnatifida* Bge. 的干燥成熟果实。

【采收加工】秋季果实成熟时采收，切片，干燥。

【生产工艺】

1. 净山楂　取原药材，除去杂质及脱落的核及果柄，筛去碎屑。

2. 炒山楂　取净山楂，置预热炒制容器内，用中火加热，炒至颜色加深时，取出，放凉，筛去碎屑。

3. 焦山楂　取净山楂，置预热炒制容器内，用中火加热，炒至表面焦褐色，内部黄褐色，有焦香气，取出，放凉，筛去碎屑。

4. 山楂炭　取净山楂，置预热炒制容器内，用武火加热，炒至表面黑褐色，内部焦褐色，喷清水，灭尽火星，取出，放凉，晾干，筛去碎屑。

【工艺要点】

1. 严格按照操作规程操作。

2. 炒山楂和焦山楂采用中火加热，山楂炭采用武火加热，投药前炒制容器需预热。

3. 炒山楂需炒至颜色加深；焦山楂需炒至表面焦褐色，内部黄褐色，有焦香气；山楂炭需炒至表面黑褐色，内部焦褐色。

4. 山楂各炮制品炮制前后都要进行净选，使其符合净度标准；出锅后，要及时摊开晾凉，待散尽余热和湿气，再贮存。

【质量控制】山楂产品质量控制指标见表5-33，山楂及其炮制品如图5-11所示。

表5-33　山楂产品质量控制指标

品名	性状	检测项目
山楂	为圆片状，皱缩不平。外皮红色，具皱纹。中部横切片具5粒浅黄色果核，但核多脱落而中空。气微清香，味酸、微甜	水分≤12.0%；总灰分≤3.0%；醇溶性浸出物≥21.0%；有机酸［以枸橼酸计（$C_6H_8O_7$）］≥5.0%
炒山楂	形如山楂片，果肉黄褐色，偶见焦斑，气清香，味酸、微甜	水分≤12.0%；有机酸［以枸橼酸计（$C_6H_8O_7$）］≥4.0%
焦山楂	形如山楂片，表面焦褐色、内部黄褐色，有焦香气	水分≤12.0%；有机酸［以枸橼酸计（$C_6H_8O_7$）］≥4.0%
山楂炭	表面黑褐色，内部焦褐色	无

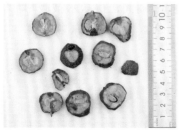

a.山楂

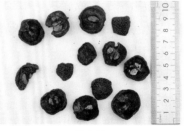

b.炒山楂

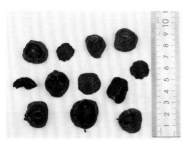

c.焦山楂

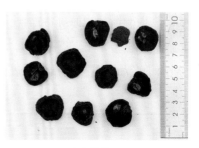

d.山楂炭

图5-11　山楂及其炮制品

【炮制作用】山楂炮制作用见表5-34。

表5-34　山楂炮制作用

品名	性味归经	炮制作用
山楂	酸、甘，微温。归脾、胃、肝经	生山楂长于消食健胃，行气散瘀，化浊降脂。常用于肉食积滞，胃脘胀满，瘀血经闭、产后瘀痛，心血瘀阻、心腹刺痛，疝气疼痛以及冠心病、高血压、心绞痛、高脂血症等
炒山楂	酸、甘，微温。归脾、胃、肝经	炒山楂酸味减弱，药性缓和，减少对脾胃刺激，长于消食化积
焦山楂	酸、甘，微温。归脾、胃、肝经	焦山楂酸味减弱，消食导滞作用增强。多用于肉食停滞，泻痢不爽
山楂炭	酸、甘，微温。归脾、胃、肝经	其性收涩，具有止血、止泻的功效，可用于胃肠出血或脾虚腹泻兼食滞者

【贮藏】置通风干燥处，防蛀。

📏 练一练5-3

具有止血、止泻的山楂炮制品是（　　）

A. 生山楂　　　　　B. 炒山楂　　　　　C. 焦山楂

D. 山楂炭　　　　　E. 酒山楂

答案解析

川楝子

Chuanlianzi

【来源】本品为楝科植物川楝 *Melia toosendan* Sieb. et Zucc. 的干燥成熟果实。

【采收加工】冬季果实成熟时采收，除去杂质，干燥。

【生产工艺】

1. 川楝子　取原药材，除去杂质，用时捣碎。

2. 炒川楝子　取净川楝子，切厚片或碾碎，置预热炒制容器内，用中火加热，炒至表面焦黄色时，取出，放凉。筛去灰屑。

3. 盐川楝子　取净川楝子片或碎块，用盐水拌匀，稍微闷润，待盐水被吸尽后，置炒制容器内，用文火加热，炒至深黄色，取出晾凉，筛去灰屑。

每100kg川楝子，用食盐2kg。

【工艺要点】

1. 严格按照操作规程操作。

2. 炒川楝子采用中火加热，盐川楝子炭采用文火加热，投药前炒制容器需预热。

3. 炒川楝子需炒至表面焦黄色；盐川楝子需炒至深黄色。

4. 川楝子各炮制品炮制前后都要进行净选，使其符合净度标准；出锅后，要及时摊开晾凉，待散尽余热和湿气，再贮存。

【质量控制】川楝子产品质量控制指标见表5-35，川楝子及其炮制品如图5-12所示。

表5-35　川楝子产品质量控制指标

品名	性状	检测项目
川楝子	呈类球形，表面金黄色至棕黄色，微有光泽，具深棕色小点。外果皮革质，与果肉间常成空隙，果肉松软，淡黄色，遇水湿润有黏性。果核球形或卵圆形，质坚硬。气特异，味酸、苦	水分≤12.0%；总灰分≤5.0%；浸出物≥32.0%；川楝素（$C_{30}H_{38}O_{11}$）应为0.060%~0.20%

续表

品名	性状	检测项目
炒川楝子	呈半球状、厚片或不规则碎块，表面焦黄色，偶见焦斑。气焦香，味酸、苦	水分≤10.0%；总灰分≤4.0%；浸出物≥32.0%；川楝素（$C_{30}H_{38}O_{11}$）应为0.040%~0.20%
盐川楝子	盐川楝子呈半球状、厚片或不规则碎块，表面深黄色，味微咸	—

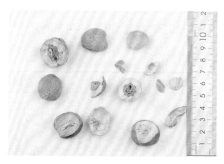

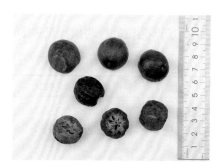

a.川楝子　　　　　　　　　　　　　　b.炒川楝子

图5-12　川楝子及其炮制品

【炮制作用】川楝子炮制作用见表5-36。

表5-36　川楝子炮制作用

品名	性味归经	炮制作用
川楝子	苦、寒；有小毒。归肝、小肠、膀胱经	生川楝子有毒且滑肠，疏肝泻热，行气止痛，杀虫。用于肝郁化火，胸胁、脘腹胀痛，疝气疼痛，虫积腹痛
炒川楝子	苦、寒；有小毒。归肝、小肠、膀胱经	川楝子炒焦后可缓和苦寒之性，降低毒性，减少滑肠之弊，以疏肝理气止痛力胜。用于胁肋疼痛及胃脘疼痛
盐川楝子	苦、寒、咸；有小毒。归肝、小肠、膀胱经	盐炙引药下行，作用专于下焦，长于疗疝止痛，常用于疝气疼痛，睾丸坠痛

【贮藏】置通风干燥处，防蛀。

栀子

Zhizi

【来源】本品为茜草科植物栀子 *Gardenia jasminoides* Ellis 的干燥成熟果实。

【采收加工】9~11月果实成熟呈红黄色时采收，除去果梗及杂质，蒸至上汽或置沸水中略烫，取出，干燥。

【生产工艺】

1. 栀子　取原药材，除去杂质，碾碎。

2. 炒栀子　取栀子碎块，置预热炒制容器内，用文火加热，炒至黄褐色时，取出，放凉。

3. 焦栀子　取栀子或栀子碎块，置预热炒制容器内，用中火加热，炒至表面焦褐色或焦黑色，果皮内表面及种子表面黄棕色或棕褐色时，取出，放凉。

4. 栀子炭　取栀子碎块，置预热炒制容器内，用武火加热，炒至黑褐色，喷清水，灭尽火星，取出，放凉，晾干。

【工艺要点】

1. 严格按照操作规程操作。

2. 炒栀子采用文火加热，焦栀子采用中火加热，栀子炭采用武火加热，投药前炒制容器需预热。

3. 炒栀子需炒至表面黄褐色；焦栀子需炒至表面焦褐色或焦黑色，果皮内表面及种子表面黄棕色或棕褐色；栀子炭需炒至黑褐色。

4. 栀子各炮制品炮制前后都要进行净选，使其符合净度标准；出锅后，要及时摊开晾凉，待散尽余热和湿气，再贮存。

【质量控制】栀子产品质量控制指标见表5-37，栀子及其炮制品如图5-13所示。

表5-37 栀子产品质量控制指标

品名	性状	检测项目
栀子	为不规则碎块状。果皮表面红黄色或棕红色。种子多数，扁卵圆形，集结成团，深红色或红黄色，表面密具细小疣状突起。气微，味微酸而苦	水分≤8.5%；总灰分≤6.0%；栀子苷（$C_{17}H_{24}O_{10}$）≥1.8%
炒栀子	形如栀子碎块，黄褐色	水分≤8.5%；总灰分≤6.0%；栀子苷（$C_{17}H_{24}O_{10}$）≥1.5%
焦栀子	形如栀子或不规则碎块，表面焦褐色或焦黑色，果皮内表面棕色，种子表面黄棕色或棕褐色，气微，味微酸而苦	水分≤8.5%；总灰分≤6.0%；栀子苷（$C_{17}H_{24}O_{10}$）≥1.0%
栀子炭	栀子炭黑褐色或焦褐色，味微苦	—

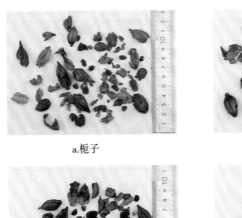

a.栀子

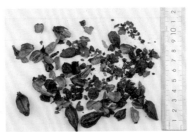

b.炒栀子

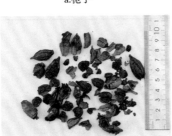

c.焦栀子

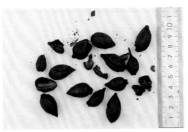

d.栀子炭

图5-13 栀子及其炮制品

【炮制作用】栀子炮制作用见表5-38。

表5-38 栀子炮制作用

品名	性味归经	炮制作用
栀子	苦，寒。归心、肺、三焦经	栀子生品苦寒之性强，长于泻火除烦，清热利湿，凉血解毒。外用消肿止痛。常用于热病心烦，湿热黄疸，淋症涩痛，血热吐衄，目赤肿痛，火毒疮疡；外治扭挫伤病
炒栀子	苦，寒。归心、肺、三焦经	炒栀子缓和苦寒之性，长于清热除烦。常用于热郁心烦，肝热目赤

品名	性味归经	炮制作用
焦栀子	苦，寒。归心、肺、三焦经	焦栀子苦寒之性更缓，清热除烦，用于脾胃虚弱者
栀子炭	苦，寒。归心、肺、三焦经	栀子炭长于凉血止血。用于血热吐血，衄血，尿血，崩漏

【贮藏】 置通风干燥处。

槟榔

Binglang

【来源】 本品为棕榈科植物槟榔 *Areca catechu* L. 的干燥成熟种子。

【采收加工】 春末至秋初采收成熟果实，用水煮后，干燥，除去果皮，取出种子，干燥。

【生产工艺】

1. 槟榔 取原药材，除去杂质，用水浸泡，润透，切薄片，阴干，筛去碎屑。

2. 炒槟榔 取净槟榔片，置预热炒制容器内，用文火加热，炒至微黄色时，取出，放凉。筛去碎屑。

3. 焦槟榔 取净槟榔片，置预热炒制容器内，用中火加热，炒至焦黄色时，取出，放凉。筛去碎屑。

【工艺要点】

1. 严格按照操作规程操作。

2. 炒槟榔采用文火加热，焦槟榔采用中火加热，投药前炒制容器需预热。

3. 炒槟榔需炒至表面黄褐色；焦槟榔需炒至表面焦褐色或焦黑色，果皮内表面及种子表面黄棕色或棕褐色。

4. 槟榔各炮制品炮制前后都要进行净选，使其符合净度标准；出锅后，要及时摊开晾凉，待散尽余热和湿气，再贮存。

【质量控制】 槟榔产品质量控制指标见表 5－39，槟榔及其炮制品如图 5－14 所示。

表 5－39 槟榔产品质量控制指标

品名	性状	检测项目
槟榔	呈类圆形薄片。切面可见棕色种皮与白色胚乳相间的大理石样花纹。气微，味涩、微苦	水分≤10.0%；槟榔碱（$C_8H_{13}NO_2$）≥0.20%
炒槟榔	形如槟榔片，表面微黄色，可见大理石样花纹	水分≤10.0%；槟榔碱（$C_8H_{13}NO_2$）≥0.20%
焦槟榔	形如槟榔片，表面焦黄色，可见大理石样花纹，质脆，易碎，气微，味涩、微苦	水分≤9.0%；总灰分≤2.5%；槟榔碱（$C_8H_{13}NO_2$）≥0.10%

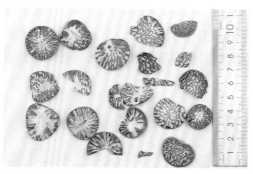
a.槟榔

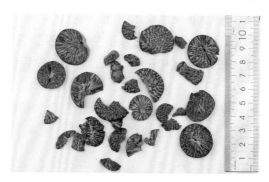
b.炒槟榔

图 5－14 槟榔及其炮制品

💗 **药爱生命**

槟榔是一种常用中药，早在魏晋时期，就已经记录了槟榔有消食和驱虫的功效，唐朝还出现了槟榔能够预防瘴气的说法，明朝李时珍的《本草纲目》也记载槟榔有疏气活血、预防疟疾的功效。《中国药典》规定槟榔用水浸泡，润透，切薄片。有经验的刀工为了充分发挥槟榔的药效，采用传统炮制方法可将槟榔切成108片斜、薄、大的饮片，有"槟榔一百零八片，薄片可透字，丝片可穿针"之说。槟榔的传统炮制工艺体现了大国工匠精神，值得我们认真学习。

【炮制作用】槟榔炮制作用见表5-40。

表5-40　槟榔炮制作用

品名	性味归经	炮制作用
槟榔	苦、辛，温。归胃、大肠经	生槟榔力峻，以杀虫、消积、行气、利水、截疟力胜。常用于肠道寄生虫病，积滞泻痢，里急后重，水肿脚气、疟疾
炒槟榔	苦、辛，温。归胃、大肠经	炒槟榔药性缓和，避免克伐太过，耗伤正气。长于消食导滞，用于食积不消，痢疾里急后重
焦槟榔	苦、辛，温。归胃、大肠经	焦槟榔长于消食导滞，用于食积不消，泻痢后重。一般体虚患者用焦槟榔，体质较强患者用炒槟榔

【贮藏】置通风干燥处，防蛀。

任务三　炒炭技术 📱 微课10

炒炭是将饮片置预热的炒制容器内（或炒药机），用武火或中火加热，炒至药物表面焦黑色，内部呈焦黑色或焦褐色。

一、炮制目的

1. 增强止血作用　如地榆、大蓟等，生品以凉血止血为主，炒炭后增强其止血作用。

2. 产生止血作用　如干姜、荆芥等，生品没有止血作用，炒炭后产生止血作用。

二、炮制方法

无论采用手工还是机器炒制，都是将药物置预热的炒制器具内，用武火或中火加热，炒至药物表面焦黑色，内部呈焦黑色或焦褐色。

炒炭要求存性，防止太过或不及。"存性"是指炒炭药物只能部分炭化，更不能灰化，未炭化部分仍应保存药物的固有气味；花、叶、草等炒炭后仍可清晰辨别药物原形，如槐花、菊花、侧柏叶、荆芥之类。

炒炭操作时要适当掌握好火力，取出后必须摊开晾凉。

三、注意事项

1. 炒前需净制，除去药物中的杂质，并将药物大小分档，分批炒制。

2. 炒制时选择适当的火力和控制火候，以达到"炒炭存性"的要求。

3. 质地坚实的药物宜用武火，质地疏松的片、花、花粉、叶、全草类药物可用中火，视具体药物灵活掌握。

4. 在炒炭过程中，药物炒至一定程度时，因温度很高，易出现火星，特别是质地疏松的药物，须喷淋适量清水熄灭，以免引起燃烧。

5. 出锅要迅速，并及时摊开晾凉，经检查确无余热后再收贮，避免复燃。

大蓟

Daji

【来源】本品为菊科植物蓟 *Cirsium japonicum* Fisch. ex DC. 的干燥地上部分。

【采收加工】夏、秋二季花开时采割地上部分，除去杂质，晒干。

【生产工艺】

1. 大蓟　取原药材，除去杂质，抢水洗或润软后，切段，低温干燥。

2. 大蓟炭　取净大蓟段，置预热炒制容器内，用武火加热翻炒至表面黑褐色，内部棕黑色，喷淋少许清水，灭尽火星，微炒干，取出，放凉。

【工艺要点】

1. 严格按照操作规程操作。

2. 大蓟炭采用武火加热，投药前炒制容器需预热。

3. 大蓟炭需炒至表面黑褐色，内部棕黑色。

4. 大蓟炭炮制前后都要进行净选，使其符合净度标准；出锅后，要及时摊开晾凉，待散尽余热和湿气，再贮存。

【质量控制】大蓟产品质量控制指标如表 5-41 所示。

表 5-41　大蓟产品质量控制指标

品名	性状	检测项目
大蓟	为不规则的段。茎短圆柱形，表面绿褐色或棕褐色，有数条纵棱，被丝状毛；断面灰白色，髓部疏松或中空。叶皱缩，多破碎，边缘具不等长的针刺；上表面灰绿色或黄棕色，下表面色较浅，两面均具灰白色丝状毛。头状花序多破碎。气微，味淡	杂质≤2%；水分≤13.0%；酸不溶性灰分≤3.0%；醇溶性浸出物≥15.0%；柳穿鱼叶苷（$C_{28}H_{34}O_{15}$）≥0.20%
大蓟炭	形如大蓟，表面黑褐色。质地疏脆，断面棕黑色，气焦香	醇溶性浸出物≥13.0%

【炮制作用】大蓟炮制作用见表 5-42。

表 5-42　大蓟炮制作用

品名	性味归经	炮制作用
大蓟	甘、苦，凉。归心、肝经	生大蓟长于凉血止血，散瘀解毒消痈。用于衄血，吐血，尿血，便血，崩漏，外伤出血，痈肿疮毒
大蓟炭	苦、涩，凉。归心、肝经	大蓟炒炭后凉性减弱，收敛止血作用增强，用于衄血，吐血，尿血，便血，崩漏，外伤出血

【贮藏】置阴凉干燥处。

小蓟

Xiaoji

【来源】本品为菊科植物刺儿菜 *Cirsium setosum*（Willd.）MB. 的干燥地上部分。

【采收加工】夏、秋二季花开时采割，除去杂质，晒干。

【生产工艺】

1. 小蓟 取原药材，除去杂质，稍润，切段，干燥。

2. 小蓟炭 取净小蓟段，置预热炒制容器内，用武火加热翻炒至表面黑褐色，内部焦褐色，喷淋少许清水，灭尽火星，取出，晾干。

【工艺要点】

1. 严格按照操作规程操作。

2. 小蓟炭采用武火加热，投药前炒制容器需预热。

3. 小蓟炭需炒至表面黑褐色，内部焦褐色。

4. 小蓟炭炮制前后都要进行净选，使其符合净度标准；出锅后，要及时摊开晾凉，待散尽余热和湿气，再贮存。

【质量控制】 小蓟产品质量控制指标见表5-43。

表5-43 小蓟产品质量控制指标

品名	性状	检测项目
小蓟	呈不规则的段。茎呈圆柱形，表面灰绿色或带紫色，具纵棱和白色柔毛。切面中空。叶片多皱缩或破碎，叶齿尖具针刺，两面均具白色柔毛。头状花序，总苞钟状；花紫红色。气微，味苦	杂质≤2%；水分≤12.0%；酸不溶性灰分≤5.0%；醇溶性浸出物≥14.0%；蒙花苷（$C_{28}H_{32}O_{14}$）≥0.70%
小蓟炭	形如小蓟段。表面黑褐色，内部焦褐色	—

【炮制作用】 小蓟炮制作用见表5-44。

表5-44 小蓟炮制作用

品名	性味归经	炮制作用
小蓟	甘、苦，凉。归心、肝经	具有凉血、止血、祛瘀消痈的功能
小蓟炭	苦、涩，凉。归心、肝经	小蓟炒炭后凉性减弱，收敛止血作用增强

【贮藏】 置通风干燥处。

地榆

Diyu

【来源】 本品为蔷薇科植物地榆 *Sanguisorba officinalis* L. 或长叶地榆 *Sanguisorba officinalis* L. var. *longifolia*（Bert.）Yü et Li 的干燥根。后者习称"绵地榆"。

【采收加工】 春季将发芽时或秋季植株枯萎后采挖，除去须根，洗净，干燥。或趁鲜切片，干燥。

【生产工艺】

1. 地榆 取原药材，除去杂质；未切片者，洗净，除去残茎，润透，切厚片，干燥。

2. 地榆炭 取净地榆片，置预热炒制容器内，用武火加热，炒至表面焦黑色、内部棕褐色时，取出，放凉。筛去碎屑。

【工艺要点】

1. 严格按照操作规程操作。

2. 地榆炭采用武火加热，投药前炒制容器需预热。

3. 地榆炭需炒至表面焦黑色、内部棕褐色。

4. 地榆炭炮制前后都要进行净选，使其符合净度标准；出锅后，要及时摊开晾凉，待散尽余热和湿气，再贮存。

【质量控制】地榆产品质量控制指标见表5-45。

表5-45　地榆产品质量控制指标

品名	性状	检测项目
地榆	地榆呈不规则纺锤形或圆柱形。切片者为类圆形片或斜切片。表面灰褐色至暗棕色，粗糙，有纵纹。质坚。味微苦涩	总灰分≤10.0%；水分≤12.0%；酸不溶性灰分≤2.0%；醇溶性浸出物≥23.0%；没食子酸（$C_7H_6O_5$）≥1.0%；含鞣质≥8.0%
地榆炭	表面焦黑色，内部棕褐色。具焦香气，味微苦涩	醇溶性浸出物≥20.0%；没食子酸（$C_7H_6O_5$）≥0.06%；含鞣质≥2.0%

【炮制作用】地榆炮制作用如表5-46所示。

表5-46　地榆炮制作用

品名	性味归经	炮制作用
地榆	苦、酸、涩、微寒。归肝、大肠经	生地榆以凉血止血，解毒敛疮力胜。用于便血，痔血，崩漏，血痢，水火烫伤，痈肿疮毒等
地榆炭	苦、酸、涩、微寒。归肝、大肠经	地榆炒炭后长于收敛止血，用于各种出血证

【贮藏】置通风干燥处，防蛀。

干姜

Ganjiang

【来源】本品为姜科植物姜 *Zingiber officinale* Rosc. 的干燥根茎。

【采收加工】冬季采挖，除去须根及泥沙，晒干或低温干燥。趁鲜切片晒干或低温干燥者称为"干姜片"。

【生产工艺】

1. 干姜　原药材，除去杂质，略泡，洗净，润透，切厚片或块，干燥，筛去碎屑。

2. 炮姜　先将净河砂置于炒制容器内，武火炒热，再加入干姜片或块，不断翻动，炒至鼓起，表面棕褐色，取出，筛去砂，晾凉。

3. 姜炭　取净干姜块，置预热炒制容器内，用武火加热，炒至干姜鼓起，表面焦黑色，内部棕褐色，喷淋少许清水，灭尽火星，略炒，取出晾干，筛去碎屑。

【工艺要点】

1. 严格按照操作规程操作。

2. 姜炭采用武火加热，投药前炒制容器需预热。

3. 姜炭需炒至干姜鼓起，表面焦黑色，内部棕褐色。

4. 姜炭炮制前后都要进行净选，使其符合净度标准；出锅后，要及时摊开晾凉，待散尽余热和湿气，再贮存。

【质量控制】干姜产品质量控制指标如表5-47所示，干姜及其炮制品见图5-15。

表5-47　干姜产品质量控制指标

品名	性状	检测项目
干姜	干姜为不规则的片块状。表面灰黄色或浅黄棕色。切面黄白色，显粉性，有特异香气，味辛辣	水分≤19.0%；总灰分≤6.0%；水溶性浸出物≥22.0%；6-姜辣素（$C_{17}H_{26}O_4$）≥0.60%；挥发油≥0.8%
炮姜	呈不规则膨胀的块状，具指状分枝，表面棕黑或棕褐色。质轻泡，断面边缘处显棕黑色，中心棕黄色，细颗粒性，维管束散在，气香、特异，味微辛、辣	水分≤12.0%；总灰分≤7.0%；水溶性浸出物≥26.0%；6-姜辣素（$C_{17}H_{26}O_4$）≥0.30%

品名	性状	检测项目
姜炭	形如干姜片块，表面焦黑色，内部棕褐色，体轻，质松脆。味微苦，微辣	水溶性浸出物≥26.0%；6-姜辣素（$C_{17}H_{26}O_4$）≥0.050%

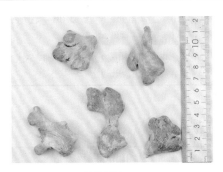
a.干姜药材

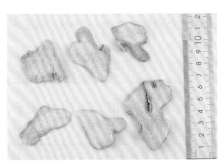
b.干姜

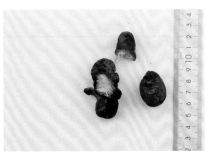
c.炮姜

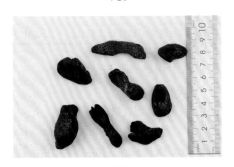
d.姜炭

图 5-15　干姜及其炮制品

【炮制作用】干姜炮制作用见表 5-48。

表 5-48　干姜炮制作用

品名	性味归经	炮制作用
干姜	辛，热。归脾、胃、肾、心、肺经	生品具温中散寒，回阳通脉，温肺化饮的功效，能守能走，常用于脘腹冷痛，呕吐泄泻，肢冷脉微，痰饮咳喘
炮姜	辛，热。归脾、胃、肾经	温经止血、温中止痛，用于阳虚失血，吐衄崩漏，脾胃虚寒，腹痛吐泻
姜炭	辛，热。归脾、胃、肾、心、肺经	姜炭其辛味消失，守而不走，长于止血温经。可用于各种虚寒性出血，且出血较急，出血量较多者

【贮藏】置阴凉干燥处，防蛀。

✎ 练一练5-4

下列中药材炒炭后能产生温经止血的是（　　）

A. 荆芥　　　　B. 山楂　　　　C. 槟榔　　　　D. 大蓟　　　　E. 干姜

答案解析

乌梅
Wumei

【来源】本品为蔷薇科植物梅 *Prunus mume*（Sieb.） Sieb. et Zucc. 的干燥近成熟果实。

【采收加工】 夏季果实近成熟时采收，低温烘干后闷至色变黑。

【生产工艺】

1. 乌梅　原药材，除去杂质，洗净，干燥。

2. 乌梅肉　取净乌梅块，用清水润软或蒸软后，剥取净肉，干燥，筛去碎。

3. 乌梅炭　取净乌梅或乌梅肉，置预热炒制容器内，用武火加热，炒至皮肉发泡，黏质变枯，表面焦黑色，取出晾凉，筛去碎屑。

4. 醋乌梅　取净乌梅或乌梅肉，用米醋拌匀，闷润至醋被吸尽，置适宜容器内，密闭，隔水加热2～4小时，取出干燥。

每100kg净乌梅或乌梅肉，用米醋10kg。

【工艺要点】

1. 严格按照操作规程操作。

2. 乌梅炭采用武火加热，投药前炒制容器需预热。

3. 乌梅炭需炒至皮肉发泡，黏质变枯，表面焦黑色。

4. 乌梅炮制前后都要进行净选，使其符合净度标准；出锅后，要及时摊开晾凉，待散尽余热和湿气，再贮存。

【质量控制】 乌梅产品质量控制指标见表5-49。

表5-49　乌梅产品质量控制指标

品名	性状	检测项目
乌梅	呈类球形或扁球形，表面皱缩不平，果核椭圆形。表面乌黑色，果核棕黄色，种子淡黄色，果肉柔软，味极酸	水分≤16.0%；总灰分≤5.0%；水溶性浸出物≥24.0%；枸橼酸（$C_6H_8O_7$）≥12.0%
乌梅肉	皱缩不平，乌黑色或棕黑色，柔软，气特异，味极酸	—
乌梅炭	形如乌梅，皮肉鼓起，表面焦黑色。味酸略有苦味	水溶性浸出物≥18.0%；枸橼酸（$C_6H_8O_7$）≥6.0%
醋乌梅	形如乌梅，乌黑色或棕黑色，质柔软，微有醋气	—

【炮制作用】 乌梅炮制作用见表5-50。

表5-50　乌梅炮制作用

品名	性味归经	炮制作用
乌梅	味酸、涩，性平。归肝、脾、肺、大肠经	具有敛肺，涩肠，生津安蛔的功能。生乌梅长于生津止渴，敛肺止咳，安蛔，多用于虚热消渴，肺虚久咳，蛔厥腹痛
乌梅肉	味酸、涩，性平。归肝、脾、肺、大肠经	功效与乌梅相同，因去核用肉，故作用更强
乌梅炭	味酸、涩，性平。归肝、脾、肺、大肠经	长于涩肠止泻，止血，常用于久泻，久痢及便血，崩漏下血等
醋乌梅	味酸、涩，性平。归肝、脾、肺、大肠经	功效与生乌梅相似，但收敛固涩作用更强，尤其适用于肺气耗散之久咳不止和蛔厥腹痛

【贮藏】 置阴凉干燥处，防潮。

白茅根

Baimaogen

【来源】 本品为禾本科植物白茅 *Imperata cylindrica* Beauv. var. *major*（Nees）C. E. Hubb. 的干燥根茎。

【采收加工】春、秋二季采挖，洗净，晒干，除去须根和膜质叶鞘，捆成小把。

【生产工艺】

1. 白茅根 原药材，除去杂质，微润，切段，干燥，筛去碎屑。

2. 茅根炭 取净白茅根块，置预热炒制容器内，用中火加热，炒至表面黑褐色至黑色，内部焦黄色，喷淋少许清水，灭尽火星，取出晾干，筛去碎屑。

【工艺要点】

1. 严格按照操作规程操作。

2. 茅根炭采用中火加热，投药前炒制容器需预热。

3. 茅根炭需炒至表面黑褐色至黑色，内部焦黄色。

4. 茅根炭炮制前后都要进行净选，使其符合净度标准；出锅后，要及时摊开晾干，待散尽余热和湿气，再贮存。

【质量控制】白茅根产品质量控制指标见表5-51，白茅根及其炮制品如图5-16所示。

表5-51 白茅根产品质量控制指标

品名	性状	检测项目
白茅根	本品呈圆柱形的段。外表皮黄白色或淡黄色，微有光泽，具纵皱纹，有的可见稍降起的节。切面皮部白色，多有裂隙，放射状排列，中柱淡黄色或中空，易与皮部剥离。气微，味微甜	水分≤12.0%；总灰分≤5.0%；水溶性浸出物≥28.0%
茅根炭	形如白茅根，表面黑褐色至黑色，具纵皱纹，有的可见淡棕色稍隆起的节。略具焦香气，味苦	水溶性浸出物≥7.0%

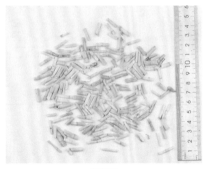
a.白茅根

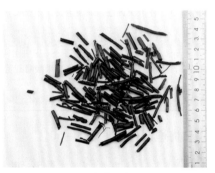
b.白茅根炭

图5-16 白茅根及其炮制品

【炮制作用】白茅根炮制作用见表5-52。

表5-52 白茅根炮制作用

品名	性味归经	炮制作用
白茅根	甘，寒。归肺、胃、膀胱经	生品长于凉血、清热利尿常用于血热吐血，衄血，尿血，热病烦渴，湿热黄疸，水肿尿少，热淋涩痛
茅根炭	涩，寒。归肺、胃、膀胱经	炒炭后味涩，寒性减弱。清热凉血作用轻微，止血作用增强，专用于出血证，并偏于收敛止血常用于出血证较急者

【贮藏】置干燥处。

牡丹皮

Mudanpi

【来源】本品为毛茛科植物牡丹 *Paeonia suffruticosa* Andr. 的干燥根皮。

【采收加工】秋季采挖根部，除去细根和泥沙，剥取根皮，晒干；或刮去粗皮，除去木心，晒干。前者习称"连丹皮"，后者习称"刮丹皮"。

【生产工艺】

1. 牡丹皮　取原药材，除去杂质，抢水洗净，润透，切薄片，干燥，筛去碎屑。

2. 牡丹皮炭　取净牡丹皮片，置已预热好的炒制容器内，用中火加热，炒至表面黑褐色，内部黄褐色，喷淋少许清水，灭尽火星，取出晾干，筛去碎屑。

【工艺要点】

1. 严格按照操作规程操作。

2. 牡丹皮炭采用中火加热，投药前炒制容器需预热。

3. 牡丹皮炭需炒至表面黑褐色，内部黄褐色。

4. 牡丹皮炭炮制前后都要进行净选，使其符合净度标准；出锅后，要及时摊开晾凉，待散尽余热和湿气，再贮存。

【质量控制】牡丹皮产品质量控制指标见表 5–53。

表 5–53　牡丹皮产品质量控制指标

品名	性状	检测项目
牡丹皮	本品呈圆形或卷曲形的薄片。连丹皮外表面灰褐色或黄褐色，栓皮脱落处粉红色，刮丹皮外表面红棕色或淡灰黄色。内表面有时可见发亮的结晶。切面淡粉红色，粉性。气芳香，味微苦而涩	水分≤13.0%；总灰分≤5.0%；丹皮酚（$C_9H_{10}O_3$）≥1.2%；醇溶性浸出物≥15.0%
牡丹皮炭	形如牡丹皮，黑褐色，质脆，粉性，气香，味苦而涩	—

【炮制作用】牡丹皮炮制作用见表 5–54。

表 5–54　牡丹皮炮制作用

品名	性味归经	炮制作用
牡丹皮	苦、辛，微寒。归心、肝、肾经	生品长于清热凉血，活血散瘀，用于热入营血，温毒发斑，吐血衄血，夜热早凉，无汗骨蒸，经闭痛经，跌扑伤痛，痈肿疮毒
牡丹皮炭	苦、涩，微寒。归心、肝、肾经	炒炭后清热凉血作用较弱，长于凉血止血，常用于血热出血

【贮藏】置阴凉干燥处。

？ 想一想5-3

刮丹皮内表面有时可见发亮的结晶是什么成分？

答案解析

侧柏叶

Cebaiye

【来源】本品为柏科植物侧柏 *Platycladus orientalis*（L.）Franco 的干燥枝梢和叶。

【采收加工】夏、秋二季采收，阴干。

【生产工艺】

1. 侧柏叶 取原药材，除去杂质与硬梗。

2. 侧柏炭 取净侧柏叶，置炒制容器内，用中火加热，炒至表面呈黑褐色，喷淋少量清水，灭尽火星，取出凉透。

【工艺要点】

1. 严格按照操作规程操作。

2. 侧柏炭采用中火加热，投药前炒制容器需预热。

3. 侧柏炭需炒至表面黑褐色。

4. 侧柏炭炮制前后都要进行净选，使其符合净度标准；出锅后，要及时摊开晾凉，待散尽余热和湿气，再贮存。

【质量控制】侧柏叶产品质量控制指标见表5-55。

表5-55 侧柏叶产品质量控制指标

品名	性状	检测项目
侧柏叶	本品多分枝，小枝扁平。叶细小鳞片状，交互对生，贴伏于枝上，深绿色或黄绿色。质脆，易折断。气清香，味苦涩、微辛	水分≤11.0%；醇溶性浸出物≥15.0%；槲皮苷（$C_{21}H_{20}O_{11}$）≥0.1%
侧柏炭	形如侧柏叶，表面黑褐色。质脆，易折断，断面焦黄色。气香，味微苦涩	醇溶性浸出物≥15.0%

【炮制作用】侧柏叶炮制作用见表5-56。

表5-56 侧柏叶炮制作用

品名	性味归经	炮制作用
侧柏叶	苦、涩，寒。归肺、肝、脾经	凉血止血，化痰止咳，生发乌发。用于吐血，衄血，咯血，便血，崩漏下血，肺热咳嗽，血热脱发，须发早白
侧柏叶炭	苦、涩，寒。归肺、肝、脾经	炒炭后寒凉之性趋于平和，专于收涩止血，用于热邪不盛的出血症

【贮藏】置干燥处。

茜草

Qiancao

【来源】本品为茜草科植物茜草 *Rubia cordifolia* L. 的干燥根和根茎。

【采收加工】春、秋二季采挖，除去泥沙，干燥。

【生产工艺】

1. 茜草 取原药材，除去杂质，洗净，润透，切厚片或段，干燥。

2. 茜草炭 取茜草片或段，置炒制容器内，用武火加热，炒至表面呈黑褐色，喷淋少许清水，灭尽火星，取出，晾凉。

【工艺要点】

1. 严格按照操作规程操作。

2. 茜草炭采用武火加热，投药前炒制容器需预热。

3. 茜草炭需炒至表面呈黑褐色。

4. 茜草炭炮制前后都要进行净选，使其符合净度标准；出锅后，要及时摊开晾凉，待散尽余热和湿气，再贮存。

【质量控制】茜草产品质量控制指标见表5-57,茜草及其炮制品如图5-17所示。

表5-57 茜草产品质量控制指标

品名	性状	检测项目
茜草	本品呈不规则的厚片或段。根呈圆柱形,外表皮红棕色或暗棕色,具细纵纹;皮部脱落处呈黄红色。切面皮部狭,紫红色,木部宽广,浅黄红色,导管孔多数。气微,味微苦,久嚼刺舌	水分≤12.0%;总灰分≤15.0%;酸不溶性灰分≤5.0%;醇溶性浸出物≥9.0%;大叶茜草素($C_{17}H_{15}O_4$)≥0.20%;羟基茜草素($C_{14}H_8O_5$)≥0.080%
茜草炭	形如茜草片或段,表面黑褐色,内部棕褐色。气微,味苦、涩	水分≤8.0%;醇溶性浸出物≥10.0%

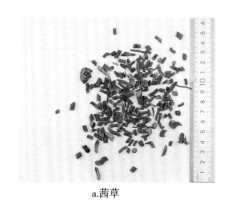
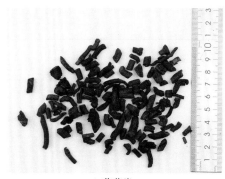

a.茜草　　　　　　　　　　　　　　　　b.茜草炭

图5-17 茜草及其炮制品

【炮制作用】茜草炮制作用见表5-58。

表5-58 茜草炮制作用

品名	性味归经	炮制作用
茜草	苦、寒。归肝经	具有凉血、止血、祛瘀、通经的功能,生品以活血祛瘀,清热凉血为主,亦能止血。用于吐血,衄血,崩漏下血,外伤出血,经闭瘀阻,关节痹痛,跌扑肿痛等
茜草炭	苦,涩、寒。归肝经	炒炭后性表收涩,寒性减弱,以止血为主。用于各种出血症,如吐血,咯血,血痢,尿血,崩漏下血等出血症

【贮藏】置干燥处。

蒲黄
Puhuang

【来源】本品为香蒲科植物水烛香蒲 *Typha angustifolia* L. 、东方香蒲 *Typha orientalis* Presl 或同属植物的干燥花粉。

【采收加工】夏季采收蒲棒上部的黄色雄花序,晒干后碾轧,筛取花粉。

【生产工艺】

1. 蒲黄 取原药材,揉碎结块,过筛,除去花丝及杂质。

2. 蒲黄炭 取净蒲黄,置预热炒制容器内,用中火加热,炒至棕褐色或黑褐色,喷淋少许清水,灭尽火星,取出,放凉。炮制注意火力与复燃。

【工艺要点】

1. 严格按照操作规程操作。

2. 蒲黄炭采用中火加热,投药前炒制容器需预热。

3. 蒲黄炭需炒至表面棕褐色或黑褐色。

4. 蒲黄炭炮制前后都要进行净选，使其符合净度标准；出锅后，要及时摊开晾凉，待散尽余热和湿气，再贮存。

【质量控制】蒲黄产品质量控制指标见表5-59，蒲黄及其炮制品见图5-18。

表5-59 蒲黄产品质量控制指标

品名	性状	检测项目
蒲黄	为黄色粉末。体轻，放水中漂浮水面。手捻有滑腻感，易附着手指。气微，味淡	杂质≤10.0%；水分≤13.0%；总灰分≤10.0%；酸不溶性灰分≤4.0%；醇溶性浸出物≥15.0%；异鼠李素-3-O-新橙皮苷（$C_{28}H_{32}O_{16}$）和香蒲新苷（$C_{34}H_{42}O_{20}$）的总量≥0.50%
蒲黄炭	形如蒲黄，表面棕褐色或黑褐色。具焦香气，味微苦、涩	醇溶性浸出物≥11.0%

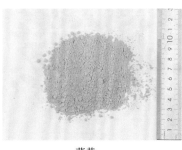
a.蒲黄

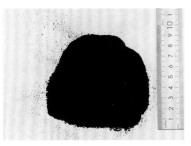
b.蒲黄炭

图5-18 蒲黄及其炮制品

【炮制作用】蒲黄炮制作用见表5-60。

表5-60 蒲黄炮制作用

品名	性味归经	炮制作用
蒲黄	甘，平。归肝、心包经	生蒲黄性滑，以行血化瘀，利尿通淋力胜。多用于瘀血阻滞的胸腹刺痛，经闭痛经，产后瘀痛，跌扑肿痛，血淋涩痛
蒲黄炭	苦，涩。归肝、心包经	蒲黄炭性涩，能增强止血作用。常用于各种出血证

【贮藏】置通风干燥处，防潮，防蛀。

荆芥

Jingjie

【来源】本品为唇形科植物荆芥 *Schizonepeta tenuifolia* Briq. 的干燥地上部分。

【采收加工】夏、秋二季花开到顶、穗绿时采割，除去杂质，晒干。

【生产工艺】

1. 荆芥　取原药材，除去杂质，喷淋清水，洗净，润透，于50℃烘1小时，切断，干燥，筛去碎屑。

2. 荆芥炭　取净荆芥段，置预热炒制容器内，用武火加热，炒至表面焦黑色，内部焦黄色时，喷淋少量清水，灭尽火星。取出。晾干凉透。

【工艺要点】

1. 严格按照操作规程操作。

2. 荆芥炭采用武火加热，投药前炒制容器需预热。

3. 荆芥炭需炒至表面焦黑色，内部焦黄色。

4. 荆芥炭炮制前后都要进行净选，使其符合净度标准；出锅后，要及时摊开晾凉，待散尽余热和湿气，再贮存。

【质量控制】荆芥产品质量控制指标见表5-61，荆芥及其炮制品如图5-19所示。

表5-61　荆芥产品质量控制指标

品名	性状	检测项目
荆芥药材	茎呈方柱形，表面淡黄绿色至淡紫红色，被短柔毛，断面类白色。叶对生，穗状轮伞花序顶生，花冠多脱落。小坚果棕黑色。气芳香	水分≤12.0%；总灰分≤10.0%；酸不溶性灰分≤3.0%；胡薄荷酮（$C_{10}H_{16}O$）≥0.020%；挥发油≥0.60%
荆芥	为不规则的段。茎呈方柱形，表面淡黄绿色至淡紫红色，被短柔毛，断面类白色。叶多已脱落，穗状轮伞花序。气芳香	胡薄荷酮（$C_{10}H_{16}O$）≥0.020%；挥发油≥0.30%
荆芥炭	本品呈不规则段，长5mm。全体黑褐色。茎方柱形，体轻，质脆，断面焦褐色。叶对生，多已脱落。花冠多脱落，宿萼钟状。略具焦香气，味苦而辛	醇溶性浸出物≥8.0%

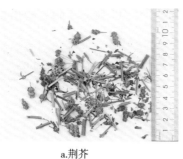
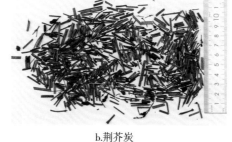

a.荆芥　　　　　　　　　　　　　b.荆芥炭

图5-19　荆芥及其炮制品

【炮制作用】荆芥炮制作用见表5-62。

表5-62　荆芥炮制作用

品名	性味归经	炮制作用
荆芥	辛，微温。归肺、肝经	生荆芥解表散风、透疹、消疮。多用于感冒，头痛，麻疹，风疹，疮疡初起
荆芥炭	辛，涩，微温。归肺、肝经	荆芥炭辛散作用极弱，具有收敛止血作用。常用于便血、崩漏，产后血晕等

【贮藏】置阴凉干燥处。

✂ 练一练5-5

生品没有止血作用，炒炭后产生止血作用的是（　　　）

A. 干姜　　　B. 荆芥　　　C. 侧柏叶　　　D. 茜草　　　E. 地榆

答案解析

藕节

Oujie

【来源】本品为睡莲科植物莲 *Nelumbo nucifera* Gaertn. 的干燥根茎节部。

【采收加工】秋、冬二季采挖根茎（藕），切取其节部，洗净，晒干，除去须根。

【生产工艺】

1. 藕节　取原药材，除去杂质，剪去藕头及须毛，洗净，干燥。

2. 藕节炭 取净藕节，置预热炒制容器内，用武火加热炒至外面呈黑褐色或焦黑色，内部呈黄褐色或棕褐色，喷淋清水少许，熄灭火星，取出，干燥，放凉。

【工艺要点】

1. 严格按照操作规程操作。

2. 藕节炭采用武火加热，投药前炒制容器需预热。

3. 藕节炭需炒至表面黑褐色或焦黑色，内部呈黄褐色或棕褐色。

4. 藕节炭炮制前后都要进行净选，使其符合净度标准；出锅后，要及时摊开晾凉，待散尽余热和湿气，再贮存。

【质量控制】藕节产品质量控制指标见表5-63。

表5-63 藕节产品质量控制指标

品名	性状	检测项目
藕节	藕节呈圆柱形。表面灰黄色或灰棕色，中部膨大，有多数须根或根痕，偶见鳞叶残基。体轻而质硬，不易折断，横断面有多数类圆形孔，大小不等，气微，味甘、涩	水分≤15.0%；总灰分≤8.0%；酸不溶性灰分≤3.0%；水溶性浸出物≥15.0%
藕节炭	形如藕节，表面黑褐色或焦黑色，内部黄褐色或棕褐色，味微甘、涩	水分≤10.0%；酸不溶性灰分≤3.0%；水溶性浸出物≥20.0%

【炮制作用】藕节炮制作用见表5-64。

表5-64 藕节炮制作用

品名	性味归经	炮制作用
藕节	甘、涩，平；归肝、肺、胃经	生品具有收敛止血、化瘀的功效。用于吐血，咯血，衄血，尿血，崩漏等出血证
藕节炭	甘、涩，平；归肝、肺、胃经	炒炭后收涩止血之功更佳，多用于慢性出血症

【贮藏】置干燥处，防潮，防蛀。

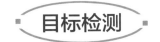

目标检测

答案解析

一、选择题

A型题（最佳选择题）

1. 炒后缓和寒滑之性，长于平肝养肾明目的是（　　）

 A. 王不留行   B. 牵牛子   C. 牛蒡子

 D. 酸枣仁   E. 决明子

2. 炒后缓和苦寒之性，还能杀酶保苷是（　　）

 A. 决明子   B. 槐花   C. 苍耳子

 D. 酸枣仁   E. 王不留行

3. 炒后缓和苦寒之性，善于泻肺平喘的是（　　）

 A. 葶苈子   B. 蔓荆子   C. 芥子

 D. 酸枣仁   E. 牛蒡子

4. 炒后降低毒性，利于去刺，长于散风除湿，通鼻窍的是（ ）

 A. 蔓荆子   B. 槐花   C. 苍耳子

 D. 酸枣仁   E. 牛蒡子

5. 炒后降低毒性，长于敛肺定喘，止带，缩尿的是（ ）

 A. 王不留行 B. 牵牛子   C. 牛蒡子

 D. 白果   E. 决明子

6. 需要炒爆是（ ）

 A. 牵牛子   B. 王不留行 C. 花椒

 D. 苍耳子   E. 牛蒡子

7. 炒后增强治疗心阴不足和肝肾亏虚所致的失眠健忘的是（ ）

 A. 花椒   B. 槐花   C. 苍耳子

 D. 酸枣仁   E. 牛蒡子

8. 生品能升能散，炒后性降，消食除胀，降气化痰的是（ ）

 A. 决明子   B. 槐花   C. 苍耳子

 D. 莱菔子   E. 王不留行

9. 槟榔炒焦后的色泽是（ ）

 A. 浅黄色   B. 焦黄色   C. 焦黑色

 D. 黄白色   E. 焦褐色

10. 生品凉血止血，清热利尿；炒炭后增强收敛止血的是（ ）

 A. 槐花   B. 槟榔   C. 白茅根

 D. 荆芥   E. 山楂

B 型题（配伍选择题）

 A. 消食化积   B. 消食止泻   C. 止血止泻

 D. 活血化瘀   E. 米炒法

11. 炒山楂长于（ ）

12. 生山楂长于（ ）

13. 焦山楂长于（ ）

14. 山楂炭长于（ ）

X 型题（多项选择题）

15. 炮制后去小毒的有（ ）

 A. 川楝子   B. 芥子   C. 苍耳子

 D. 山楂   E. 白果

16. 下列既可以炒焦又可以炒炭的药材是（ ）

 A. 槟榔   B. 栀子   C. 川楝子

 D. 山楂   E. 槐花

17. 清炒技术的目的在于（ ）

 A. 降低毒性   B. 增强疗效   C. 消除药物副作用

 D. 缓和药性   E. 引药入经

二、问答题

1. 炒黄技术的操作方法？

2. 简述炒炭存性的意义。

3. 简述"逢子必炒"的炮制作用?

实训项目六　清炒技术实训

【实训目的】

1. 掌握清炒技术生产管理要点及质量控制要点；掌握常用设备标准操作规程。正确使用各种设备和工具。

2. 熟练使用各种清炒设备处理实训药材。能根据药材性质特点选用设备，使设备条件符合实训药材的炮制要求。

3. 学会正确进行清场，对设备进行清洁、维护、调试，正确填写生产记录。

【实训器材】

1. **实训设备**　液化气炉灶（电磁炉）、铁锅、铁铲、炊具、搪瓷盘、筛子、电子秤、温度计、竹匾等、喷水壶、滚筒式炒药机等。

2. **实训材料**　王不留行、花椒、决明子、牛蒡子、山楂、槟榔、地榆、白茅根、大蓟、栀子、荆芥、槐米等。

【实训内容】

一、炒黄技术（手工操作）

（一）操作步骤和方法（表5-65）

表5-65　炒黄技术操作步骤和方法

工作内容	操作方法和要求	注意事项
准备	器具洁净齐全、合理摆放；规范称取生药、称量准确	炒药锅、不锈钢盘、不锈钢铲洁净后才可以炒制
净制	通过净制操作，使饮片净度符合《中国药典》及相关规定；按比例加入辅料，搅拌均匀	注意药物大小分档
预热	按规定的火力预热炒药锅	炒制器具应预热到一定程度，方能投药，以防药物出现"僵粒"或"烫焦"
投药	将待炒制药物投入炒药锅内，勤翻动，翻炒均匀，炒至规定程度	翻炒要均匀，翻动时要"亮锅底"，即铲子紧贴锅底翻动，以免部分药物长时间受热
出锅	及时出锅，并在搪瓷盘内，摊开晾凉	出锅后及时摊开晾凉，筛去灰屑
清场	按规程清洁器具，清理现场；饮片和器具归类放置，关闭水、电、气、门、窗等	换品种、操作结束时要对炒制器具、工作台进行清洁

（二）炮制程度和质量要求

炮制后饮片质量应符合《中国药典》及《中药饮片质量标准通则（试行）》的规定。

1. **炒王不留行**　炒王不留行大部分呈类球形爆花状，质地松脆。

2. **炒花椒**　本品炒后颜色加深，外表面焦黄色或棕褐色，具油亮光泽，香气更浓。

3. **炒决明子**　形如决明子，微鼓起，表面绿褐色或暗棕色，偶有焦斑，微有香气。

4. **炒牛蒡子**　形如牛蒡子，表面微鼓起，色泽加深，微有香气。

5. 炒栀子 形如栀子，表面黄褐色，果皮薄而脆，味微酸而苦。

二、炒焦技术（手工操作）

（一）操作步骤和方法（表 5 - 66）

表 5 - 66 炒焦技术操作步骤和方法

工作内容	操作方法和要求	注意事项
准备	器具洁净齐全、合理摆放；规范称取生药、称量准确	炒药锅、不锈钢盘、不锈钢铲洁净后才可以炒制
净制	通过净制操作，使饮片净度符合《中国药典》及相关规定	注意药物大小分档
预热	按规定的火力预热炒药锅	炒制器具应预热到一定程度，方能投药
投药	将待炒制药物投入炒药锅内，勤翻动，翻炒均匀，炒至规定程度	翻炒要均匀，翻动时要"亮锅底"，即铲子紧贴锅底翻动，以免部分药物长时间受热
出锅	及时出锅，并在搪瓷盘内，摊开晾凉	出锅后及时摊开晾凉，筛去灰屑
清场	按规程清洁器具，清理现场；饮片和器具归类放置，关闭水、电、气、门、窗等	换品种、操作结束时要对炒制器具、工作台进行清洁

（二）炮制程度和质量要求

炮制后饮片质量应符合《中国药典》及《中药饮片质量标准通则（试行)》的规定。

1. 焦山楂 本品炒焦后形如山楂片，表面焦褐色、内部黄褐色，有焦香气。

2. 焦槟榔 本品炒焦后形如槟榔片，表面焦黄色，可见大理石样花纹，质脆，易碎，气微，味涩，微苦。

3. 焦栀子 形如栀子，表面焦褐色或焦黑色，果皮薄而脆，味微酸而苦。

三、炒炭技术（手工操作）

（一）操作步骤和方法（表 5 - 67）

表 5 - 67 炒焦技术操作步骤和方法

工作内容	操作方法和要求	注意事项
准备	器具洁净齐全、合理摆放；规范称取生药、称量准确	炒药锅、不锈钢盘、喷水壶、不锈钢铲洁净后才可以炒制
净制	通过净制操作，使饮片净度符合《中国药典》及相关规定	注意药物大小分档
预热	按规定的火力预热炒药锅	炒制器具应预热到一定程度，方能投药
投药	将待炒制药物投入炒药锅内，勤翻动，翻炒均匀，炒至规定程度	翻炒要均匀，翻动时要"亮锅底"并喷淋少许清水，灭尽火星
出锅	及时出锅，并在搪瓷盘内，摊开晾凉	出锅后及时摊开晾凉，筛去灰屑
清场	按规程清洁器具，清理现场；饮片和器具归类放置，关闭水、电、气、门、窗等	换品种、操作结束时要对炒制器具、工作台进行清洁

（二）炮制程度和质量要求

炮制后饮片质量应符合《中国药典》及《中药饮片质量标准通则（试行)》的规定。

1. 茅根炭 形如白茅根，表面黑褐色至黑色，具纵皱纹，有的可见淡棕色稍隆起的节。略具焦香气，味苦。

2. 地榆炭 表面焦黑色，内部棕褐色。具焦香气，味微苦涩。

3. 大蓟炭 形如大蓟，表面黑褐色。质地疏脆，断面棕黑色，气焦香。

4. 槐米炭 形如槐米，表面焦褐色，体轻，味微苦涩。

5. 栀子炭 形如栀子，表面黑褐色或焦黑色，果皮薄而脆，味微苦。

6. 荆芥炭 形如荆芥，表面黑褐色，内部焦褐色，质脆。

四、清炒技术（机械操作）

（一）准备和生产前检查

1. 设备 滚筒式炒药机、盛药盘、电子秤和状态标志。

2. 材料 酸枣仁。

3. 生产场地的情况和清场合格证。

4. 生产操作前的设备清洁、消毒。

（二）标准操作

1. 生产前准备

（1）生产车间管理人员按照生产计划，组织安排生产操作人员准备生产。

（2）工艺员根据产品计划投料量及工艺参数签发生产指令，计算物料数量。

（3）凡使用辅料的品种必须称量，详细核对辅料名称，按原辅料的比例准确投料。

（4）操作人员按进行更衣，进入生产车间。

（5）检查设备清洁情况，水、电、气的供应情况，设备有无异常情况等。

（6）接收上工序流转物料，双方核实数量，该岗位操作人员确认物料数量，外包装完好由QA人员签字后接收物料，进入工作状态。

（7）取下已清洁状态牌，根据生产指令挂"正在生产"状态牌。

2. 生产操作

（1）操作人员依据生产指令、领料单，领取酸枣仁并进行称重，核对后运送至净选岗位。打开包装袋，将酸枣仁放在操作台上按"药材净选岗位标准操作规程"进行挑选，除去杂质。质检员检查合格后，转入下一工序，并做好交接。对操作现场、设备、设施及容器进行清洁，由质检员检查合格后发放"清场合格证"，挂上"清洁卡""已清洁"状态标识。

（2）按"滚筒式炒药机使用标准操作规程"操作，打开电源开关，检查机器情况，设定炒药温度110℃，启动机器，预热炒药机。

（3）当滚筒式炒药机温度升至90℃时进行投料，并将转速调至快速挡。

（4）用文火110℃±5℃，炒制约15分钟，酸枣仁微鼓起，表面颜色略变深，微有焦斑，并有香气逸出时，取出，晾凉，待酸枣仁完全凉透后，装入洁净容器，封口，挂物料标签，转入下一工序，并做好交接。对操作现场、设备、设施及容器进行清洁，由质检员检查合格后发放"清场合格证"，挂上"清洁卡""已清洁"状态标识。

（5）按照"外包装岗位标准操作规程"执行，领取上一工序炒好的酸枣仁物料进入外包装岗位。

（6）塑料袋包装 将酸枣仁装入塑料袋中，每袋1kg，装量差异控制在±0.1kg，封口，贴标签。

（7）纸箱包装 按1kg/袋×20袋/箱，封箱打包，按规定程序入成品库。对操作现场、设备、设施及容器进行清洁，由质检员检查合格后发放"清场合格证"，挂上"清洁卡""已清洁"状态标识。

（8）成品储藏 置于阴凉干燥处，控制温度≤20℃，湿度45%～65%的条件下保存，防蛀。

3. 质量控制及物料平衡

（1）质量控制 经过炒制后的饮片，要符合《饮片标准通则》的要求，同时色泽也要均匀。

酸枣仁甘、酸,平。归肝、胆、心经。生酸枣仁宜入清剂,具有养心补肝,宁心安神,敛汗,生津的作用。用于心阴不足和肝肾亏损的虚烦不眠,惊悸多梦,健忘,眩晕,耳鸣和胆热不眠。

酸枣仁炒后性偏温补,宜入温剂,长于养心敛汗,安神作用强于生品。用于心血不足或心气不足的惊悸,健忘,盗汗,自汗及胆虚不眠。

成品性状:酸枣仁呈扁圆形或扁椭圆形。表面紫红色或紫褐色,平滑有光泽,有的有裂纹。一面较平坦,中间有 1 条隆起的纵线纹;另一面稍突起。一端凹陷。种皮硬脆,富油性。味微苦。炒酸枣仁形如酸枣仁,表面微鼓起,微具焦斑,略具香气,味淡。

①炮制品外型:要符合《中国药典》或《全国中药炮制规范》的规定。

②气味:应具有原有的气味,不应带异味,或气味散失变淡。

③水分:控制饮片的水分含量,一般饮片的水分含量宜控制在 7% ~ 13%。《中国药典》(2020 年版)一部规定酸枣仁含水不得过 9.0%,炒酸枣仁水分不得过 7.0%。

④灰分:《中国药典》(2020 年版)一部规定酸枣仁总灰分不得过 7.0%,炒酸枣仁总灰分不得过 4.0%。

⑤含量测定:按照《中国药典》(2020 年版)一部〔含量测定〕项测定。要求酸枣仁和炒酸枣仁均含酸枣仁皂苷 A($C_{58}H_{94}O_{26}$)≥0.030%,含斯皮诺素($C_{28}H_{32}O_{15}$)≥0.080%。

(2)物料平衡

①收得率:收得率 = 实际产出量/投料量 ×100%。酸枣仁净选工序收得率应不低于 90.0%;清炒工序收得率应不低于 85.0%。

②物料平衡率:物料平衡率 = (实际产量 + 损耗量)/理论产量 ×100%。

理论产量为按照所用的原料量,在生产中无任何损失或差错的情况下得出的最大重量;实际产量为生产过程中实际产出量;损耗量为生产中出现的杂质、非药用部位的重量。

炒酸枣仁物料平衡率应控制在 97% ~ 101%。凡物料平衡在合格范围之内,经质检员检查签发"中间产品放行审核单",可以递交下工序。

4. 清场

(1)生产操作人员将对质量管理人员检验合格的中间产品进行处理。

(2)将生产过程中的废弃物整理收集到垃圾站。

(3)按照《清场管理制度》《清洁规程》做好清场及清洁、消毒工作。

正确填写"清场记录表",上报质检人员,由质检员检查合格后,挂上"清场合格证"。

5. 记录 操作结束后及时填写"生产记录""设备运行记录"、挂"状态卡"。

(三)实训提示

1. 生产工艺管理要点

(1)物料严禁混有杂质。

(2)酸枣仁水分不得过 9.0%,炒酸枣仁水分不得过 7.0%。

(3)炒制酸枣仁时,要注意火候,酸枣仁炒制时间过长会出现"泛油"现象,影响药品质量。

(4)操作时严禁触碰滚筒式炒药机,避免烫伤。

(5)每次开机时,接通电源,先调整温度,再打开转动开关。

(6)保持设备通风干燥,确保卫生符合条件。

(7)经常检查设备紧固件,避免松动。

(8)直接接触中药饮片的包装材料应至少符合食品包装材料标准。

2. 质量控制要点

（1）原料的洁净程度。

（2）炒制的时间和火候。

（3）产品的性状、水分含量。

（4）炒制药物色泽是否均匀一致。

3. 安全操作注意事项

（1）严禁不打开锅盖即启动出料按钮。

（2）注意防止设备表面高温烫伤人。

（3）机器必须同地面牢固相接。

（4）机器紧固螺丝要拧紧。

（5）密封部位要完好无缺。

附：清炒技术批生产记录（表5－68）

表5－68　清炒技术批生产记录

品名		生产日期	年　月　日	检查人		复核人	
设备名称		执行标准			生产批号		
重量（kg）	炒制时间（min）		成品（kg）		收率（%）	物料平衡（%）	
生产前检查	1. 清洁、清场合格标志					□	
	2. 生产设备、容器状态标志					□	
	3. 物料质量标签					□	
	4. 人员卫生及着装符合规定					□	
生产操作情况	1. 原药材净制					□	
	2. 按炒制操作规程进行操作					□	
清场	1. 按清场程序和设备清洁规程清理工作现场、工具、容器具、设备					□	
	2. 撤掉运行状态标志，挂清场合格标志					□	
质量	性状：　　　　　　　　不合格率：＿%						
	结论：　合格□　不合格□　　质检员：　　　　日期：　年　月　日						
偏差处理	1. 偏差情况：　有□　　　无□						
	2. 偏差处理：　　　　　　　　QA签名：						
移交	数量＿＿＿＿＿kg，共＿＿＿＿＿件						
	移交人：　　　　接收人：　　　　　　日期：　年　月　日						

书网融合……

　　📑 重点回顾　　　📱 微课8　　　📱 微课9　　　📱 微课10　　　📑 习题

项目六　加固体辅料炒技术

PPT

学习目标

知识目标：

1. 掌握　掌握加固体辅料炒技术的含义和炮制目的，掌握苍术、枳壳、斑蝥、马钱子的炮制原理。

2. 熟悉　各炮制成品的性状特征及质量控制指标。

3. 了解　山药、鳖甲、阿胶的炮制注意事项。

技能目标：

能依据相关质量标准，对常见药物进行麸炒、米炒、土炒、砂炒、蛤粉炒、滑石粉炒的操作，成品达到相关质量标准。

素质目标：

树立严谨细致、精益求精的工匠精神。

导学情景

情景描述：大型中医药文化系列纪录片《本草中国》第二季"搭档"篇记录，中国是世界上最早开始养蚕、缫丝和织绸的国家，然而蚕对人类的贡献远远不止于此。在完全成熟之前，蚕一共需蜕皮四次，长到五龄历时二十多天，之后才能吐丝结茧，当蚕长到四五龄时，很多免疫力弱的幼蚕，就会感染"白僵菌"死亡，从而形成一味名贵的中药材——僵蚕。

情景分析：僵蚕味辛，咸，性平。《本草纲目》记载"僵蚕，蚕之病风者也，治风化痰，散结行经，所谓因其气相感，而以意使之者也"。要让自然成形的僵蚕成为良药，还需要进行炮制加工——麸炒僵蚕。

讨论：僵蚕生品辛散之力较强，药力较猛，且有腥臭气，不利于患者服用。麸炒能矫味、赋色，具体要怎样操作呢？

学前导语：加固体辅料炒技术是净制或切制后的药物与固体辅料共同拌炒的一类技术，现在应用非常普遍。

（一）加固体辅料炒的概念

将饮片与麦麸、糯米、灶心土、河砂、蛤粉、滑石粉等固体辅料共同拌炒的方法称为加固体辅料炒技术。操作中借助烟气或辅料对药物进行熏炒或闷烫，发挥辅料协同作用，以达到相应的炮制目的。

（二）加固体辅料炒的分类

依据所加辅料的不同可分为麸炒、米炒、土炒、砂炒、蛤粉炒、滑石粉炒。

（三）加固体辅料炒的工具和设备

加固体辅料炒所用工具和设备同清炒技术。传统手工炒药的工具主要有炒锅、药铲、簸箕等；现代机械炒药的炒药机主要有平锅式炒药机和滚筒式炒药机，目前生产企业多数采用滚筒式炒药机。

任务一 麸炒技术 📱微课11 📱微课12 📱微课13

将药物用麸皮熏炒的方法，叫麸炒技术。又称"麸皮炒"或"麦麸炒"。

一、炮制目的

1. **增强疗效** 具有补脾作用的药物，如山药、白术等经麸炒后可增强疗效。
2. **缓和药性** 某些作用峻烈的药物，如枳实、苍术经麸炒后可缓和药性，不致耗气伤阴。
3. **矫臭矫味** 某些气味腥臭的药物，如僵蚕经麸炒后可矫正其不良气味，便于服用。

二、炮制方法

先将炒锅烧热，再将麸皮均匀撒入热锅中，至起烟时投入净药物。快速均匀翻动并适当控制火力，炒至药物表面呈黄色或深黄色时，取出，筛去麸皮，晾凉。

麸炒时所用麸皮为未制者称净麸炒或清麸炒，若用蜂蜜或红糖制过的麸皮熏炒药物，则称为蜜麸炒或糖麸炒。

麸皮（麦麸）味甘，性平，具有和中作用。明代《本草蒙筌》载有"麦麸皮制抑酷性勿伤上膈"，故常用麸皮炒制补脾胃或作用强烈及有腥味的药物。

麦麸的处理：将麦麸用二号箩箩去面粉和碎麸，留用片大者。或将净麦麸用蜂蜜或红糖拌制，晾干，作蜜麸或糖麸用。麦麸的用量，除另有规定外，一般每100kg净药物，用麦麸10～15kg。麸炒法的锅温，最好用麦麸来判断。方法是往中火加热的锅底及其周围各对称点上撒撮麦麸，若稍停即焦化冒烟，又无火星出现，即可判定锅温适中。

麸炒品表面呈淡黄色或鲜黄色、深黄色，具有药物与焦麦麸的混合气味。成品含生片、糊片不得超过2%，含药屑、杂质不得超过2%。

三、注意事项

1. 药物炒前要"分档"，使熏炒的时间和色泽一致。
2. 麦麸以片大者为佳，以免麦麸很快焦化完全，导致烟气不足。
3. 药物以干燥为宜，以免药物黏附焦麦麸。
4. 火力要适宜，一般用中火，使麦麸产生浓烟熏烤药物。
5. 撒麸要均匀，操作要迅速，以免药物受热不匀或程度太过。

苍术
Cangzhu

【来源】本品为菊科植物茅苍术 *Atractylodes lancea*（Thunb.）DC. 或北苍术 *Atractylodes chinensis*（DC.）Koidz. 的干燥根茎。

【采收加工】春、秋二季采挖，除去泥沙，晒干，撞去须根。

【生产工艺】

1. **苍术** 取原药材，除去杂质，洗净，润透，切厚片，干燥，除净药屑。

2. **麸炒苍术** 先将炒锅预热至一定程度，均匀撒入定量的麸皮，中火加热，即刻烟起，随即投入净苍术片，迅速拌炒至深黄色时，取出，筛去麸皮，晾凉，及时收藏。

每100kg净苍术片，用麦麸10kg。

【工艺要点】

1. 严格按照操作规程操作。

2. 炒前和炒后都要进行净选，使其符合净度标准；中火加热，炒至深黄色。

3. 辅料用量　每100kg净苍术片，用麦麸10kg。

【质量控制】苍术产品质量控制指标见表6－1，苍术及其炮制品如图6－1所示。

表6－1　苍术产品质量控制指标

品名	性状	检测项目
苍术	不规则的厚片，边缘不整齐，有皱纹、横曲纹，散有多数的油点（俗称"朱砂点"），并析出白毛状结晶（习称"起霜"）。周边灰棕色，片面黄白色或灰白色，油点橙黄色或棕红色。质坚实，气香特异，味微甘、辛、苦	水分≤11.0%；总灰分≤5.0%；苍术素（$C_{13}H_{10}O$）≥0.30%
麸炒苍术	不规则的厚片，边缘不整齐，有皱纹、横曲纹。表面深黄色。质坚实，散有多数棕褐色油室，有焦香气	水分≤10.0%；总灰分≤5.0%；苍术素（$C_{13}H_{10}O$）≥0.20%

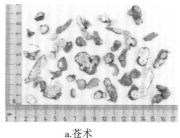　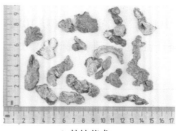

a.苍术　　　　　　　　　　　　b.麸炒苍术

图6－1　苍术及其炮制品

【炮制作用】苍术炮制作用见表6－2。

表6－2　苍术炮制作用

品名	性味归经	炮制作用
苍术	辛、苦，温。归脾、胃、肝经	燥湿健脾，祛风散寒，明目
麸炒苍术	辛、苦，温。归脾、胃、肝经	缓和辛燥之性，增强健脾燥湿作用

【贮藏】置阴凉干燥处。

👁 看一看6-1

苍术炮制研究

苍术主含挥发油，其中主要的挥发油为苍术醇、苍术酮。

1. 对化学成分的影响　对苍术不同炮制品（清炒、麸炒、米泔水制）进行挥发油含量测定，结果表明，经炮制后挥发油含量均明显减少，并以麸炒和米泔水制效果为佳，而起到了缓和"燥性"的作用。

2. 对药理作用的影响　据实验报道，苍术挥发油对青蛙有镇静作用，并略使脊髓反射亢进。大剂量使中枢神经抑制，终致呼吸麻痹而死亡，可见过量的苍术挥发油引起的副作用是非常明显的。苍术各炮制品（麸炒、米泔水制）能明显增强脾虚小鼠体重，延长游泳时间，改善小鼠脾虚症状，抑制脾虚小鼠的小肠推进运动，减轻泄泻程度，而生品作用不明显。可见炮制后的苍术能增强健脾燥湿和固肠止泻的作用。

僵蚕

Jiangcan

【来源】本品为蚕蛾科昆虫家蚕 *Bombyx mori* Linnaeus 4～5 龄的幼虫感染（或人工接种）白僵菌 *Beauveria bassiana*（Bals.）Vuillant 而致死的干燥体。

【采收加工】多于春、秋季生产，将感染白僵菌病死的蚕干燥。

【生产工艺】

1. 僵蚕 取原药材，筛净灰屑，簸去丝毛，淘洗后干燥。

2. 炒僵蚕 将麦麸均匀撒入温度适宜的热锅内，用中火加热，待起烟时，投入净僵蚕，炒至表面黄色时，取出，筛去麦麸，放凉。

每 100kg 净僵蚕，用麦麸 10kg。

【工艺要点】

1. 严格按照操作规程操作。

2. 炒前和炒后都要进行净选，使其符合净度标准；中火加热，炒至黄棕色或黄白色。

3. 辅料用量 每 100kg 净僵蚕，用麦麸 10kg。

【质量控制】僵蚕产品质量控制指标见表 6-3，僵蚕及其炮制品如图 6-2 所示。

表 6-3 僵蚕产品质量控制指标

品名	性状	检测项目
僵蚕	圆柱形，多弯曲皱缩，表面灰黄色，被有白色粉霜，断面平坦，有光泽，质硬而脆，气微腥，味微咸	水分≤13.0%；总灰分≤7.0%；酸不溶性灰分≤2.0%
炒僵蚕	形如药材，表面黄棕色或黄白色，偶有焦黄斑，质硬而脆，腥气减弱	水分≤13.0%；总灰分≤7.0%；酸不溶性灰分≤2.0%

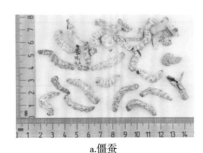
a.僵蚕

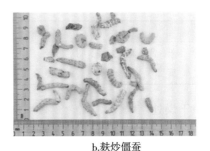
b.麸炒僵蚕

图 6-2 僵蚕及其炮制品

【炮制作用】僵蚕炮制作用见表 6-4。

表 6-4 僵蚕炮制作用

品名	性味归经	炮制作用
僵蚕	咸、辛，平。归肝、肺、胃经	息风止痉，祛风止痛，化痰散结
炒僵蚕	咸、辛，平。归肝、肺、胃经	能矫其不良气味，利于服用

【贮藏】置干燥处，防蛀。

枳壳

Zhiqiao

【来源】本品为芸香科植物酸橙 *Citrus aurantium* L. 及其栽培变种的干燥未成熟果实。

【采收加工】7 月果皮尚绿时采收，自中部横切为两半，晒干或低温干燥。

【生产工艺】

1. 枳壳　取原药材，除去杂质，洗净，润透，切薄片，干燥后，筛去碎落的瓤核。

2. 麸炒枳壳　将麦麸均匀撒入温度适宜的热锅内，用中火加热，待起烟时，投入净枳壳片，炒至色变深时，取出，筛去麦麸，放凉。

每 100kg 净枳壳片，用麦麸 10kg。

【工艺要点】

1. 严格按照操作规程操作。

2. 炒前和炒后都要进行净选，使其符合净度标准；中火加热，炒至色较深，偶有焦斑。

3. 辅料用量　每 100kg 净枳壳片，用麦麸 10kg。

【质量控制】枳壳产品质量控制指标见表 6 – 5，枳壳及其炮制品见图 6 – 3 所示。

表 6 – 5　枳壳产品质量控制指标

品名	性状	检测项目
枳壳	不规则弧形条状薄片，近外缘有 1～2 列点状油室，内侧具为瓤脱落后的凹窝，周边粗糙。表面黄白色，周边绿褐色或棕褐色，质脆。气清香，味苦微酸	水分≤12.0%；总灰分≤7.0%；柚皮苷（$C_{27}H_{32}O_{14}$）≥4.0%；新橙皮苷（$C_{28}H_{34}O_{15}$）≥3.0%
麸炒枳壳	不规则弧形条状薄片，近外缘有 1～2 列点状油室，内侧具为瓤脱落后的凹窝，周边粗糙。表面淡黄色，偶有焦斑，质脆。具焦麸香气，味较弱	同药材

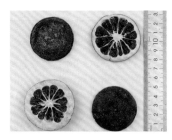　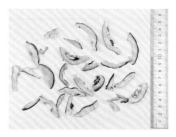　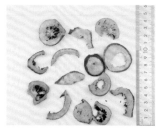

a.枳壳药材　　　　　b.枳壳　　　　　c.麸炒枳壳

图 6 – 3　枳壳及其炮制品

【炮制作用】枳壳炮制作用见表 6 – 6。

表 6 – 6　枳壳炮制作用

品名	性味归经	炮制作用
枳壳	苦、辛、酸，微寒。归脾、胃经	理气宽中，行滞消胀
麸炒枳壳	苦、辛、酸，微寒。归脾、胃经	可缓其辛燥之性和破气作用，并增强健胃消食之功

【贮藏】置阴凉干燥处，防蛀。

? 想一想

枳壳是否需要去瓤?

答案解析

薏苡仁
Yiyiren

【来源】本品为禾本科植物薏米 *Coix lacryma – jobi* L. var. mayuen.（Roman.）Stapf 的干燥成熟种仁。

【采收加工】秋季果实成熟时采割植株，晒干，打下果实，再晒干，除去外壳、黄褐色种皮和杂质，收集种仁。

【生产工艺】

1. 薏苡仁 取原药材，除去杂质，筛去灰屑。

2. 麸炒薏苡仁 将麦麸均匀撒入温度适宜的热锅内，用中火加热，待起烟时，投入净薏苡仁，迅速拌炒至表面微黄色、微鼓起时取出，筛去麸皮，放凉。

每100kg净薏苡仁，用麦麸10kg。

【工艺要点】

1. 严格按照操作规程操作。

2. 炒前和炒后都要进行净选，使其符合净度标准；中火加热，炒至表面微黄色。

3. 辅料用量 每100kg净薏苡仁，用麦麸10kg。

【质量控制】薏苡仁产品质量控制指标见表6-7，薏苡仁及其炮制品见图6-4。

表6-7 薏苡仁产品质量控制指标

品名	性状	检测项目
薏苡仁	呈宽卵形或长椭圆形，长4~8mm，宽3~6mm。表面乳白色，光滑，偶有残存的黄褐色种皮；一端钝圆，另端较宽而微凹，有一淡棕色点状种脐；背面圆凸，腹面有一条较宽而深的纵沟。质坚实，断面白色，粉性。气微，味微甜	杂质≤2%；水分≤15.0%；总灰分≤3.0%；玉米赤霉烯酮≤500μg/kg；醇溶性浸出物≥5.5%；甘油三油酸酯（$C_{57}H_{104}O_6$）≥0.50%
麸炒薏苡仁	形如薏苡仁，微鼓起，表面微黄色	水分≤12.0%；总灰分≤2.0%；醇溶性浸出物≥5.5%；甘油三油酸酯（$C_{57}H_{104}O_6$）≥0.40%

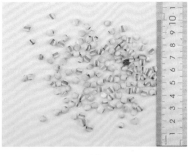 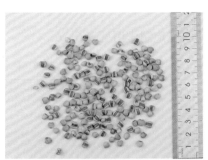

a.薏苡仁　　　　　　b.麸炒薏苡仁

图6-4 薏苡仁及其炮制品

【炮制作用】薏苡仁炮制作用见表6-8。

表6-8　薏苡仁炮制作用

品名	性味归经	炮制作用
薏苡仁	甘、淡，凉。归脾、胃、肺经	利水渗湿，健脾止泻，除痹，排脓，解毒散结
麸炒薏苡仁	甘、淡，凉。归脾、胃、肺经	长于健脾止泻，常用于脾虚泄泻

【贮藏】置通风干燥处，防蛀。

任务二　米炒技术

药物与米同炒的方法，称为米炒技术。又称米拌炒。

一、炮制目的

1. 增强健脾止泻作用　如党参，米炒后气味焦香，增强健脾止泻作用。

2. 降低毒性　如斑蝥、红娘子等，生品有大毒，米炒后能降低毒性。

3. 矫臭矫味　昆虫类药物有腥臭味，米炒后能矫其不良气味。

二、炮制方法

米性味甘，平；具有补中益气，健脾和胃等作用。并且米能吸附某些药物的毒性成分。故米炒法多适用于某些补益脾胃的药物和某些有毒的昆虫类药物。

1. 米上炒法　将渍湿的米撒入热锅内，使其平贴于锅底，用中火加热，待米冒烟时，投入净药物，轻轻翻动米上的药物，炒至米呈黄棕色，少数焦褐色或焦黑色时，取出，去米，放凉。

2. 拌米炒法　将米撒入温度适宜的热锅内，用中火加热，待米冒烟时，投入净药物，拌炒至米呈黄棕色时，取出，去米，放凉。

米的用量，一般为每100kg净药物，用大米或糯米20kg。

昆虫类药物，米炒品颜色加深，有光泽，腥臭气减弱。植物类药物，米炒品呈老黄色或深黄色，有香气。成品含药屑、杂质不得超过1%。

三、注意事项

1. 药物炒前要"大小分档"，使炒制的时间和程度一致。

2. 米炒药物所用的米，一般以糯米为佳，通常多用大米。

3. 炮制有毒药物时，应加强劳动保护，以防中毒。

4. 米炒昆虫类药物，用米上炒法或拌米炒法，一般以米的色泽观察炮制火候，炒至米变焦褐色或黄棕色为度。

5. 米炒植物类药物，用拌米炒法，观察米或药物色泽变化，炒至米呈黄棕色或药物呈黄色为度。

党参

Dangshen

【来源】本品为桔梗科植物党参 *Codonopsis pilosula*（Franch.）Nannf.、素花党参 *Codonopsis pilosula* Nannf. var. *modesta*（Nannf.）L. T. Shen 或川党参 *Codonopsis tangshen* Oliv. 的干燥根。

【采收加工】秋季采挖，洗净，晒干。

【生产工艺】

1. 党参 取原药材，除去杂质，洗净，润透，切厚片，干燥。

2. 米炒党参 将米撒入温度适宜的热锅内，用中火加热至米冒烟时，投入净党参，拌炒至米呈黄棕色时，取出，去米，放凉。

每100kg净党参，用米20kg。

3. 蜜炙党参 取炼蜜，用适量开水稀释，与净党参拌匀，稍闷润，置热锅内，用文火炒至党参呈黄棕色，基本不粘手时，出锅，放凉。

每100kg净党参，用炼蜜20kg。

【工艺要点】

1. 严格按照操作规程操作。

2. 炒前和炒后都要进行净选，使其符合净度标准；米炒党参，中火加热，炒至深黄色；蜜炙党参，文火加热，炒至黄棕色。

3. 辅料用量 米炒党参，每100kg净党参，用米20kg；蜜炙党参，每100kg净党参，用炼蜜20kg。

【质量控制】党参产品质量控制指标见表6-9，党参及其炮制品如图6-5所示。

表6-9 党参产品质量控制指标

品名	性状	检测项目
党参	呈类圆形的厚片。外表皮灰黄色、黄棕色至灰棕色，有时可见根头部有多数疣状突起的茎痕和芽。切面皮部淡棕黄色至黄棕色，木部淡黄色至黄色，有裂隙或放射状纹理。有特殊香气，味微甜	水分≤16.0%；总灰分≤5.0%；二氧化硫残留量≤400mg/kg；醇溶性浸出物≥55.0%
米炒党参	形如党参片，表面深黄色，偶有焦斑	水分≤10.0%；总灰分≤5.0%；二氧化硫残留量≤400mg/kg；醇溶性浸出物≥55.0%
蜜炙党参	形如党参片，表面黄棕色，有光泽，略有粘手感，味甜	—

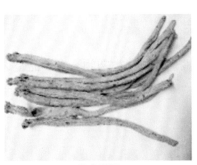

a.党参药材

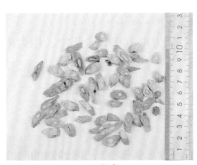

b.党参

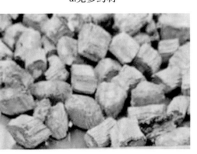

c.米炒党参

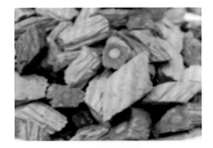

d.蜜炙党参

图6-5 党参及其炮制品

【炮制作用】 党参炮制作用见表 6 - 10。

表 6 - 10 党参炮制作用

品名	性味归经	炮制作用
党参	甘，平。归脾、肺经	健脾益肺，养血生津
米炒党参	甘，平。归脾、肺经	增强健脾止泻的作用
蜜炙党参	甘，平。归脾、肺经	增强补中益气，润燥养阴的作用

【贮藏】 置通风干燥处，防蛀。

斑蝥
Banmao

【来源】 本品为芫青科昆虫南方大斑蝥 *Mylabris phalerata* Pallas 或黄黑小斑蝥 *Mylabris cichorii* Linnaeus 的干燥体。

【采收加工】 夏、秋二季捕捉，闷死或烫死，晒干。

【生产工艺】

1. 斑蝥 取原药材，去头、足、翅及杂质。

2. 米炒斑蝥 将米置锅内，用中火加热至冒烟，投入净斑蝥拌炒，至米呈黄棕色，取出，筛去米，放凉。
每 100kg 净斑蝥，用米 20kg。

【工艺要点】

1. 严格按照操作规程操作。

2. 炒前和炒后都要进行净选，使其符合净度标准。

3. 斑蝥所含的斑蝥素，对皮肤黏膜有强烈的刺激作用，操作时要注意环境通风和劳动保护。用过的器具和筛下的焦米，要妥善处理，以防中毒。

4. 辅料用量 每 100kg 净斑蝥，用米 20kg。

【质量控制】 斑蝥产品质量控制指标见表 6 - 11，斑蝥如图 6 - 11 所示。

表 6 - 11 斑蝥产品质量控制指标

品名	性状	检测项目
斑蝥	南方大斑蝥：呈长圆形，长 1.5 ~ 2.5cm，宽 0.5 ~ 1cm。头及口器向下垂，有较大的复眼及触角各 1 对，触角多已脱落。背部具革质鞘翅 1 对，黑色，有 3 条黄色或棕黄色的横纹；鞘翅下面有棕褐色薄膜状透明的内翅 2 片。胸腹部乌黑色，胸部有足 3 对。有特殊的臭气。黄黑小斑蝥：体型较小，长 1 ~ 1.5cm	斑蝥素（$C_{10}H_{12}O_4$）≥0.35%
米炒斑蝥	南方大斑蝥：体型较大，头足翅偶有残留。色乌黑发亮，头部去除后的断面不整齐，边缘黑色，中心灰黄色。质脆易碎。有焦香气。黄黑小斑蝥：体型较小	斑蝥素（$C_{10}H_{12}O_4$）应为 0.25% ~ 0.65%

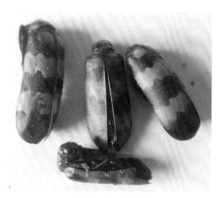

图 6 - 6 斑蝥

【炮制作用】 斑蝥炮制作用见表6-12。

表6-12 斑蝥炮制作用

品名	性味归经	炮制作用
斑蝥	辛，热；有大毒。归肝、胃、肾经	破血逐瘀，散结消癥，攻毒蚀疮
米炒斑蝥	辛，热；有大毒。归肝、胃、肾经	降低其毒性并矫正其气味，可内服。以通经，散结消癥为主

【贮藏】 置通风干燥处，防蛀。

练一练

为什么米炒斑蝥是科学的？

答案解析

红娘子

Hongniangzi

【来源】 本品为蝉科昆虫黑翅红娘 *Huechys sanguinea* De Geer 的干燥虫体。

【采收加工】 夏季，早起露水未干时，戴好手套及口罩，进行捕捉。捉后投入沸水中烫死，捞出，干燥。

【生产工艺】

1. 红娘子 取原药材，去头、足、翅及杂质。

2. 米炒红娘子 将净红娘子用"拌米法"炒至米呈黄棕色，红娘子微挂火色时，或"米上炒法"炒至米大部分呈黄棕色，少数焦褐或焦黑色时，取出，去米，放凉。

每100kg净红娘子，用米20kg。

【工艺要点】

1. 严格按照操作规程操作。

2. 炒前和炒后都要进行净选，使其符合净度标准。

3. 辅料用量 每100kg净红娘子，用米20kg。

【质量控制】 红娘子产品质量控制指标如表6-13所示，红娘子见图6-7。

表6-13 红娘子产品质量控制指标

品名	性状	检测项目
红娘子	去除头、足、翅的干燥躯体，形似蝉而较小。前胸背板前狭后宽；中胸背板左右两侧有2个大形斑块；可见鞘翅残痕；前胸背板，中胸背板黑色，大形斑块呈朱红色。体轻，质脆。有特殊臭气，味辛	—
米炒红娘子	形如红娘子，表面微挂火色，体轻，质脆，臭味轻微	—

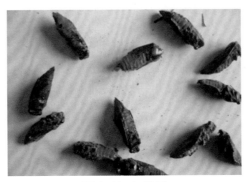

图6-7 红娘子

【炮制作用】红娘子炮制作用如表6-14所示。

表6-14 红娘子炮制作用

品名	性味归经	炮制作用
红娘子	苦、辛，平；有大毒。归肝经	祛瘀通经，攻毒破积
米炒红娘子	苦、辛，平；有大毒。归肝经	毒性降低，并矫正其气味，以破瘀通经为主

【贮藏】置通风干燥处，防蛀。

任务三 土炒技术

药物与灶心土（伏龙肝）拌炒的方法，称为土炒技术。

一、炮制目的

1. 增强补脾止泻作用 如山药、白术等具有补脾作用的药物，经土炒后，土与药物起协同作用，而增强疗效。

2. 缓和燥性 如白术等具辛燥之性的药物，土炒后辛燥之性降低，避免刺激脾胃。

二、炮制方法

取灶心土细粉，置炒制容器内，用中火加热，待土粉色泽较深，呈灵活状态时，立即投入净药物，炒至药物表面均匀挂一层土粉，并有香气逸出时，取出，筛去土粉，放凉。

灶心土味辛，性温，具有温中燥湿、止泻、止呕止血的作用，且传统有"陈壁土制，窃真气骤补中焦"的论述。故土炒法多适用于补脾止泻作用的药物。

土的用量，一般为每100kg净药物，用灶心土（亦可用黄土、赤石脂）25~30kg。

土炒品表面均匀挂一层土粉，呈土黄色，微带焦斑，有土香气。成品含生片、糊片不得超过2%。

三、注意事项

1. 土炒药物时一般用中火，防止药物烫焦。

2. 用土炒制同种药物时，土粉可连续使用，若土色变深时，应及时更换新土。

3. 用土炒制药物时，土温要适中，若土温过高，药物易焦糊；过低药物内部水分及汁液渗出较少，粘不住土粉。

山药
Shanyao

【来源】本品为薯蓣科植物薯蓣 *Dioscorea opposita* Thunb. 的干燥根茎。

【采收加工】冬季茎叶枯萎后采挖，切去根头，洗净，除去外皮和须根，干燥，习称"毛山药"；或除去外皮，趁鲜切厚片，干燥，称为"山药片"；也有选择肥大顺直的干燥山药，置清水中，浸至无干心，闷透，切齐两端，用木板搓成圆柱状，晒干，打光，习称"光山药"。

【生产工艺】

1. 山药 取原药材，除去杂质，分开大小个，泡润至透，切厚片，干燥。

2. 土炒山药 将灶心土细粉置锅内，用中火加热至轻松滑利状态时，投入净山药片拌炒，至表面均匀挂土粉时，取出，筛去土粉，放凉。

每 100kg 净山药，用灶心土 30kg。

3. 麸炒山药 将麦麸撒入温度适宜的热锅内，用中火加热，待起烟时，投入净山药片，炒至黄色时，取出，筛去麸皮，放凉。

每 100kg 净山药，用麦麸 10kg。

【工艺要点】

1. 严格按照操作规程操作。

2. 炒前和炒后都要进行净选，使其符合净度标准；土炒山药，中火加热，炒至土黄色；麸炒山药，中火加热，炒至微黄色。

3. 辅料用量 土炒山药，每 100kg 净山药，用灶心土 30kg；麸炒山药，每 100kg 净山药，用麦麸 10kg。

【质量控制】山药产品质量控制指标见表 6－15，山药及其炮制品见图 6－8。

表 6－15 山药产品质量控制指标

品名	性状	检测项目
山药	呈类圆形、椭圆形或不规则的厚片。表面类白色或淡黄白色，质脆，易折断，断面类白色，富粉性	毛山药和光山药：水分≤16.0%；总灰分≤4.0%；二氧化硫≤400mg/kg；水溶性浸出物≥7.0% 山药片：水分≤12.0%；总灰分≤5.0%；二氧化硫≤10mg/kg；水溶性浸出物≥10.0%
土炒山药	形如山药片，表面土黄色，挂有均匀的土粉。质脆。具土香气	—
麸炒山药	形如山药片，表面黄白色或微黄色，偶见焦斑，略有焦香气	毛山药和光山药：水分≤12.0%；总灰分≤4.0%；二氧化硫≤400mg/kg；水溶性浸出物≥4.0% 山药片：水分≤12.0%；总灰分≤5.0%；二氧化硫≤10mg/kg；水溶性浸出物≥10.0%

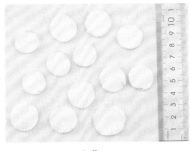
a.山药

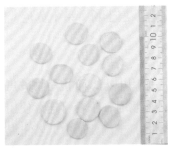
b.麸炒山药

图 6－8 山药及其炮制品

【炮制作用】山药炮制作用见表 6－16。

表 6－16 山药炮制作用

品名	性味归经	炮制作用
山药	甘，平。归脾、肺、肾经	补脾养胃，生津益肺，补肾涩精
土炒山药	甘，平。归脾、肺、肾经	以补脾止泻为主
麸炒山药	甘，平。归脾、肺、肾经	以补脾健胃为主

【贮藏】置通风干燥处，防蛀。

白术
Baizhu

【来源】本品为菊科植物白术 *Atractylodes macrocephala* Koidz. 的干燥根茎。

【采收加工】冬季下部叶枯黄、上部叶变脆时采挖，除去泥沙，烘干或晒干，再除去须根。

【生产工艺】

1. 白术　取原药材，除去杂质，用水润透，切厚片，干燥。

2. 土炒白术　将灶心土细粉置锅内，用中火加热至轻松滑利状态时，投入净白术片拌炒，至表面均匀挂土粉时，取出，筛去土粉，放凉。

每100kg净白术片，用灶心土细粉25kg。

3. 麸炒白术　将麦麸撒入热锅内，用中火加热，待起烟时，加入净白术片，炒至表面黄棕色，逸出焦香气时，取出，筛去蜜炙麸皮，放凉。

每100kg净白术片，用蜜炙麸皮10kg。

【工艺要点】

1. 严格按照操作规程操作。

2. 炒前和炒后都要进行净选，使其符合净度标准。

3. 辅料用量　土炒白术，每100kg净山药，用灶心土25kg；麸炒白术，每100kg净山药，用蜜炙麸皮10kg。

【质量控制】白术产品质量控制指标见表6-17，白术及其炮制品如图6-9所示。

表6-17　白术产品质量控制指标

品名	性状	检测项目
白术	不规则的厚片。外表皮灰黄色或灰棕色。切面黄白色至淡棕色，散生棕黄色的点状油室，木部具放射状纹理；烘干者切面角质样，色较深或有裂隙。气清香，味甘、微辛，嚼之略带黏性	水分≤15.0%；总灰分≤5.0%；二氧化硫≤400mg/kg；醇溶性浸出物≥35.0%；色度不得深于9号比色液
土炒白术	形如白术片，表面土色，挂有均匀的土粉，断面色泽加深。有土香气	—
麸炒白术	形如白术片，表面黄棕色，偶见焦斑。略有焦香气	色度不得深于10号比色液。其余同白术

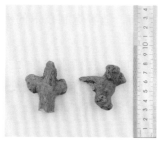

a.白术药材

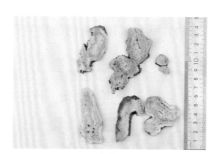

b.白术

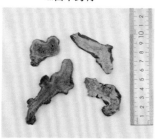

c.麸炒白术

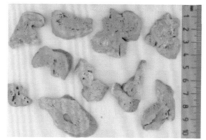

d.土炒白术

图6-9　白术及其炮制品

【炮制作用】白术炮制作用见表6-18。

表6-18 白术炮制作用

品名	性味归经	炮制作用
白术	苦、甘，温。归脾、胃经	健脾益气，燥湿利水，止汗，安胎
土炒白术	苦、甘，温。归脾、胃经	可缓和燥性，增强补脾止泻作用
麸炒白术	苦、甘，温。归脾、胃经	可缓和燥性，增强健脾和胃作用

【贮藏】置阴凉干燥处，防蛀。

任务四　砂炒技术 e微课14

药物与受热均匀的河砂（或油砂）共同拌炒的方法，称为砂炒技术。又称砂烫。

一、炮制目的

1. 增强疗效　如鳖甲、龟甲、穿山甲、狗脊等质地坚硬的药物，砂烫后质变酥脆，易于粉碎和煎出有效成分，而提高疗效。

2. 降低毒性　如马钱子砂烫时，由于砂温较高，其毒性成分结构被改变或破坏，而毒性降低。

3. 矫臭矫味　如龟甲、脐带、鸡内金等动物类药物，经砂烫或醋淬后，能矫其不良气味，利于服用。

4. 便于洁净　如骨碎补、马钱子、狗脊等，密被绒毛或鳞片等非药用部分，砂烫后易于除去。

二、炮制方法

将净砂（或油砂）置炒制容器内，用武火加热，待砂呈轻松、较滑利状态时，投入净药物，不断用砂掩埋、翻炒，至质地酥脆或鼓起，外表呈黄色或色泽加深时，取出，筛去砂，放凉；或趁热投入米醋中略浸（淬），取出，干燥。

砂作为中间传热体，其温度高，传热快，并能与药物紧密接触，使药物整体均匀受热。故砂烫法多适用于质地坚硬的动物骨甲类和有绒毛的植物类药物。目前，随着炮制技术的不断发展，可用砂烫的药物不断增多。

河砂的处理：将河砂筛去石子，箩去细粉，选取颗粒均匀者，用清水洗净泥土，干燥；或将净砂置锅内加热，并加入1%~2%的食用植物油，拌炒至油尽烟散，砂的色泽均匀变深时，取出，放凉，作"油砂"用。

砂的用量，以能完全掩埋所加药物为宜。

动物类药物，砂烫品呈黄色，质地酥脆，腥气减弱，有的形体鼓起，醋淬品略有醋气；植物类药物，砂烫品颜色加深，形体鼓起，毛微焦。成品含生片、糊片不得超过2%，醋淬品含水分不得超过10%。

三、注意事项

1. 砂烫前将药物大小分档，以保证成品质量。

2. 砂烫时砂温要适中，砂温过低易使药物僵硬不酥，可适当提高火力。砂温过高药物则易焦化，且受热不均，可添加适当冷砂或减小火力进行调节。

3. 砂烫时，砂量过大易产生积热致使砂温过高。砂量过少，药物受热不均匀，也会影响炮制品质量。

4. 砂烫时，一般选用武火加热，故翻动要勤，成品出锅要快，并立即将砂筛去。有需醋淬的药物，砂炒后应趁热浸淬。

5. 用过的河砂可反复使用，但需将残留在其中的杂质、药物碎渣除去。炒制过毒性药物的砂不可再炒制其他药物。

6. 反复使用油砂时，每次用前均需添加适量食用植物油拌炒后再用。

鳖甲

Biejia

【来源】本品为鳖科动物鳖 *Trionyx sinensis* Wiegmann 的干燥背甲。

【采收加工】全年均可捕捉，以秋、冬二季为多，捕捉后杀死，置沸水中烫至背甲上的硬皮能剥落时，取出，剥取背甲，除去残肉，晒干。

【生产工艺】

1. 鳖甲 取原药材，置蒸锅内，沸水蒸45分钟，取出，放入热水中，立即用硬刷除去皮肉，洗净，干燥。或用清水浸泡，不换水，至皮肉筋膜与甲骨容易分离时取出，洗净，日晒夜露至无腥臭味，干燥。或用酶解法去皮肉筋膜，取净鳖甲，干燥。

2. 醋鳖甲 将净砂置锅内，用武火加热，待砂呈轻松滑利状态时，投入大小分档的净鳖甲，翻炒至质酥，表面淡黄色时，取出，筛去砂，趁热投入醋液中浸淬，捞出，干燥。用时捣碎。

每100kg净鳖甲，用醋20kg。

【工艺要点】

1. 严格按照操作规程操作。

2. 醋鳖甲，武火加热，炒至淡黄色。

3. 辅料用量 每100kg净鳖甲，用醋20kg；砂的用量，以能完全掩埋所加药物为宜。

【质量控制】鳖甲产品质量控制指标见表6-19，鳖甲及其炮制品见图6-10。

表6-19 鳖甲产品质量控制指标

品名	性状	检测项目
鳖甲	不规则的碎片，外表面呈黑褐色或墨绿色，略有光泽，内表面类白色。质坚硬，气微腥，味淡	—
醋鳖甲	形如鳖甲，表面棕黄色或深黄色，质酥脆，易折断，略有醋气	—

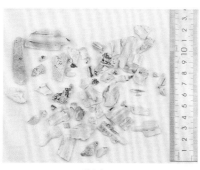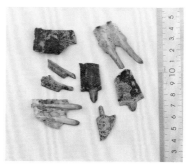

a.鳖甲   b.醋鳖甲

图6-10 鳖甲及其炮制品

【炮制作用】 鳖甲炮制作用见表 6 - 20。

表 6 - 20　鳖甲炮制作用

品名	性味归经	炮制作用
鳖甲	咸，微寒。归肝、肾经	滋阴潜阳，退热除蒸，软坚散结
醋鳖甲	咸，微寒。归肝、肾经	质变酥脆，易于粉碎和煎出有效成分，并能矫臭矫味。醋淬还增强入肝消积，软坚散结的作用

【贮藏】 置干燥处，防蛀。

龟甲
Guijia

【来源】 本品为龟科动物乌龟 *Chinemys reevesii*（Gray）的背甲及腹甲。

【采收加工】 全年均可捕捉，以秋、冬二季为多，捕捉后杀死，或用沸水烫死，剥取背甲和腹甲，除去残肉，晒干。

【生产工艺】

1. 龟甲　取原药材，置蒸锅内，沸水蒸 45 分钟，取出，放入热水中，立即用硬刷除净皮肉，洗净，晒干。或用清水浸泡，不换水，浸至皮肉筋膜与骨甲容易分离时，取出，洗净，日晒夜露至无腥臭味，干燥。

2. 醋龟甲　将净砂置锅内，用武火加热，待砂呈轻松滑利状态时，投入大小分档的净龟甲，翻炒至质酥，表面呈淡黄色时，取出，筛去砂，趁热投入醋液中浸淬，捞出，干燥。用时捣碎。

每 100kg 净龟甲，用醋 20kg。

【工艺要点】

1. 严格按照操作规程操作。

2. 醋龟甲，武火加热，用砂子炒至表面淡黄色。

3. 辅料用量　每 100kg 净龟甲，用醋 20kg；砂的用量，以能完全掩埋所加药物为宜。

【质量控制】 龟甲产品质量控制指标见表 6 - 21，龟甲及其炮制品见图 6 - 11。

表 6 - 21　龟甲产品质量控制指标

品名	性状	检测项目
龟甲	不规则的小碎块，外表面淡黄棕色至棕黑色（腹甲）、棕褐色或黑褐色（背甲）。有放射状纹理，内表面黄白色至灰白色，边缘呈锯齿状。质坚硬，气微腥，味微咸	水溶性浸出物≥4.5%
醋龟甲	不规则的块状。背甲盾片略呈拱状隆起，腹甲盾片呈平板状，大小不一。表面黄色或棕褐色，有的可见深棕褐色斑点，有不规则纹理。内表面棕黄色或棕褐色，边缘有的呈锯齿状。断面不平整，有的有蜂窝状小孔。质松脆。气微腥，味微咸，微有醋香气	水溶性浸出物≥8.0%

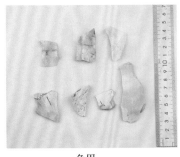
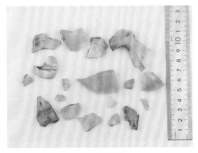

a.龟甲　　　　　　　　　　b.醋龟甲

图 6 - 11　龟甲及其炮制品

【炮制作用】龟甲炮制作用见表6-22。

表6-22　龟甲炮制作用

品名	性味归经	炮制作用
龟甲	咸、甘、微寒。归肝、肾、心经	滋阴潜阳，益肾强骨，养血补心，固经止崩
醋龟甲	咸、甘、微寒。归肝、肾、心经	质变酥脆，易于粉碎，利于煎出有效成分，并能矫正不良气味。以补肾健骨、滋阴止血力胜

【贮藏】置干燥处，防蛀。

马钱子
Maqianzi

【来源】本品为马钱科植物马钱 *Strychnos nux-vomica* L. 的干燥成熟种子。

【采收加工】冬季采收成熟果实，取出种子，晒干。

【生产工艺】

1. 马钱子　取原药材，除去杂质。

2. 制马钱子

（1）砂烫马钱子　取净砂置锅内，用武火加热，待砂呈轻松滑利状态时，投入净马钱子，翻炒至鼓起，外表呈棕褐色或深棕色，内部红褐色，并有小泡时，取出，筛去砂，放凉，除去绒毛。

（2）油炸马钱子　取麻油适量，置锅中，加热至230℃左右，投入马钱子，炸至老黄色时，立即取出，沥去油，放凉。

3. 马钱子粉　取制马钱子，粉碎成细粉，测定士的宁含量后，加适量淀粉，使含量符合规定，混匀，即得。

【工艺要点】

1. 严格按照操作规程操作。

2. 砂烫马钱子，武火加热，用砂烫至鼓起并显棕褐色或深棕色。

3. 辅料用量　砂的用量，以能完全掩埋所加药物为宜。

【质量控制】马钱子产品质量控制指标见表6-23，马钱子如图6-12所示。

表6-23　马钱子产品质量控制指标

品名	性状	检测项目
马钱子	呈纽扣状圆板形，常一面隆起，一面稍凹下。表面密被灰棕色或灰绿色绢状茸毛，自中间向四周辐射排列，有丝样光泽。底面中心有突起的圆点状种脐，边缘稍隆起，较厚。质坚硬，味极苦	水分≤13.0%；总灰分≤2.0%；士的宁（$C_{21}H_{22}N_2O_2$）应为1.20%~2.20%，马钱子碱（$C_{23}H_{26}N_2O_4$）≥0.80%
制马钱子	形如马钱子，两面均膨胀鼓起，边缘较厚。表面棕褐色或深棕色，质坚脆，平行剖面可见棕褐色或深棕色的胚乳。微有香气，味极苦	水分≤12.0%；总灰分≤2.0%；士的宁（$C_{21}H_{22}N_2O_2$）应为1.20%~2.20%，马钱子碱（$C_{23}H_{26}N_2O_4$）≥0.80%
马钱子粉	黄褐色粉末。气微香，味极苦	水分≤14.0%；总灰分≤1.6%；士的宁（$C_{21}H_{22}N_2O_2$）应为0.78%~0.82%，马钱子碱（$C_{23}H_{26}N_2O_4$）≥0.50%

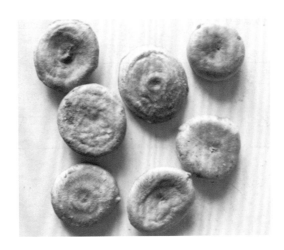

图 6 – 12   马钱子

【炮制作用】马钱子炮制作用见表 6 – 24。

表 6 – 24   马钱子炮制作用

品名	性味归经	炮制作用
马钱子	苦，温；有大毒。归肝、脾经	通络止痛，散结消肿
制马钱子	苦，温；有大毒。归肝、脾经	毒性降低，且质变酥脆，易于粉碎，并容易除去绒毛，常供内服
马钱子粉	苦，温；有大毒。归肝、脾经	通络止痛，散结消肿

【贮藏】置干燥处。

👁 看一看6-2

砂烫马钱子的降毒原理

马钱子经炮制后，士的宁和马钱子碱的含量显著减少，而转变生成的异士的宁及其氮氧化合物和异马钱子碱及其氮氧化合物的含量显著增加。这是由于士的宁和马钱子碱在加热过程中醚键断裂开环，转变成它们的异型结构和氮氧化合物，被转化的这些生物碱毒性变小，且保留或增强了某些生物活性，从而降低了马钱子的毒性。

骨碎补

Gusuibu

【来源】本品为水龙骨科植物槲蕨 *Drynaria fortunei*（Kunze）J. Sm. 的干燥根茎。

【采收加工】全年均可采挖，除去泥沙，干燥，或再燎去茸毛（鳞片）。

【生产工艺】

1. 骨碎补   取原药材，除去杂质，洗净，润透，切厚片，干燥。

2. 烫骨碎补   将净砂置锅内，用武火加热，待砂呈轻松滑利状态时，投入净骨碎补或片，翻炒至鼓起，取出，筛去砂，放凉，撞去毛。

【工艺要点】

1. 严格按照操作规程操作。

2. 烫骨碎补，武火加热，用砂烫至鼓起，撞去毛。

【质量控制】骨碎补产品质量控制指标见表6-25，骨碎补及其炮制品见图6-13。

表6-25　骨碎补产品质量控制指标

品名	性状	检测项目
骨碎补	不规则的厚片。切面红棕色或淡红棕色。有黄色点状排列成环的维管束。周边棕褐色或暗褐色，密被深棕色至暗棕色的小鳞片，柔软如毛。体轻，质脆，易折断。气微，味淡、微涩	水分≤14.0%；总灰分≤7.0%；醇溶性浸出物≥16.0%；柚皮苷（$C_{27}H_{32}O_{14}$）≥0.50%
烫骨碎补	扁圆状鼓起的厚片。表面黄棕色至深棕色，无鳞片。断面淡棕褐色或淡棕色，质轻脆。气香	水分≤13.0%；总灰分≤10.0%；醇溶性浸出物≥16.0%；柚皮苷（$C_{27}H_{32}O_{14}$）≥0.40%

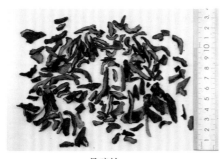
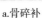
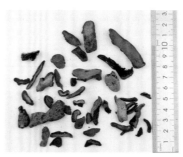

a.骨碎补　　　　　　　　　　　　　b.烫骨碎补

图6-13　骨碎补及其炮制品

【炮制作用】骨碎补炮制作用见表6-26。

表6-26　骨碎补炮制作用

品名	性味归经	炮制作用
骨碎补	苦，温。归肝、肾经	疗伤止痛，补肾强骨；外用消风祛斑
烫骨碎补	苦，温。归肝、肾经	质地松脆，便于除去鳞片，便于调剂和制剂，易于粉碎和煎出有效成分。以补肾强骨，续伤止痛见长

【贮藏】置干燥处。

鸡内金
Jineijin

【来源】本品为雉科动物家鸡 *Gallus gallus domesticus* Brisson 的干燥沙囊内壁。

【采收加工】杀鸡后，取出鸡肫，立即剥下内壁，洗净，干燥。

【生产工艺】

1. 鸡内金　取原药材，除去杂质，洗净，干燥，捣碎。

2. 炒鸡内金　将净砂置锅内，用中火加热，待砂呈轻松滑利状态时，投入大小一致的净鸡内金，翻炒至发泡卷曲，酥脆时，取出，筛去砂，放凉。或取净鸡内金，置温度适宜的热锅内，用中火炒至鼓起，呈暗黄褐色至焦黄色时，取出，干燥。

3. 醋鸡内金　取净鸡内金，置温度适宜的热锅内，用文火炒至发泡鼓起时，均匀喷淋醋液，取出，干燥。

每100kg净鸡内金，用醋15kg。

【工艺要点】

1. 严格按照操作规程操作。

2. 炒鸡内金，中火加热（砂烫或清炒），炒至暗黄褐色至焦黄色。

3. 辅料用量 醋鸡内金，每100kg净鸡内金，用醋15kg。

【质量控制】鸡内金产品质量控制指标见表6-27。鸡内金及其炮制品见图6-14。

表6-27 鸡内金产品质量控制指标

品名	性状	检测项目
鸡内金	不规则卷片，厚约2mm。表面黄色、黄绿色或黄褐色，薄而半透明，具明显的条状皱纹。质脆，易碎，断面角质样，有光泽。气微腥，味微苦	—
炒鸡内金	表面暗黄褐色或焦黄色，用放大镜观察，显颗粒状或微细泡状。轻折即断，断面有光泽	—
醋鸡内金	鼓起，表面黄褐色，略有醋气	—

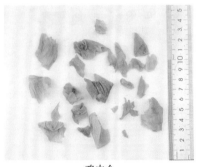
a.鸡内金

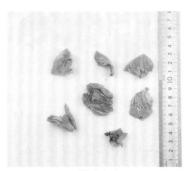
b.炒鸡内金

图6-14 鸡内金及其炮制品

【炮制作用】鸡内金炮制作用见表6-28。

表6-28 鸡内金炮制作用

品名	性味归经	炮制作用
鸡内金	甘，平。归脾、胃、小肠、膀胱经	健胃消食，涩精止遗，通淋化石
炒鸡内金	甘，平。归脾、胃、小肠、膀胱经	质地酥脆，便于粉碎，并能增强健脾消积的作用
醋鸡内金	甘，平。归脾、胃、小肠、膀胱经	质酥易碎，且矫正了不良气味，有疏肝助脾的作用

【贮藏】置干燥处，防蛀。

任务五 蛤粉炒技术

药物与受热均匀的蛤粉共同拌炒的方法，称为蛤粉烫技术。又称蛤粉炒。

一、炮制目的

1. 使药物质地酥脆，利于粉碎和煎煮 如阿胶、鹿角胶、黄明胶等胶类药物，炒后鼓起，质酥，易于制剂时的粉碎和汤剂的煎煮。

2. 降低药物的滋腻性，矫正不良气味 动物胶类药物，炒后质酥气香，黏腻性降低，利于服用。

3. 增强药物的疗效 如阿胶经蛤粉烫后，能增强清肺化痰作用。

二、炮制方法

将研细过筛后的蛤粉置炒制容器内，用中火加热至蛤粉滑利易翻动时，投入净药物，不断翻埋烫炒至膨胀鼓起，内部疏松时，取出，筛去蛤粉，放凉。

蛤粉性味咸，寒。具有清热利湿，软坚化痰的作用。由于蛤粉颗粒细小，且传热较河砂稍慢，能使药物缓慢均匀受热，故蛤粉烫法多适用于动物胶类药物。

蛤粉的用量，一般为每100kg净药物，用蛤粉30~50kg。

蛤粉烫炒品表面呈灰白色或黄白色，鼓起成珠，质地酥脆，内无胶茬，有香气。成品含生片、糊片不得超过2%。

三、注意事项

1. 胶块应烘软切成均匀的立方丁，再炒制。

2. 炒制时火力应适宜，以防药物焦糊或"烫僵"。大批炒制前最好先采用少量试烫的方法，以便掌握火力，保证成品质量。

3. 撒入胶丁要均匀，否则会引起互相粘连，造成不圆整而影响外观。

4. 蛤粉可反复使用，如果色泽变灰暗，需及时更换，以免影响成品色泽。

阿胶
Ejiao

【来源】本品为马科动物驴 *Equus asinus* L. 的干燥皮或鲜皮经煎煮、浓缩制成的固体胶。

【采收加工】将驴皮浸泡去毛，切块洗净，分次水煎，滤过，合并滤液，浓缩（可分别加入适量的黄酒、冰糖及豆油）至稠膏状，冷凝，切块，晾干，即得。

【生产工艺】

1. 阿胶 捣成碎块。

2. 阿胶珠

（1）蛤粉烫阿胶 取阿胶块，烘软后，切成小立方块（1cm左右为宜）。取蛤粉置锅内，用中火加热，待蛤粉呈灵活状态时，均匀撒入阿胶丁，翻炒至鼓起成珠，内无溏心（内部未膨化的胶质部分）时，取出，筛去蛤粉，摊凉。

每100kg阿胶丁，用蛤粉30~50kg。

（2）蒲黄炒阿胶 取蒲黄适量置温度适宜的热锅内，用中火炒至稍微变色时，均匀撒入阿胶丁，翻炒至鼓起成珠，内无溏心时，取出，筛去蒲黄，放凉。

【工艺要点】

1. 严格按照操作规程操作。

2. 阿胶珠，中火加热，蛤粉炒至鼓起成珠，内无溏心。

3. 辅料用量 每100kg阿胶丁，用蛤粉30~50kg，蒲黄适量。

【质量控制】阿胶产品质量控制指标见表6-29，阿胶及其炮制品见图6-15。

表6-29 阿胶产品质量控制指标

品名	性状	检测项目
阿胶	呈块状，大小不一，棕色至黑褐色，有光泽。质硬而脆，断面光亮，碎片对光照视呈棕色半透明状。气微，味微甘	水分≤15.0%；铅≤5mg/kg、砷≤2mg/kg、铜≤20mg/kg、汞≤0.2mg/kg、镉≤0.3mg/kg；水不溶物≤2.0%；L-羟脯氨酸≥8.0%、甘氨酸≥18.0%、丙氨酸≥7.0%、L-脯氨酸≥10.0%；含特征多肽〔以驴源多肽 A_1（$C_{41}H_{68}N_{12}O_{13}$）和驴源多肽 A_2（$C_{51}H_{82}N_{18}O_{18}$）的总量计〕≥0.15%
阿胶珠（蛤粉炒）	呈类球形。表面棕黄色或灰白色，附有白色粉末。体轻，质酥，易碎。断面中空或多孔状，淡黄色至棕色。气微，味微甜	水分≤10.0%；总灰分≤4.0%；L-羟脯氨酸≥8.0%、甘氨酸≥18.0%、丙氨酸≥7.0%、L-脯氨酸≥10.0%
阿胶珠（蒲黄炒）	呈棕褐色，余同蛤粉炒	—

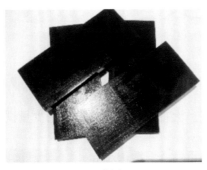
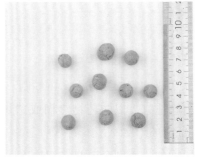

a.阿胶　　　　　　　　　　　　　　b.阿胶珠

图6-15 阿胶及其炮制品

【炮制作用】阿胶炮制作用见表6-30。

表6-30 阿胶炮制作用

品名	性味归经	炮制作用
阿胶	甘，平。归肺、肝、肾经	补血滋阴，润燥，止血
阿胶珠（蛤粉炒）	甘，平。归肺、肝、肾经	降低了其滋腻之性，质变酥脆，利于调剂和制剂，同时也矫正了不良气味，善于益肺润燥
阿胶珠（蒲黄炒）	甘，平。归肺、肝、肾经	止血安络力强，多用于阴虚咯血，崩漏，便血

【贮藏】密闭。

❤药爱生命

国家级非物质文化遗产——东阿阿胶制作技艺

历经千年传承积淀，形成精湛的东阿阿胶传统工艺，包括洗皮、泡皮、晾皮、刮毛、铡皮、化皮、打沫、浓缩、凝胶、切胶、晾胶、擦胶、包装、销售等50多道工序，全为手工操作，尤以凝胶、晾胶复杂，其间挂珠、砸油、吊猴等环节颇显功力，仅制成鲜胶就需九天九夜。东阿阿胶工艺规程列入国家医药局首批科技保密项目。水火相济，阴阳相生，天人合一，圣药乃出。东阿阿胶国家非物质文化遗产炼胶技艺，汇集精华，一脉相传。每一块阿胶上，都烙下了深刻的民族记忆。工艺进步是必然路程，工匠精神是决然态度。我们要用科技助力民族智慧，更保留自古相传的手工技法。变换的新工艺，不变换的匠人心。

鹿角胶

Lujiaojiao

【来源】 本品为鹿角经水煎煮、浓缩制成的固体胶。

【采收加工】 将鹿角锯段，漂泡洗净，分次水煎，滤过，合并滤液（或加入白矾细粉少量），静置，滤取胶液，浓缩（可加适量黄酒、冰糖和豆油）至稠膏状，冷凝，切块，晾干，即得。

【生产工艺】

1. 鹿角胶 取鹿角胶块，置火上烘软后，切成小方块（丁）。

2. 鹿角胶珠 取蛤粉置锅内，用中火加热，待蛤粉呈灵活状态时，均匀撒入鹿角胶块，翻炒至鼓起成珠，内无溏心时，取出，筛去蛤粉，放凉。

每100kg鹿角胶块，用蛤粉30~50kg。

【工艺要点】

1. 严格按照操作规程操作。

2. 鹿角胶珠，中火加热，用蛤粉炒至鼓起成珠，内无溏心。

3. 辅料用量 每100kg鹿角胶块，用蛤粉30~50kg。

【质量控制】 鹿角胶产品质量控制指标见表6-31。

表6-31 鹿角胶产品质量控制指标

品名	性状	检测项目
鹿角胶	扁方形块或丁状。黄棕色或红棕色，半透明，有的上部有黄白色泡沫层。质脆，易碎，断面光亮。气微，味微甜	水分≤15.0%；总灰分≤3.0%；重金属≤30mg/kg；砷盐≤2mg/kg；水不溶物≤2.0%；L-羟脯氨酸≥6.6%、甘氨酸≥13.3%、丙氨酸≥5.2%、L-脯氨酸≥7.5%
鹿角胶珠	类圆形，表面黄白色至淡黄色，较光滑，附有少量蛤粉，质松泡易碎，略有香味，味微甜	—

【炮制作用】 鹿角胶炮制作用见表6-32。

表6-32 鹿角胶炮制作用

品名	性味归经	炮制作用
鹿角胶	甘、咸，温。归肾、肝经	温补肝肾，益精养血
鹿角胶珠	甘、咸，温。归肾、肝经	降低其滋腻性，质变酥脆，并矫正其不良气味，便于粉碎和服用，可入丸、散剂

【贮藏】 密闭。

任务六　滑石粉炒技术

药物与受热均匀的滑石粉共同拌炒的方法，称为滑石粉炒技术。又称滑石粉烫。

一、炮制目的

1. 使药物质地酥脆，便于粉碎和煎煮 如鱼鳔胶、黄狗肾等韧性大的药物，滑石粉烫后，质地松泡酥脆，易于制剂时的粉碎和汤剂的煎煮。

2. 降低毒性 如水蛭等，炒后能降低毒性。

3. 矫臭矫味 动物类药物有腥臭气味，滑石粉烫后能矫其不良气味。

二、炮制方法

滑石粉味甘，性寒。具有清热利尿的作用。滑石粉质地细腻，与药物接触面积大，且传热较缓慢，使药物受热均匀，又很少被药物黏附。故滑石粉烫法多适用于韧性较大，受热后易出油而容易黏附辅料的动物类药物。

将滑石粉置锅内，用中火加热至翻动呈灵活状态时，投入净药物，翻炒至鼓起，酥脆，色泽加深时，取出，筛去滑石粉，放凉。

滑石粉的用量，一般为每100kg净药物，用滑石粉40～50kg。或以炒时能完全掩埋药物为宜。

滑石粉烫炒品表面呈黄色或色泽加深，鼓起，质地酥脆，有香气。成品含生片、糊片不得超过2%。

三、注意事项

1. 药物炒前，须进行净选和切制后分档。

2. 烫炒时用中火加热，以防药物焦糊或生熟不匀。一般以少量药物试烫，以便掌握火力，保证成品质量。

3. 滑石粉可反复使用，待色泽变灰暗色时，应及时更换，以免影响成品色泽。

水蛭
Shuizhi

【来源】本品为水蛭科动物蚂蟥 *Whitmania pigra* Whitman、水蛭 *Hirudo nipponica* Whitman 或柳叶蚂蟥 *Whitmania acranulata* Whitman 的干燥全体。

【采收加工】夏、秋二季捕捉，用沸水烫死，晒干或低温干燥。

【生产工艺】

1. 水蛭 取原药材，洗净，润软，切段，干燥。

2. 烫水蛭 将滑石粉置锅内，用中火加热，至翻动呈灵活状态时，投入净水蛭段，翻炒至微鼓起时，取出，筛去滑石粉，放凉。

每100kg净水蛭，用滑石粉40kg。

【工艺要点】

1. 严格按照操作规程操作。

2. 烫水蛭，中火加热，滑石粉炒至微鼓起。

3. 辅料用量 每100kg净水蛭，用滑石粉40kg。

【质量控制】水蛭产品质量控制指标见表6-33，水蛭及其炮制品见图6-16。

表6-33 水蛭产品质量控制指标

品名	性状	检测项目
水蛭	不规则的段状、扁块状或扁圆柱状。背部表面黑褐色，稍隆起，腹面棕褐色，均可见细密横环纹。切面灰白色至棕黄色，胶质状。质脆，气微腥	水分≤14.0%；总灰分≤10.0%；酸不溶性灰分≤3.0%；铅≤10mg/kg、砷≤5mg/kg、汞≤1mg/kg、镉≤1mg/kg；酸碱度应为5.0～7.5
烫水蛭	不规则段状、扁块状或扁圆柱状，略鼓起，背部黑褐色，腹面棕黄色至棕褐色，附有少量白色滑石粉。断面松泡，灰白色至焦黄色。气微腥	水分≤14.0%；总灰分≤10.0%；酸不溶性灰分≤3.0%；铅≤10mg/kg、砷≤5mg/kg、汞≤1mg/kg、镉≤1mg/kg；酸碱度应为5.0～7.5

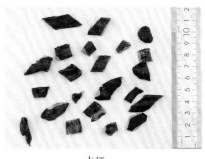
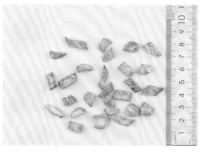

a.水蛭　　　　　　　　　　　　　　b.烫水蛭

图 6 - 16　水蛭及其炮制品

【炮制作用】水蛭炮制作用见表 6 - 34。

表 6 - 34　水蛭炮制作用

品名	性味归经	炮制作用
水蛭	咸、苦，平；有小毒。归肝经	破血通经，逐瘀消癥
烫水蛭	咸、苦，平；有小毒。归肝经	降低毒性，质地酥脆，利于粉碎，还能矫其腥气

【贮藏】置干燥处，防蛀。

刺猬皮
Ciweipi

【来源】本品为刺猬科动物刺猬 *Erinaceus europaeus* L. 或短刺猬 *Hemichianus dauricus* Sundevall 的干燥外皮。

【采收加工】捕获后，将皮剥下，除去油脂，撒上一层石灰，于通风处阴干。

【生产工艺】

1. 刺猬皮　取原药材，用碱水浸泡，刷去污垢，再用清水洗净，润透，切成小方块，干燥。

2. 烫刺猬皮　将滑石粉置锅内，用中火加热至翻动呈灵活状态时，投入净刺猬皮块，翻炒至棘刺鼓起，焦黄，质地发泡时，取出，筛去滑石粉，放凉。

每 100kg 净刺猬皮，用滑石粉 40kg。

【工艺要点】

1. 严格按照操作规程操作。

2. 滑石粉烫刺猬皮，中火加热，用滑石粉炒至棘刺鼓起，焦黄，质地发泡。

3. 辅料用量　每 100kg 净刺猬皮，用滑石粉 40kg。

【质量控制】刺猬皮产品质量控制指标见表 6 - 35，刺猬皮见图 6 - 17。

表 6 - 35　刺猬皮产品质量控制指标

品名	性状	检测项目
刺猬皮	带针状棘刺的皮块，边缘有毛，表面灰褐色或黑褐色，内面灰白色，质坚韧，有特殊腥臭气	—
烫刺猬皮	棘刺鼓起，边缘皮毛脱掉，黄色或焦黄色，质地发泡，刺尖秃，易折断，微有腥气	—

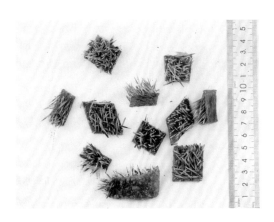

图 6 - 17　刺猬皮

【炮制作用】刺猬皮炮制作用见表 6 - 36。

表 6 - 36　刺猬皮炮制作用

品名	性味归经	炮制作用
刺猬皮	苦,平。归胃、大肠经	止血行瘀,止痛,固精缩尿
烫刺猬皮	苦,平。归胃、大肠经	质地酥脆,易于粉碎和煎煮,矫味

【贮藏】置通风干燥处,防霉,防蛀。

黄狗肾

Huanggoushen

【来源】本品为犬科动物雄性犬 *Canis familiaris* Linnaeus 的干燥带睾丸的阴茎。

【采收加工】捕获后,割取生殖器(阴茎和睾丸),除去附着的毛、皮、肌肉及脂肪,拉直,置阴凉处风干。

【生产工艺】

1. 黄狗肾　取原药材,用碱水洗净,再用清水洗涤,润软,切成小段或片,干燥。

2. 烫黄狗肾　将滑石粉置锅内,用中火加热,至翻动呈灵活状态时,投入净狗肾段或片,翻炒至松泡,呈黄褐色时,取出,筛去滑石粉,放凉。

每 100kg 净黄狗肾,用滑石粉 40kg。

【工艺要点】

1. 严格按照操作规程操作。

2. 滑石粉烫狗肾,中火加热,用滑石粉炒至质地松泡、黄褐色。

3. 辅料用量　每 100kg 净黄狗肾,用滑石粉 40kg。

【质量控制】黄狗肾产品质量控制指标见表 6 - 37。

表 6 - 37　黄狗肾产品质量控制指标

品名	性状	检测项目
黄狗肾	圆柱状小段或圆形片状,有少许毛附着,黄棕色,质地坚韧,有腥臭味	—
烫黄狗肾	圆柱状小段或圆形片状,有少许毛附着,黄褐色,质地松泡,腥臭味减弱	—

【炮制作用】黄狗肾炮制作用见表 6 - 38。

表 6 – 38　黄狗肾炮制作用

品名	性味归经	炮制作用
黄狗肾	咸，温。归肾经	温肾壮阳，补益精髓
烫黄狗肾	咸，温。归肾经	质地松泡，酥脆，易于粉碎和煎煮，且能矫其腥臭味，便于服用

【贮藏】置通风干燥处，防霉，防蛀。

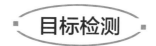

答案解析

一、选择题

A 型题（最佳选择题）

1. 麸炒法的辅料用量，一般是每 100kg 药物用麦麸
   A. 10kg　　　　　B. 20kg　　　　　C. 10 ~ 15kg
   D. 25kg　　　　　E. 5kg

2. 生品以理气宽中，行滞消胀为主；麸炒后可缓其辛燥之性和破气作用，并增强健胃消食之功的是
   A. 苍术　　　　　B. 枳壳　　　　　C. 枳实
   D. 僵蚕　　　　　E. 白术

3. 麸炒薏苡仁的炮制作用，叙述正确的是
   A. 缓和峻烈之性，增强散结消痈作用
   B. 缓和辛燥之性，增强健脾利湿作用
   C. 缓和辛燥之性，增强健脾止泻作用
   D. 增强健脾止泻作用
   E. 增强利水渗湿作用

4. 下列关于斑蝥的叙述，正确的是
   A. 斑蝥生品有大毒，不入药
   B. 斑蝥生品有大毒，可内服和外用，但用量要少
   C. 斑蝥米炒后，能消除其毒性
   D. 斑蝥米炒后，能降低其毒性，可供内服
   E. 斑蝥米炒后，毒性与生品无异

5. 下列关于土炒法的叙述，不正确的是
   A. 土粉应为细粉，以利于黏附于药物表面
   B. 炮制时用中火加热
   C. 土炒后的药物一般呈土黄色，药物表面挂匀土粉
   D. 土炒时操作要迅速，所以，土温过高或过低对炮制程度影响不大
   E. 土炒出锅要迅速，要快速筛去土粉防止将药物烫焦

6. 下列关于砂烫法的叙述，不正确的是
   A. 炒前要净选，分档
   B. 用武火加热
   C. 砂烫药物所需的温度基本一致

    D. 投入药物后，应不断用热砂掩埋、翻炒

    E. 炒制有毒药物后，河砂要弃去，不得再炒其他药物

7. 砂烫后能降低毒性，可供内服的药物是

    A. 鳖甲　　　　　　　B. 马钱子　　　　　　　C. 龟甲

    D. 骨碎补　　　　　　E. 鸡内金

8. 为了增强阿胶的益肺润燥作用，需用

    A. 蛤粉烫　　　　　　B. 炒炭　　　　　　　　C. 砂烫

    D. 蒲黄炒　　　　　　E. 土炒

9. 滑石粉烫后能降低毒性，用于破血，逐瘀，通经的药物是

    A. 鱼鳔胶　　　　　　B. 刺猬皮　　　　　　　C. 水蛭

    D. 黄狗肾　　　　　　E. 鹿筋

10. 加辅料炒法中，仅作为中间传热体的辅料是

    A. 蛤粉　　　　　　　B. 河砂　　　　　　　　C. 大米

    D. 灶心土　　　　　　E. 麦麸

B 型题（配伍选择题）

  A. 米炒斑蝥　　　　　　B. 砂烫马钱子　　　　　　C. 滑石粉烫水蛭

11. 毒性成分升华而降低毒性（　　）

12. 毒性成分转化而降低毒性（　　）

13. 毒性成分遇热被破坏而降低毒性（　　）

X 型题（多项选择题）

14. 药物麸炒后的炮制作用，叙述正确的是

    A. 麸炒苍术，缓其辛燥之性，增强健脾燥湿作用

    B. 麸炒薏苡仁，增强健脾止泻作用

    C. 麸炒僵蚕，增强补脾止泻作用

    D. 麸炒枳壳，降低毒性，利于服用

    E. 麸炒白术，缓其燥性，增强健脾和胃作用

15. 关于斑蝥的炮制，叙述正确的是

    A. 米炒前应除去头、足、翅

    B. 可用贴米法和拌米法炮制

    C. 米炒时用中火加热

    D. 操作时要防止中毒

    E. 炒至斑蝥微挂火色，显油亮时，即为程度适中

16. 下列关于山药的叙述，正确的是

    A. 生山药能补脾养胃，生津益肺，补肾涩精

    B. 生山药具健脾益气，燥湿利水作用

    C. 土炒山药增强补脾止泻作用

    D. 麸炒山药增强补脾止泻作用

    E. 麸炒山药增强补脾健胃作用

17. 砂烫法的炮制目的是

    A. 增强疗效　　　　　B. 改变药性　　　　　　C. 降低毒性

D. 矫味矫臭　　　　E. 洁净药物

18. 关于马钱子的应用，叙述正确的是

A. 生马钱子有大毒，仅供外用　　　B. 生马钱子有大毒，不可生用

C. 制马钱子毒性降低，仅供外用　　　D. 制马钱子毒性降低，可内服

E. 制马钱子内服时不可多服久服

二、综合问答题

1. 加固体辅料炒法包括哪些方法？炮制所用的火力各是什么？

2. 简述麸炒法的注意事项？

3. 马钱子砂烫的降毒原理是什么？

实训项目七　加固体辅料炒技术

【实训目的】

1. 掌握加固体辅料炒技术生产管理要点及质量控制要点；掌握常用设备标准操作规程。正确使用各种设备和工具。

2. 熟练使用各种炒制设备处理实训药物。能根据药物性质特点选用设备，使设备条件符合实训药物的炮制要求。

3. 学会正确进行清场，对设备进行清洁、维护、调试，正确填写生产记录。

【实训器材】

1. 实训设备　电子秤、液化气炉灶（套）、不锈钢盘（搪瓷盘）、不锈钢铲、炒药锅、炊帚、铁丝筛、抹布。

2. 实训材料　白术、枳壳、薏苡仁、党参、山药、骨碎补、鳖甲、阿胶、麦麸、河砂、醋、蛤粉、大米、灶心土。

【实训内容】

一、麸炒薏苡仁、白术、枳壳、山药（手工操作）

（一）操作步骤和方法（表6–39）

表6–39　麸炒操作步骤和方法

工作内容	操作方法和要求	注意事项
准备	器具洁净齐全、合理摆放	炒药锅、不锈钢盘、炒药锅、不锈钢铲洁净后才可以炒制
净制	通过净制操作，使净度符合《中国药典》及相关规定	注意药物大小分档。分别炮制不同药物
称量	待炮制品及辅料称取规范、准确	—
预热	按规定的火力预热炒药锅	要用合适的判断方法预测锅温，要求麸下烟起
投药与翻炒	先均匀、快速撒入麸皮，冒烟时投入薏苡仁，快速、均匀翻炒，炒至规定程度	翻炒要均匀、快速，以免药物受热不匀或程度太过
出锅	快速出锅，及时筛去焦麦麸，摊开晾凉	—
清场	按规程清洁器具，清理现场；和器具归类放置	换品种、操作结束时要对炒制器具、工作台进行清洁

（二）炮制程度和质量要求

炮制后质量应符合《中国药典》及《中药质量标准通则（试行）》的规定。

1. **麸炒薏苡仁**　形如薏苡仁，微鼓起，表面微黄色。

2. **麸炒枳壳**　形如枳壳，表面淡黄色，偶尔有焦斑，质脆，具焦麸香气。

3. **麸炒白术**　形如白术，表面黄棕色，偶见焦斑，质坚实，嚼之略带黏性。具焦香气。

4. **麸炒山药**　形如山药，表面黄白色或微黄色，质脆，易折断，富粉性，略具焦香气。

二、砂炒骨碎补、砂烫醋淬鳖甲（手工操作）

（一）操作步骤和方法（表6-40）

表6-40　砂炒骨碎补、砂烫醋淬鳖甲操作步骤和方法

工作内容	操作方法和要求	注意事项
准备	器具洁净齐全、合理摆放	炒药锅、不锈钢盘、炒药锅、不锈钢铲洁净后才可以炒制
净制	通过净制操作，使净度符合《中国药典》及相关规定	注意药物大小分档。注意分别炮制，不可交叉污染
称量	待炮制品及辅料称取规范、准确	每100kg净鳖甲，用醋20kg
预热	按规定的火力预热炒药锅	要用合适的判断方法预测锅温，要求河砂呈灵活状态
投药与翻炒	待河砂呈滑利状态时，投入骨碎补、净鳖甲，翻炒至质酥，表面黄色	翻炒要均匀、快速，以免药物受热不匀或程度太过
出锅	快速出锅，及时筛去河砂，鳖甲要趁热投入醋液中浸淬，捞出，干燥	
清场	按规程清洁器具，清理现场；和器具归类放置	换品种、操作结束时要对炒制器具、工作台进行清洁

（二）炮制程度和质量要求

炮制后质量应符合《中国药典》及《中药质量标准通则（试行）》的规定。

1. **醋鳖甲**　形如鳖甲，表面棕黄色或深黄色，质酥脆，略有醋气。

2. **烫骨碎补**　扁圆状鼓起，无鳞叶，表面黄棕色至深棕色，切面棕褐色，质轻，酥松。气微，味淡微涩。

三、米炒党参（手工操作）

（一）操作步骤和方法（表6-41）

表6-41　米炒党参操作步骤和方法

工作内容	操作方法和要求	注意事项
准备	器具洁净齐全、合理摆放	炒药锅、不锈钢盘、炒药锅、不锈钢铲洁净后才可以炒制
净制	通过净制操作，使净度符合《中国药典》及相关规定	注意药物大小分档
称量	待炮制品及辅料称取规范、准确	每100kg党参，用大米20kg
预热	按规定的火力预热炒药锅	—
投药与翻炒	大米炒至冒烟，投入党参翻炒至大米呈黄棕色	注意药的颜色变化，不可炒过
出锅	快速出锅，及时筛去大米，摊开放凉	—
清场	按规程清洁器具，清理现场；和器具归类放置	换品种、操作结束时要对炒制器具、工作台进行清洁

（二）炮制程度和质量要求

炮制后质量应符合《中国药典》及《中药质量标准通则（试行）》的规定。

米炒党参：表面深黄色，偶有焦斑，有特殊香气。

四、土炒白术、山药（手工操作）

（一）操作步骤和方法（表6-42）

表6-42　土炒白术、山药操作步骤和方法

工作内容	操作方法和要求	注意事项
准备	器具洁净齐全、合理摆放	炒药锅、不锈钢盘、炒药锅、不锈钢铲洁净后才可以炒制
净制	通过净制操作，使净度符合《中国药典》及相关规定	注意药物大小分档。分别炮制，防止交叉污染
称量	待炮制品及辅料称取规范、准确	每100kg白术、山药用大灶心土分别是25kg、30kg
预热	按规定的火力预热炒药锅	要用合适的判断方法预测锅温，要求土粉呈灵活状态
投药与翻炒	中火加热灶心土至灵活状态，投入药物翻炒至表面均匀挂土粉	注意药的颜色变化，不可焦糊
出锅	快速出锅，及时筛去土粉，摊开放凉	—
清场	按规程清洁器具，清理现场；和器具归类放置	换品种、操作结束时要对炒制器具、工作台进行清洁

（二）炮制程度和质量要求

炮制后质量应符合《中国药典》及《中药质量标准通则（试行）》的规定。

1. 土炒白术　形如白术，表面土黄色，沾有土粉，质坚实，嚼之略带黏性。具土香气。
2. 土炒山药　形如山药，表面土黄色，沾有土粉，质脆，易折断，富粉性。具土香气。

五、蛤粉炒阿胶珠（手工操作）

（一）操作步骤和方法（表6-43）

表6-43　蛤粉炒阿胶珠操作步骤和方法

工作内容	操作方法和要求	注意事项
准备	器具洁净齐全、合理摆放	炒药锅、不锈钢盘、炒药锅、不锈钢铲洁净后才可以炒制
净制	通过净制操作，使净度符合《中国药典》及相关规定	注意药物大小分档
称量	待炮制品及辅料称取规范、准确	每100kg阿胶丁，用蛤粉30～50kg
预热	按规定的火力预热炒药锅	要用合适的判断方法预测锅温，要求蛤粉呈灵活状态
投药与翻炒	待蛤粉呈灵活状态时，投入阿胶丁，翻炒至质酥，鼓起成珠，内无溏心	阿胶丁要均匀撒开，否则受热易互相粘连，鼓起不好
出锅	快速出锅，及时筛去蛤粉，摊开放凉	—
清场	按规程清洁器具，清理现场；和器具归类放置	换品种、操作结束时要对炒制器具、工作台进行清洁

（二）炮制程度和质量要求

炮制后质量应符合《中国药典》及《中药质量标准通则（试行）》的规定。

阿胶珠：呈类球形。表面棕黄色或灰白色，附有白色粉末。体轻，质酥，易碎。断面中空或多孔状，淡黄色至棕色。气微，味微甜。

书网融合……

重点回顾　　微课11　　微课12　　微课13　　微课14　　习题

项目七　炙制技术

📖 **导学情景**

情景描述：王某近几日出现了头晕头痛、牙龈红肿、咽喉肿痛、大便秘结等症状。就医后医生开具了黄连上清丸，王某看了药品说明书后非常不解，自己本身出现了牙龈肿痛的症状，为什么医生开具的黄连上清丸中有用酒炮制的药物？医生解释道，黄连上清丸方中有酒大黄和酒黄柏，酒炙引药上行，使大黄和黄柏能够作用于头面部，清上焦头面之火，达到治疗头晕头痛、牙龈红肿、咽喉肿痛的目的。

情景分析：大黄、黄柏等一些苦寒药，生品主清下焦湿热，酒炙后不但能缓和寒性，免伤脾胃阳气，并可借酒升提之力引药上行，清上焦邪热。

讨论：酒炙，是将药物加入定量酒拌炒的方法，属于中药炮制技术中的炙制技术，还有哪些药物可以用酒来炮制？

学前导语：炙制通过在炮制过程中加入酒、醋、盐水、姜汁、蜜、油等辅料，使药物性味归经发生变化，来达到临床治疗的目的。

将药物加入一定量的液体辅料拌炒，或经其他方式处理，使液体辅料逐渐渗入药物组织内部的炮制方法称为炙制技术。

炙制根据所用辅料不同，分为酒炙、醋炙、盐炙、姜炙、蜜炙、油炙等。炙制一般用文火，炒制时间较长，目的在于使液体辅料能够渗入药物组织内部。

炙制技术与加固体辅料炒技术在操作方法上基本相似，但二者又有区别。加固体辅料炒用固体辅料，辅料作为中间传热体，使药物受热均匀，与药物产生协同作用，辅料用量限制不严；而炙制则用液体辅料，辅料渗入药物组织内，对药物产生辅助作用，辅料用量限制严格。加固体辅料炒技术的温度较高，一般用中火或武火，翻炒时间较短，药物炒至表面颜色变黄或加深，炒后辅料全部筛去；而炙制温度较低，一般用文火，翻炒时间较长，药物炒至近干，辅料被药物吸收为度。

传统炙药的工具主要有炒药锅；目前国内中药饮片厂炙药所用设备为炒药机（图5-1、图5-2）。

任务一　酒炙技术 微课15

PPT

药物加入定量黄酒拌炒的方法，称为酒炙技术。

一、炮制目的

1. 引药上行，缓和药性　如大黄、黄柏等一些苦寒药，生品多清中、下焦湿热、酒炙后不但能缓和寒性、免伤脾胃阳气，并可借酒升提之力引药上行、清上焦邪热。

2. 增强活血通络作用　中药用酒炮制后，有助于有效成分的溶出，增加疗效。如当归、川芎等活血祛瘀、通络药经酒炙后，一方面酒对药物起协同作用；另一方面酒能增加有效成分的溶出率，增强疗效。

3. 矫臭矫味　如乌梢蛇、五灵脂等具有腥气的动物类药，酒炙后可除去或减弱腥臭气味，便于服用。

二、炮制方法

1. 先拌酒后炒药　将药物与一定量的酒拌匀，闷润。待酒被药物吸尽后，置炒制容器内，用文火炒至规定程度时，取出晾凉。此法适用于质地坚实的根及根茎类药物，如黄连、大黄、川芎、当归等。

2. 先炒药后加酒　将药物置炒制容器内，用文火炒至一定程度时，均匀喷洒一定量的酒，再用文火炒制规定程度，取出晾凉。此法适用于质地疏松的药物，如五灵脂等。

酒炙时，除另有规定外，一般以黄酒为主。每100kg药物用黄酒10～20kg。

三、注意事项

1. 加入一定量黄酒拌匀闷润过程中，容器应加盖，以免酒迅速挥发。
2. 若酒的用量较少，不易与药物拌匀时，可先将酒加适量水稀释后，再与药物拌润。
3. 酒炙时火力不宜过大，一般用文火，勤加翻动，炒至近干、颜色加深时，即可出锅。
4. 质地疏松的药物酒炙时，采用先炒药后加酒的方法炮制。

黄连
Huanglian

【来源】本品为毛茛科植物黄连 *Coptis chinensis* Franch.、三角叶黄连 *Coptis deltoidea* C. Y. Cheng et Hsiao 或云连 *Coptis teeta* Wall. 的干燥根茎。以上三种分别习称"味连""雅连""云连"。

【采收加工】秋季采挖，除去须根和泥沙，干燥，撞去残留须根。

【生产工艺】

1. 黄连片　除去杂质，润透后切薄片，晾干，或用时捣碎。

2. 酒黄连　取净黄连，用定量的黄酒拌匀，闷润。待酒被吸尽后，置炒制容器内，用文火炒干，取出，晾凉。

每100kg黄连，用黄酒12.5kg。

3. 姜黄连　取净黄连片，用定量的姜汁拌匀，闷润。待姜汁被吸尽后，置炒制容器内，用文火炒干，取出，晾凉。

每100kg黄连，用生姜12.5kg。

4. 萸黄连 取净吴茱萸加适量水煎煮，煎煮半小时，取吴茱萸汁拌入黄连片中，闷润至吴茱萸汁被吸尽后，置于温度适宜的热锅内，用文火炒干，取出晾凉。

每100kg 黄连，用吴茱萸 10kg。

【工艺要点】

1. 严格按照操作规程操作。

2. 黄连切制时尽量减少在水中的浸泡时间。

3. 辅料用量 酒黄连每100kg 黄连，用黄酒 12.5kg。

4. 酒黄连要求炒至色泽加深，略有酒香气。

【质量控制】黄连产品质量控制指标见表 7 - 1，黄连及黄连炮制品见图 7 - 1。

表 7 - 1 黄连产品质量控制指标

品名	性状	检测项目
黄连药材	味连：多集聚成簇，常弯曲，形如鸡爪。气微，味极苦 雅连：多为单枝，略呈圆柱形，微弯曲。"过桥"较长 云连：弯曲呈钩状，多为单枝，较细小	水分 ≤ 14.0%；总灰分 ≤ 5.0%；醇溶性浸出物 ≥ 15.0% 味连：小檗碱（$C_{20}H_{17}NO_4$）≥ 5.5%、表小檗碱（$C_{20}H_{17}NO_4$）≥ 0.80%、黄连碱（$C_{19}H_{13}NO_4$）≥ 1.6%，巴马汀（$C_{21}H_{21}NO_4$）≥ 1.5% 雅连：小檗碱（$C_{20}H_{17}NO_4$）≥ 4.5% 云连：小檗碱（$C_{20}H_{17}NO_4$）≥ 7.0%
黄连片（味连）	本品呈不规则的薄片。外表皮灰黄色或黄褐色，粗糙，有细小的须根。切面或碎断面鲜黄色或红黄色，具放射状纹理，气微，味极苦	水分 ≤ 12.0%；总灰分 ≤ 3.5%；醇溶性浸出物 ≥ 15.0%；小檗碱（$C_{20}H_{17}NO_4$）≥ 5.0%，表小檗碱、黄连碱、巴马汀的总量 ≥ 3.3%
酒黄连	本品形如黄连片，色泽加深。略有酒香气	同黄连片
姜黄连	本品形如黄连片，表面棕黄色。有姜的辛辣味	同黄连片
萸黄连	本品形如黄连片，表面棕黄色。有吴茱萸的辛辣香气	同黄连片

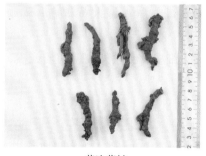
a.黄连药材

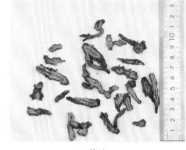
b.黄连

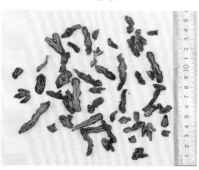
c.姜黄连

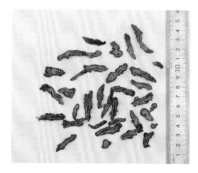
d.萸黄连

图 7 - 1 黄连及其炮制品

【炮制作用】 黄连炮制作用见表 7 - 2。

表 7 - 2 黄连炮制作用

品名	性味归经	炮制作用
黄连片	苦，寒。归心、脾、胃、肝、胆、大肠经	清热燥湿，泻火解毒
酒黄连	苦，寒。归心、脾、胃、肝、胆、大肠经	借酒力引药上行，缓其寒性，善清上焦头目之火，用于目赤肿痛及口疮
姜黄连	苦，寒。归心、脾、胃、肝、胆、大肠经	可缓和其寒性，并能增强止呕作用，善于清胃和胃止呕，用于寒热互结，湿热中阻，痞满呕吐
萸黄连	苦，寒。归心、脾、胃、肝、胆、大肠经	可缓和苦寒之性，使黄连寒而不滞，善于舒肝和胃止呕，用于肝胃不和，呕吐吞酸

【贮藏】 置通风干燥处。

👁 看一看7-1

黄连炮制研究

黄连主要含有小檗碱、表小檗碱、黄连碱、巴马汀等。随着炮制温度升高，黄连中小檗碱含量有所降低。黄连经辅料炮制后，可增加生物碱的溶出率，黄连中小檗碱溶出率为 58.17%，酒、姜汁、吴茱萸炮制后溶出率为 85%。主要化学成分小檗碱、巴马汀、药根碱总量次序为酒黄连 > 姜黄连 > 萸黄连 > 生黄连，但不同炮制品中生物碱含量变化不大。但也有研究表明萸黄连水煎液中总生物碱、小檗碱、巴马汀含量均降低，认为与吴茱萸制后降低黄连寒性的传统认识相一致。

大黄

Dahuang

【来源】 本品为蓼科植物掌叶大黄 *Rheum palmatum* L.、唐古特大黄 *Rheum tanguticum* Maxim. ex Balf. 或药用大黄 *Rheum officinale* Baill. 的干燥根和根茎。

【采收加工】 秋末茎叶枯萎或次春发芽前采挖，除去细根，刮去外皮，切瓣或段，绳穿成串干燥或直接干燥。

【生产工艺】

1. 大黄 除去杂质，洗净，润透，切厚片或块，晾干。

2. 酒大黄 取净大黄片或块，用定量的黄酒喷淋，拌匀，闷润。待酒被吸尽后，置炒制容器内，用文火炒干，色泽加深时，取出晾凉。

每 100kg 大黄片或块，用黄酒 10kg。

3. 熟大黄 取净大黄块或片，与定量的黄酒拌匀，闷润至酒被吸尽，装入蒸罐内或适宜容器内，密闭，隔水炖约 24~32 小时。也可置笼屉或适宜容器内，蒸透。

每 100kg 大黄片或块，用黄酒 30kg。

4. 大黄炭 取净大黄片或块，置温度适宜的热锅内，用武火炒至表面焦黑色，内部焦褐色时，取出，晾凉。筛去碎屑。

5. 醋大黄 取净大黄片或块，用米醋拌匀，闷润至透，置锅内，用文火加热，炒干，取出放凉。

每 100kg 大黄片或块，用米醋 15kg。

6. 清宁片 取大黄片或块，置煮制容器内，加水过药面，用武火加热，煮约 2 小时至烂时，加入黄酒（100:30）搅拌，再煮成泥状。取出晒干。粉碎。过 100 目筛细粉。再与黄酒、炼蜜混合成团块状，置笼屉内蒸约2小时至透，取出揉匀，搓成直径约14mm的圆条，于50~55℃低温干燥，烘至七成干时，装入容器内，闷约10天至内外湿度一致，手摸有挺劲，取出，切厚片，晾干。

每100kg大黄，用黄酒75kg，炼蜜40kg。

【工艺要点】

1. 严格按照操作规程操作。

2. 辅料用量 酒大黄每100kg大黄片或块，用黄酒10kg。

3. 大黄炭炒后要净选，使其符合净度标准；如出现火星过多，要及时喷淋适量清水熄灭火星，防止燃烧，失去存性；出锅后，要及时摊开晾凉，待散尽余热和湿气，检查无复燃可能，再贮存。

【质量控制】大黄产品质量控制指标见表7-3，大黄及其炮制品见图7-2。

表7-3 大黄产品质量控制指标

品名	性状	检测项目
大黄药材	类圆柱形、圆锥形、卵圆形或不规则块状。质坚实，有的中心稍松软，断面淡红棕色或黄棕色，显颗粒性；根茎髓部宽广，有星点环列或散在；根木部发达，具放射状纹理，形成层环明显，无星点。气清香，味苦而微涩，嚼之粘牙，有沙粒感	水分≤15.0%；总灰分≤10.0%；水溶性浸出物≥25.0%；总蒽醌以芦荟大黄素（$C_{15}H_{10}O_5$）、大黄酸（$C_{15}H_8O_6$）、大黄（$C_{15}H_{10}O_5$）、大黄酚（$C_{15}H_{10}O_4$）和大黄素甲醚（$C_{16}H_{12}O_5$）合计≥1.5%；游离蒽醌以芦荟大黄素（$C_{15}H_{10}O_5$）、大黄酸（$C_{15}H_8O_6$）、大黄（$C_{15}H_{10}O_5$）、大黄酚（$C_{15}H_{10}O_4$）和大黄素甲醚（$C_{16}H_{12}O_5$）合计≥0.20%
大黄	不规则类圆形厚片或块，大小不等。余同药材	水分≤13.0%；游离蒽醌以芦荟大黄素（$C_{15}H_{10}O_5$）、大黄酸（$C_{15}H_8O_6$）、大黄（$C_{15}H_{10}O_5$）、大黄酚（$C_{15}H_{10}O_4$）和大黄素甲醚（$C_{16}H_{12}O_5$）合计≥0.35%；其余同药材
酒大黄	形如大黄片，表面深棕黄色，有的可见焦斑。微有酒香气	游离蒽醌≥0.50%；其余同大黄
熟大黄	不规则的块片，表面黑色，断面中间隐约可见放射状纹理，质坚硬，气微香	同酒大黄
大黄炭	形如大黄片，表面焦黑色，有的内部深棕色或焦褐色，具焦香气	总蒽醌≥0.9%；游离蒽醌≥0.50%；其余同大黄药材
醋大黄	形如大黄片，略有醋气	—
清宁片	圆形厚片，表面乌黑色，有香气	—

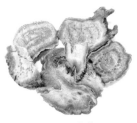
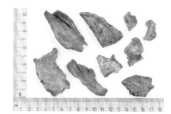
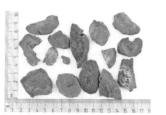

a.大黄　　　　　　　　b.酒大黄　　　　　　　　c.醋大黄

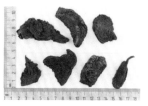
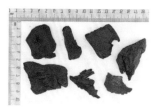

d.熟大黄　　　　　　　　e.大黄炭

图7-2 大黄及其炮制品

【炮制作用】大黄炮制作用见表7-4。

表7-4 大黄炮制作用

品名	性味归经	炮制作用
大黄	苦、寒。归脾、胃、大肠、肝、心包经	泻下攻积，清热泻火，凉血解毒，逐瘀通经，利湿退黄
酒大黄	苦、寒。归脾、胃、大肠、肝、心包经	善清上焦血分热毒，用于目赤咽肿、齿龈肿痛
熟大黄	苦、寒。归脾、胃、大肠、肝、心包经	泻下力缓、泻火解毒，用于火毒疮疡
大黄炭	苦、寒。归脾、胃、大肠、肝、心包经	凉血化瘀止血，用于血热有瘀出血症
醋大黄	苦、寒。归脾、胃、大肠、肝、心包经	消积化瘀，用于食积痞满，产后瘀停，癥瘕癖积
清宁片	苦、寒。归脾、胃、大肠、肝、心包经	泻下作用缓和，具缓泻而不伤气，逐瘀而不败正之功。多用于饮食停滞、口干舌燥，大便秘结的年老、体弱、久病患者

【贮藏】置通风干燥处，防蛀。

✎ 练一练7-1

大黄酒炙后泻下效力降低，其原因是（　　）

A. 鞣质含量升高　　　　　　　　B. 鞣质含量降低

C. 结合型蒽醌衍生物减少　　　　D. 游离型蒽醌衍生物减少

答案解析

乌梢蛇

Wushaoshe

【来源】本品为游蛇科动物乌梢蛇 *Zaocys dhumnades*（Cantor）的干燥体。

【采收加工】多于夏、秋二季捕捉，剖开腹部或先剥皮留头尾，除去内脏，盘成圆盘状，干燥。

【生产工艺】

1. 乌梢蛇 去头及鳞片，切寸段。

2. 乌梢蛇肉 取净乌梢蛇，加入定量黄酒，闷透，趁湿除去皮骨，切段，干燥，筛去碎屑。

每100kg净乌梢蛇，用黄酒20kg。

3. 酒乌梢蛇 取净乌梢蛇段，加入定量黄酒拌匀，稍闷，待酒被吸尽后，用文火炒至微黄色，取出，晾凉，筛去碎屑。

每100kg乌梢蛇，用黄酒20kg。

【工艺要点】

1. 严格按照操作规程操作。

2. 辅料用量 酒乌梢蛇每100kg净乌梢蛇段，用黄酒20kg。

3. 乌梢蛇用黄酒闷润时加盖，以防挥发。

【质量控制】乌梢蛇产品质量控制指标见表7-5，乌梢蛇及其炮制品见图7-3。

表7-5 乌梢蛇产品质量控制指标

品名	性状	检测项目
乌梢蛇药材	本品呈圆盘状，盘径约16cm。表面黑褐色或绿黑色，密被菱形鳞片；背鳞行数成双，背中央2~4行鳞片强烈起棱，形成两条纵贯全体的黑线。头盘在中间，扁圆形，眼大而下凹陷，有光泽。气腥，味淡	醇溶性浸出物≥12.0%

续表

品名	性状	检测项目
乌梢蛇	本品呈半圆筒状或圆槽状的段，长2~4cm，背部黑褐色或灰黑色，腹部黄白色或浅棕色，脊部隆起呈屋脊状，脊部两侧各有2~3条黑线，肋骨排列整齐，肉淡黄色或浅棕色。有的可见尾部。质坚硬，气腥，味淡	水分≥13.0%；醇溶性浸出物≥12.0%
乌梢蛇肉	不规则的片或段，长2~4cm，淡黄色至黄褐色。质脆。气腥，略有酒气	水分≥11.0%；醇溶性浸出物≥14.0%
酒乌梢蛇	形如乌梢蛇段。表面棕褐色至黑色，蛇肉浅棕黄色至黄褐色，质坚硬。略有酒气	水分≥13.0%；醇溶性浸出物≥12.0%

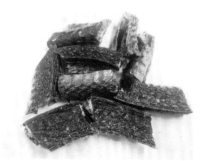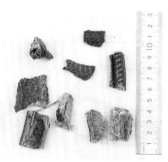

a.乌梢蛇　　　　　　　　　　　　b.酒乌梢蛇

图7-3　乌梢蛇及其炮制品

【炮制作用】　乌梢蛇炮制作用见表7-6。

表7-6　乌梢蛇炮制作用

品名	性味归经	炮制作用
乌梢蛇	甘、平。归肝经	祛风，通络，止痉
酒乌梢蛇	甘、平。归肝经	增强祛风通络作用，并能矫臭、防腐，利于服用和贮存，用于风湿顽痹、麻木拘挛、中风口眼㖞斜、半身不遂、抽搐痉挛、破伤风、麻风等

【贮藏】　置干燥处，防霉，防蛀。

丹参

Danshen

【来源】　本品为唇形科植物丹参 *Salvia miltiorrhiza* Bge. 的干燥根和根茎。

【采收加工】　春、秋二季采挖，除去泥沙，干燥。

【生产工艺】

1. 丹参　原药材除去杂质和残茎，洗净，润透，切厚片，干燥。

2. 酒丹参　取丹参片，加入定量黄酒拌匀，闷润，酒吸尽后文火炒干，取出晾凉。

每100kg丹参片，用黄酒10kg。

【工艺要点】

1. 严格按照操作规程操作。

2. 辅料用量　酒丹参每100kg丹参片，用黄酒10kg。

3. 丹参用黄酒闷润时加盖，以防挥发。

【质量控制】　丹参产品质量控制指标见表7-7，丹参及其炮制品如图7-4所示。

表7-7 丹参产品质量控制指标

品名	性状	检测项目
丹参原药材	长圆柱形,略弯曲,有的分枝并具须状细根。表面棕红色或暗棕红色,粗糙,具纵皱纹。老根外皮疏松,多显紫棕色,常呈鳞片状剥落。质硬而脆,断面疏松,有裂隙或略平整而致密,皮部棕红色,木部灰黄色或紫褐色,导管束黄白色,呈放射状排列。气微,味微苦涩	水分≤13.0%;总灰分≤10.0%;酸不溶性灰分≤3.0%;重金属残留量:铅≤5mg/kg、砷≤2mg/kg、铜≤20mg/kg、汞≤0.2mg/kg、镉≤1mg/kg;水溶性浸出物≥35.0%;醇溶性浸出物≥15.0%;丹参酮ⅡA($C_{19}H_{18}O_3$)、隐丹参酮($C_{19}H_{20}O_3$)和丹参酮Ⅰ($C_{18}H_{12}O_3$)总计≥0.25%;丹酚酸B($C_{36}H_{30}O_{16}$)≥3.0%
丹参	本品呈类圆形或椭圆形的厚片。外表皮棕红色或暗棕红色,气微,味微苦涩	酸不溶性灰分≤2.0%;醇溶性浸出物≥11.0%;水分、总灰分、水溶性浸出物同药材
酒丹参	本品形如丹参片,表面红褐色,略具酒香气	水分≤10.0%;总灰分≤10.0%;水溶性浸出物≥35.0%;醇溶性浸出物≥11.0%

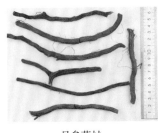 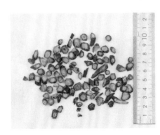 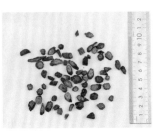

a.丹参药材　　　　　　　　b.丹参　　　　　　　　c.酒丹参

图7-4 丹参及其炮制品

【炮制作用】丹参炮制作用见表7-8。

表7-8 丹参炮制作用

品名	性味归经	炮制作用
丹参	苦,微寒。归心、肝经	活血祛瘀,通经止痛,清心除烦,凉血消痈
酒丹参	苦,微寒。归心、肝经	缓和寒凉之性,增强活血祛瘀,调经作用

【贮藏】置干燥处。

川芎
Chuanxiong

【来源】本品为伞形科植物川芎 *Ligusticum chuanxiong* Hort. 的干燥根茎。

【采收加工】夏季当茎上的节盘显著突出,并略带紫色时采挖,除去泥沙,晒后烘干,再去须根。

【生产工艺】

1. 川芎 取原药材,除去杂质,大小分档,洗净,润透,切厚片,干燥。

2. 酒川芎 取净川芎片,加入定量的黄酒,拌匀,闷润。待酒被吸尽后,置炒制容器内,用文火炒至近干,呈棕黄色时,取出晾凉。

每100kg川芎片,用黄酒10kg。

【工艺要点】

1. 严格按照操作规程操作。

2. 辅料用量 酒川芎每100kg川芎片,用黄酒10kg。

3. 川芎用黄酒闷润时加盖,以防挥发。

【质量控制】川芎产品质量控制指标见表7-9,川芎及其炮制品见图7-5。

表7-9 川芎产品质量控制指标

品名	性状	检测项目
川芎药材	不规则结节状拳形团块。表面灰褐色或褐色，粗糙皱缩，有多数平行隆起的轮节，质坚实，不易折断，断面黄白色或灰黄色，散有黄棕色的油室，气浓香，味苦、辛，稍有麻舌感，微回甜	水分≤12.0%；总灰分≤6.0%；酸不溶性灰分≤2.0%；浸出物≥12.0%；阿魏酸（$C_{10}H_{10}O_4$）≥0.10%
川芎	不规则厚片，外表皮灰褐色或褐色，有皱缩纹。切面黄白色或灰黄色，具有明显波状环纹或多角形纹理，散生黄棕色油点。质坚实。气浓香，味苦、辛，微甜	同药材
酒川芎	色泽加深，偶有焦斑，质坚脆，略有酒气	—

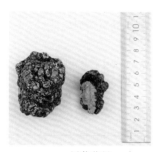
a.川芎药材
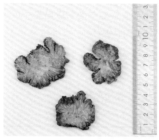
b.川芎
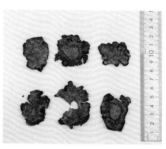
c.酒川芎

图7-5 川芎及其炮制品

【炮制作用】川芎炮制作用见表7-10。

表7-10 川芎炮制作用

品名	性味归经	炮制作用
川芎	辛，温。归肝、胆、心包经	活血行气，祛风止痛
酒川芎	辛，温。归肝、胆、心包经	借酒力引药上行，增强活血，行气，止痛作用

【贮藏】置阴凉干燥处，防蛀。

当归
Danggui

【来源】本品为伞形科植物当归 *Angelica sinensis*（Oliv.）Diels 的干燥根。

【采收加工】秋末采挖，除去须根和泥沙，待水分稍蒸发后，捆成小把，上棚，用烟火慢慢熏干。

【生产工艺】

1. 当归 除去杂质，洗净，润透，切薄片，晒干或低温干燥。

2. 酒当归 取净当归片，加入定量黄酒拌匀，在密闭的容器中闷润，待酒被吸尽后，置炒制容器内，文火加热，炒至深黄色，取出晾凉，筛去碎屑。

每100kg净当归片，用黄酒10kg。

3. 土炒当归 取当归片，用灶心土细粉炒至表面挂土色，筛去多余土粉，取出放凉。

每100kg当归片，用灶心土20kg。

4. 当归炭 取当归片置锅内，用中火加热，炒至焦褐色，喷淋清水少许，灭尽火星取出，凉透。

【工艺要点】

1. 严格按照操作规程操作。

2. 辅料用量　酒当归每 100kg 当归片，用黄酒 10kg。

3. 炒炭后筛去碎屑，摊开及时散热，防止复燃。

【质量控制】 当归产品质量控制指标见表 7－11，当归及其炮制品见图 7－6。

表 7－11　当归产品质量控制指标

品名	性状	检测项目
当归药材	圆柱形，下部有支根 3~5 条或更多。表面浅棕色至棕褐色，具纵皱纹和横长皮孔样突起。质柔韧，断面黄白色或淡黄棕色，皮部厚，有裂隙和多数棕色点状分泌腔，木部色较淡，形成层环黄棕色。有浓郁的香气，味甘、辛、微苦	水分≤15.0%；总灰分≤7.0%；酸不溶性灰分≤2.0%；重金属残留量：铅≤5mg/kg、砷≤2mg/kg、铜≤20mg/kg、汞≤0.2mg/kg、镉≤1mg/kg；浸出物≥45.0%；挥发油≥0.4%（ml/g）；阿魏酸（$C_{10}H_{10}O_4$）≥0.050%
当归	类圆形、椭圆形或不规则薄片。外表皮浅棕色至棕褐色。切面浅棕黄色或黄白色，平坦，有裂隙，中间有浅棕色的形成层环，并有多数棕色的油点，香气浓郁，味甘、辛、微苦	检查、浸出物同药材
酒当归	形如当归片。切面深黄色或浅棕黄色，略有焦斑。香气浓郁，并略有酒香气	水分≤10.0%；总灰分≤7.0%；酸不溶性灰分≤2.0%；浸出物≥50.0%
土炒当归	形如当归片，表面深黄色（挂土色），有香气	—
当归炭	形如当归片，表面黑褐色，断面灰棕色	—

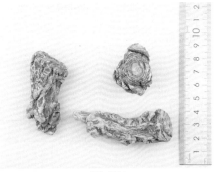

a.当归药材

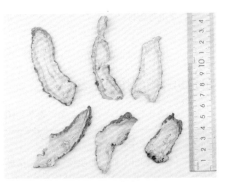

b.当归

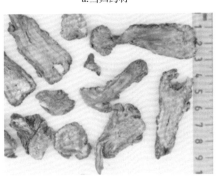

c.酒当归

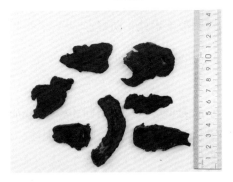

d.当归炭

图 7－6　当归及其炮制品

【炮制作用】 当归炮制作用见表 7－12。

表 7－12　当归炮制作用

品名	性味归经	炮制作用
当归	甘、辛，温。归肝、心、脾经	补血活血，调经止痛，润肠通便
酒当归	甘、辛，温。归肝、心、脾经	酒当归活血通经
土当归	甘、辛，温。归肝、心、脾经	健脾止泻
当归炭	甘、辛，温。归肝、心、脾经	活血止血

【贮藏】置阴凉干燥处，防潮，防蛀。

白芍
Baishao

【来源】本品为毛茛科植物芍药 *Paeonia lactiflora* Pall. 的干燥根。

【采收加工】夏、秋二季采挖，洗净，除去头尾和细根，置沸水中煮后除去外皮或去皮后再煮，晒干。

【生产工艺】

1. 白芍 洗净，润透，切薄片，干燥。

2. 炒白芍 取净白芍片，置炒制器具内，文火炒至表面微黄色，取出晾凉。

3. 酒白芍 取净白芍片，与定量黄酒拌匀后在密闭的容器中闷润，待酒被吸尽后，置炒制器具内，文火炒干，取出晾凉。

每100kg 净白芍片，用黄酒 10kg。

4. 醋白芍 取净白芍片，与定量醋拌匀，稍闷，醋吸尽后置锅内，文火加热，炒干，取出放凉。

每100kg 净白芍片，用醋 15kg。

5. 土炒白芍 取定量灶心土细粉置锅内，用中火炒热，倒入白芍片，炒至表面挂土色，微显焦黄色时，取出，筛去土粉，放凉。

每100kg 白芍片，用灶心土 20kg。

【工艺要点】

1. 严格按照操作规程操作。

2. 辅料用量 酒白芍每100kg 白芍片，用黄酒 10kg。

3. 白芍用黄酒闷润时要加盖，以防黄酒挥发。

4. 酒白芍炒制表面微黄色或淡棕黄色，有的可见焦斑，微有酒香气。

【质量控制】白芍产品质量控制指标见表 7-13，白芍及其炮制品见图 7-7。

表 7-13 白芍产品质量控制指标

品名	性状	检测项目
白芍药材	本品呈圆柱形，平直或稍弯曲，两端平截。表面类白色或淡棕红色，光洁或有纵皱纹及细根痕，偶有残存的棕褐色外皮。质坚实，不易折断，断面较平坦，类白色或微带棕红色，形成层环明显，射线放射状。气微，味微苦、酸。	水分≤14.0%；总灰分≤4.0%；重金属残留量：铅≤5mg/kg、砷≤2mg/kg、铜≤20mg/kg、汞≤0.2mg/kg、镉≤1mg/kg；二氧化硫残留量≤400mg/kg；浸出物≥22.0%；芍药苷（$C_{23}H_{28}O_{11}$）≥1.6%
白芍	类圆形的薄片。表面淡棕红色或类白色。切面微带棕红色或类白色，形成层环明显，可见稍隆起的筋脉纹呈放射状排列。气微，味微苦、酸。	芍药苷（$C_{23}H_{28}O_{11}$）≥1.2%；余同药材
炒白芍	形如白芍片，表面微黄色或淡棕黄色，有的可见焦斑。气微香。	水分≤10.0%；总灰分、二氧化硫残留量、浸出物、芍药苷同白芍
酒白芍	形如白芍片，表面微黄色或淡棕黄色，有的可见焦斑。微有酒香气。	浸出物≥20.5%；芍药苷（$C_{23}H_{28}O_{11}$）≥1.2%；水分、总灰分、二氧化硫残留量同药材
醋白芍	形如白芍片，微有醋气。	—
土炒白芍	形如白芍片，土黄色，微有焦土气。	—

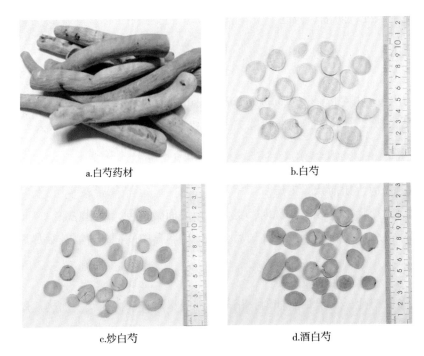

a.白芍药材　　　　　　　　　　b.白芍

c.炒白芍　　　　　　　　　　d.酒白芍

图7-7　白芍及其炮制品

【炮制作用】白芍炮制作用见表7-14。

表7-14　白芍炮制作用

品名	性味归经	炮制作用
白芍	苦、酸，微寒。归肝、脾经	养血调经，敛阴止汗，柔肝止痛，平抑肝阳
炒白芍	苦、酸，微寒。归肝、脾经	寒性缓和，以养血和营，敛阴止汗为主
酒白芍	苦、酸，微寒。归肝、脾经	用于胁痛，腹痛，月经不调
醋白芍	苦、酸，微寒。归肝、脾经	引药入肝，增强敛血养血、疏肝解郁作用
土炒白芍	苦、酸，微寒。归肝、脾经	入脾，增强养血和脾、止泻作用

【贮藏】置干燥处，防蛀。

任务二　醋炙技术 微课16

PPT

药物加入定量米醋拌炒至规定程度的方法，称为醋炙技术。

一、炮制目的

1. 引药入肝经，增强活血止痛作用　醋炙引药入肝经，可增强乳香、三棱活血散瘀止痛的作用，也可增强柴胡、香附疏肝止痛的作用。

2. 降低毒性　甘遂、商陆等醋炙后可降低毒性，缓和泻下作用。

3. 矫臭矫味　树脂类、动物粪便类药物醋炙可矫臭矫味，如五灵脂、乳香、没药。

二、炮制方法

1. 先拌醋后炒药　将药物与一定量的米醋拌匀，闷润。待米醋被药物吸尽后，置炒制容器内，用文火炒至规定程度时，取出晾凉。大多数需要醋炙的药物采用此法进行炮制，如延胡索、香附、甘遂、柴胡、郁金、三棱。

2. 先炒药后加醋　将药物置炒制容器内，用文火炒至一定程度时，均匀喷洒一定量的米醋，再用文火炒至规定程度，取出晾凉。此法适用于不宜用先拌醋后炒药的药物，如五灵脂、乳香、没药等。

除另有规定外，每 100kg 待炮制品，一般用米醋 20kg，最多不超过 50kg。

三、注意事项

1. 将药物大小分档，分别炮制。
2. 若醋的用量较少，不易与药物拌匀时，可先将醋加适量水稀释后，再与药物拌润。
3. 醋炙时火力不宜过大，一般用文火，勤加翻动，炒至近干、颜色加深时，即可出锅。
4. 树脂类、动物粪便类药醋炙时，采用先炒药后加米醋的方法炮制。

延胡索
Yanhusuo

【来源】本品为罂粟科植物延胡索 *Corydalis yanhusuo* W. T. Wang 的干燥块茎。

【采收加工】夏初茎叶枯萎时采挖，除去须根，洗净，置沸水中煮或蒸至恰无白心时，取出，晒干。

【生产工艺】

1. 延胡索　取原药材，除去杂质，洗净，干燥，切厚片或用时捣碎。

2. 醋延胡索

（1）醋炙　取净延胡索或延胡索片，加入定量醋，拌匀，闷润至醋被吸尽，置炒制器具内文火加热，炒干。取出晾凉，筛去碎屑。

（2）醋煮　取净延胡索，置煮制容器内，加入定量的醋和适量清水（以平药面为宜），用文火煮至透心，醋液被吸尽后，取出，晾至六成干。切厚片，晒干，或晒干后捣碎。

每 100kg 延胡索，用醋 20kg。

3. 酒延胡索　取净延胡索片或碎块。加入定量的黄酒拌匀，闷透，置锅中用文火加热，炒干，取出放凉。

每 100kg 延胡索片或碎块，用黄酒 15kg。

【工艺要点】

1. 严格按照操作规程操作。
2. 酒延胡索和醋延胡索严格使用文火炒制，火大会导致辅料过早挥发散失。
3. 辅料用量　延胡索 100kg，用醋 20kg，黄酒 15kg。

【质量控制】延胡索产品质量控制指标见表 7-15，延胡索及其炮制品见图 7-8。

表 7-15　延胡索产品质量控制指标

品名	性状	检测项目
延胡索药材	本品呈不规则的扁球形。表面黄色或黄褐色，有不规则网状皱纹。顶端有略凹陷的茎痕，底部常有疙瘩状突起。质硬而脆，断面黄色，角质样，有蜡样光泽。气微，味苦	水分≤15.0%；总灰分≤4.0%；浸出物≥13.0%；黄曲霉毒素：B_1≤5μg/kg、B_1、B_2、G_1、G_2 合计≤10μg/kg；延胡索乙素（$C_{21}H_{25}NO_4$）≥0.050%
延胡索	同药材	延胡索乙素（$C_{21}H_{25}NO_4$）≥0.040%，余同药材
醋延胡索	本品形如延胡索片，表面和切面黄褐色，质较硬。微具醋香气	同延胡索
酒延胡索	本品形如延胡索片，表面呈深黄色或黄褐色，略有酒香气	—

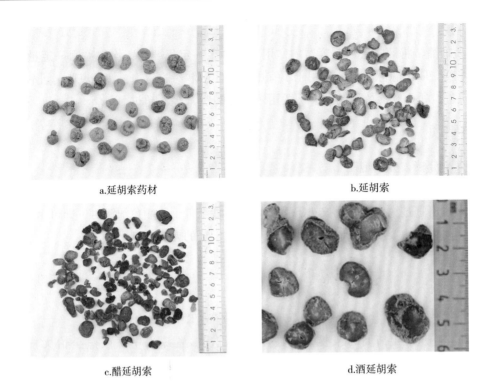

a.延胡索药材　　　　　　　　　　　　b.延胡索

c.醋延胡索　　　　　　　　　　　　d.酒延胡索

图7－8　延胡索及其炮制品

【炮制作用】　延胡索炮制作用见表7－16。

表7－16　延胡索炮制作用

品名	性味归经	炮制作用
延胡索	辛、苦、温。归肝、脾经	活血，行气，止痛
醋延胡索	辛、苦、温。归肝、脾经	醋制后能提高有效成分的煎出率，增强行气止痛作用
酒延胡索	辛、苦、温。归肝、脾经	酒制后以活血、祛瘀、止痛为主

【贮藏】　置干燥处，防蛀。

✎ 练一练7-2 ————

延胡索醋炙时，80kg的延胡索片或碎块，用米醋（　　）

A. 20kg　　　　B. 10kg　　　　C. 8kg　　　　D. 16kg

答案解析

五灵脂

Wulingzhi

【来源】　本品为鼯鼠科动物复齿鼯鼠 *Trogopterus xanthipes* Milne－Edwards. 的干燥粪便。

【采收加工】　主产于河北、山西等地。全年均可采收，除去杂质，干燥。

【生产工艺】

1. 五灵脂　取原药材，除去杂质及灰屑；灵脂块，捣碎。

2. 醋五灵脂　取净五灵脂置锅内，文火加热，炒至有腥臭气逸出，表面颜色加深时，喷淋米醋，炒至微干，有光泽时，取出晾凉。

每100kg五灵脂，用醋10kg。

3. 酒五灵脂　取净五灵脂置锅内，文火加热，炒至有腥臭气逸出，表面颜色加深时，喷淋定量黄酒，炒至微干，取出晾凉。

每 100kg 五灵脂，用黄酒 15kg。

【工艺要点】

1. 严格按照操作规程操作。

2. 动物粪便类药如五灵脂，先加醋易松散，呈碎块状，都应采用先炒药后加醋的方法炮制。

3. 先炒药后加醋时，宜边喷醋边翻药，使之均匀。

4. 辅料用量　五灵脂每 100kg，用醋 10kg，黄酒 15kg。

【质量控制】　五灵脂产品质量控制指标如表 7-17 所示，五灵脂及炮制品见图 7-9。

表 7-17　五灵脂产品质量控制指标

品名	性状	检测项目
五灵脂药材	灵脂块：不规则的块状，大小不一。表面褐棕色或灰棕色，凹凸不平，有油润性光泽。质硬，断面黄棕色，不平坦，气腥臭 灵脂米：为长椭圆颗粒，表面褐棕色或灰棕色，较平滑，体轻，质松，易折断，断面黄绿色，不平坦，纤维性。气微	—
醋五灵脂	形如灵脂块或灵脂米，表面灰褐色或焦褐色，稍有光泽，内面黄褐色或棕褐色。质轻松。略有醋气	—
酒五灵脂	形如灵脂块或灵脂米，表面黄黑色。质较松。略有酒气	—

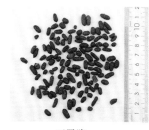
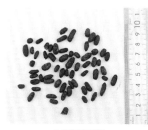
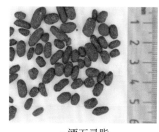

a.五灵脂　　　　　　　b.醋五灵脂　　　　　　　c.酒五灵脂

图 7-9　五灵脂及其炮制品

【炮制作用】　五灵脂炮制作用见表 7-18。

表 7-18　五灵脂炮制作用

品名	性味归经	炮制作用
五灵脂	咸、甘，温。归肝经	活血化瘀，止痛
醋五灵脂	咸、甘，温。归肝经	醋五灵脂能引药入肝，增强散瘀止血作用，并可矫臭矫味，便于服用
酒五灵脂	咸、甘，温。归肝经	增强活血止痛作用，并可矫臭矫味

【贮藏】　置通风干燥处。

💕 **药爱生命**

中药"十九畏"记载："川乌草乌不顺犀，人参最怕五灵脂"。前人将人参与五灵脂列为配伍禁忌，属"十九畏"内容之一。《中国药典》（1963 年版）中亦载有人参畏五灵脂，五灵脂恶人参。虽然古今临床实践与现代实验研究均无确切证据表明两药之间存在绝对的配伍禁忌，但在临床上如确实需要两药配伍使用，还是要慎重。

香附

Xiangfu

【来源】本品为莎草科植物莎草 *Cyperus rotundus* L. 的干燥根茎。

【采收加工】秋季采挖，燎去毛须，置沸水中略煮或蒸透后晒干，或燎后直接晒干。

【生产工艺】

1. 香附　取原药材，除去毛须及杂质，切厚片或碾碎。

2. 醋香附　取净香附片（粒），加入定量米醋，拌匀，闷润，待醋被吸尽后，置炒制容器内，用文火炒干，取出，晾凉。

每100kg香附，用醋20kg。

3. 香附炭　取净香附，大小分档，置锅内，用中火加热，炒至表面焦黑色，内部焦褐色，喷淋清水少许，灭尽火星，取出晾干，凉透。

4. 四制香附　取香附碎块或片，用姜汁、盐水、黄酒、米醋拌匀，闷透，置锅内，用文火加热，炒干，取出放凉。

每100kg香附块或片，用黄酒、醋各10kg，生姜5kg、食盐2kg。

5. 酒香附　取香附碎块或片加黄酒拌匀，闷透，置锅内，用文火加热，炒干，取出放凉。

每100kg净香附，用黄酒20kg。

【工艺要点】

1. 严格按照操作规程操作。

2. 醋香附要求炒至表面黑褐色，微有醋香气，味微苦。

3. 辅料用量　醋香附每100kg，用醋20kg。

【质量控制】香附产品质量控制指标见表7－19，香附及其炮制品见图7－10。

表7－19　香附产品质量控制指标

品名	性状	检测项目
香附药材	本品多呈纺锤形，有的略弯曲，表面棕褐色或黑褐色，有纵皱纹，并有6～10个略隆起的环节，节上有未除净的棕色毛须和须根断痕。去净毛须者较光滑，环节不明显。质硬，经蒸煮者断面黄棕色或红棕色，角质样；生晒者断面色白而显粉性，内皮层环纹明显，中柱色较深，点状维管束散在。气香，味微苦	水分≤13.0%；总灰分≤4.0%；浸出物≥15.0%；挥发油≥1.0%（ml/g）
香附	不规则厚片或颗粒状。外表皮棕褐色或黑褐色，有时可见环节。切面色白或黄棕色，质硬，内皮层环纹明显。气香，味微苦	浸出物≥11.5%；余同药材
醋香附	形如香附片（粒），表面黑褐色。微有醋香气，味微苦	浸出物≥13.0%；挥发油≥0.8%（ml/g）；余同药材
香附炭	形如香附碎块或片，表面焦黑色，内呈焦褐色	—
四制香附	形如香附碎块或片，表面深棕褐色，内呈黄褐色，具有清香气	—
酒香附	形如香附碎块或片，表面红紫色，略有酒气	—

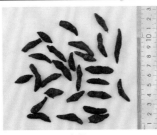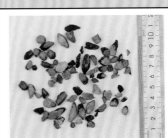

a.香附　　　　　　　　　　　　　　b.醋香附

图7－10　香附及其炮制品

【炮制作用】香附炮制作用见表7－20。

表7－20　香附炮制作用

品名	性味归经	炮制作用
香附	辛、微苦、微甘，平。归肝、脾、三焦经	疏肝解郁，理气宽中，调经止痛
醋香附	辛、微苦、微甘，平。归肝、脾、三焦经	醋香附专入肝经，增强疏肝止痛作用，并能消积化滞
香附炭	辛、微苦涩、微甘，平。归肝、脾、三焦经	多用于妇女崩漏不止
四制香附	辛、微苦、微甘，平。归肝、脾、三焦经	以行气解郁、调经散结为主
酒香附	辛、微苦、微甘，平。归肝、脾、三焦经	以通经脉、散结滞为主

【贮藏】置阴凉干燥处，防蛀。

甘遂

Gansui

【来源】本品为大戟科植物甘遂 *Euphorbia kansui* T. N. Liou ex T. P. Wang 的干燥块根。

【采收加工】春季开花前或秋末茎叶枯萎后采挖，撞去外皮，晒干。

【生产工艺】

1. 甘遂　取原药材，除去杂质，洗净，干燥。

2. 醋甘遂　取净甘遂，用定量的米醋拌匀，闷润。待醋被吸尽后，置炒制容器内，用文火炒干，取出，晾凉。

每100kg甘遂，用醋30kg。

【工艺要点】

1. 严格按照操作规程操作。

2. 辅料用量　醋甘遂每100kg甘遂，用醋30kg。

3. 醋甘遂要求炒至表面黄色至棕黄色，有的可见焦斑，微有醋香气，味微酸而辣。

【质量控制】甘遂产品质量控制指标如表7－21所示，甘遂见图7－11。

表7－21　甘遂产品质量控制指标

品名	性状	检测项目
甘遂药材	本品呈椭圆形、长圆柱形或连珠形。表面类白色或黄白色，凹陷处有棕色外皮残留。质脆，易折断，断面粉性，白色，木部微显放射状纹理；长圆柱状者纤维性较强。气微，味微甘而辣	水分≤12.0%；总灰分≤3.0%；浸出物≥15.0%；大戟二烯醇（$C_{30}H_{50}O$）≥0.12%
甘遂	表面类白色或黄白色，凹陷处有棕色外皮残留。质脆，易折断，断面粉性，白色，木部微显放射状纹理；长圆柱状者纤维性较强。气微，味微甘而辣	同药材
醋甘遂	形如甘遂，表面黄色至棕黄色，有的可见焦斑。微有醋香气，味微酸而辣	同药材

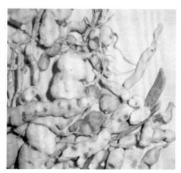

图7－11　甘遂

【炮制作用】甘遂炮制作用见表7-22。

表7-22 甘遂炮制作用

品名	性味归经	炮制作用
甘遂	苦，寒，有毒。归肺、肾、大肠经	泻水逐饮，消肿散结
醋甘遂	苦，寒，有毒。归肺、肾、大肠经	醋甘遂毒性降低，缓和峻泻作用，也入丸、散剂

【贮藏】置通风干燥处，防蛀。

柴胡
Chaihu

【来源】本品为伞形科植物柴胡 *Bupleurum chinense* DC. 或狭叶柴胡 *Bupleurum scorzonerifolium* Willd. 的干燥根。按性状不同，分别习称"北柴胡"和"南柴胡"。

【采收加工】春、秋二季采挖，除去茎叶和泥沙，干燥。

【生产工艺】

1. 柴胡

（1）北柴胡　除去杂质和残茎，洗净，润透，切厚片，干燥。

（2）南柴胡　除去杂质，洗净，润透，切厚片，干燥。

2. 醋柴胡　取净北柴胡或南柴胡片，用定量的米醋拌匀，闷润。待醋被吸尽后，置炒制容器内，用文火炒干，取出，晾凉。

每100kg柴胡，用醋20kg。

3. 酒柴胡　取净北柴胡或南柴胡片，用定量的黄酒拌匀，闷润。待酒被吸尽后，置炒制容器内，用文火炒干，取出，晾凉

每100kg柴胡，用黄酒10kg。

4. 鳖血柴胡　取净北柴胡或南柴胡片，用定量洁净的新鲜鳖血及适量清水拌匀，闷润。待鳖血被吸尽后，置炒制容器内，用文火炒干，取出，晾凉。

每100kg柴胡，用鳖血12.5kg。

【工艺要点】

1. 严格按照操作规程操作。

2. 辅料用量　醋柴胡100kg柴胡，用醋20kg。

3. 炮制时严格区分"南柴胡"与"北柴胡"。

【质量控制】柴胡产品质量控制指标见表7-23，柴胡及其炮制品见图7-12。

表7-23 柴胡产品质量控制指标

品名	性状	检测项目
柴胡药材	北柴胡：呈圆柱形或长圆锥形。表面黑褐色或浅棕色，具纵皱纹、支根痕及皮孔。质硬而韧，不易折断，断面显纤维性，皮部浅棕色，木部黄白色。气微香，味微苦 南柴胡：根较细，圆锥形，顶端有多数细毛状枯叶纤维，下部多不分枝或稍分枝。表面红棕色或黑棕色，靠近根头处多具细密环纹。质稍软，易折断，断面略平坦，不显纤维性。具败油气	水分≤10.0%；总灰分≤8.0%；酸不溶性灰分≤3.0%；浸出物≥11.0% 北柴胡：柴胡皂苷a（$C_{42}H_{68}O_{13}$）和柴胡皂苷d（$C_{42}H_{68}O_{13}$）的总量≥0.30%
柴胡	北柴胡：呈不规则厚片。外表皮黑褐色或浅棕色，具纵皱纹和支根痕。切面淡黄白色，纤维性。质硬。气微香，味微苦 南柴胡：类圆形或不规则片。外表皮红棕色或黑褐色。有时可见根头处具细密环纹或有细毛状枯叶纤维。切面黄白色，平坦。具败油气	北柴胡：同药材 南柴胡：无

续表

品名	性状	检测项目
醋柴胡	醋北柴胡：形如北柴胡片，表面淡棕黄色，微有醋香气，味微苦 醋南柴胡：形如南柴胡片，微有醋香气	醋北柴胡：浸出物≥12.0%；余同药材 醋南柴胡：无
酒柴胡	酒柴胡色泽加深，有酒香气	—
鳖血柴胡	鳖血柴胡色泽加深，有血腥气	—

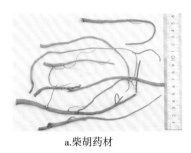
a.柴胡药材

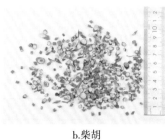
b.柴胡

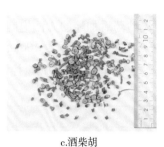
c.酒柴胡

图 7-12 柴胡及其炮制品

【炮制作用】柴胡炮制作用见表 7-24。

表 7-24 柴胡炮制作用

品名	性味归经	炮制作用
柴胡	辛、苦，微寒。归肝、胆、肺经	疏散退热，疏肝解郁，升举阳气。生柴胡升散作用强，长于解表退热
醋柴胡	辛、苦，微寒。归肝、胆、肺经	醋柴胡缓和升散之性，疏肝解郁止痛作用增强
酒柴胡	辛、苦，微寒。归肝、胆、肺经	酒柴胡活血，升举阳气作用增强
鳖血柴胡	辛、苦，微寒。归肝、胆、肺经	鳖血柴胡能抑制升浮之性，清退肝热作用增强

【贮藏】置通风干燥处，防蛀。

👁️看一看7-2

柴胡炮制研究

对比柴胡生品、炮制品的化学成分，生品挥发油含量高，解表退热作用强；醋制后挥发油含量下降，不具解热作用，但柴胡皂苷含量高，疏肝止痛的作用强。所以临床上解表退热多用生柴胡，疏肝止痛多用醋柴胡。对北柴胡根与茎叶进行化学和药理实验，结果显示，根和茎叶所含成分不完全相同，根对家兔的解热作用明显，而茎没有明显的解热作用，认为柴胡的地上部分不能替代根入药。

乳香
Ruxiang

【来源】本品为橄榄科植物乳香树 *Boswellia carterii* Birdw. 及同属植物 *Boswellia bhaw - dajiana* Birdw. 树皮渗出的树脂。分为索马里乳香和埃塞俄比亚乳香，每种乳香又分为乳香珠和原乳香。

【采收加工】春秋两季均可采收。采收时将树干的皮部由下向上顺序切伤，使树脂从伤口渗出，数天后成凝珠块状即可采收。

【生产工艺】

1. 乳香 取原药材，除去杂质，捣碎。

2. 醋乳香 取净乳香，置炒制容器内，用文火炒至冒烟，表面微熔时，喷淋定量的米醋，再炒至表面呈油亮光泽时，迅即取出，晾凉。

每100kg乳香，用醋5kg。

3. 炒乳香 取净乳香，置炒制容器内，用文火炒至表面熔化显油亮光泽时，立即取出，晾凉。

【工艺要点】

1. 严格按照操作规程操作。

2. 乳香为树脂类药物，如先加醋拌润则会出现黏结成块，炒制时受热不匀，导致炒不透或炒焦，故应采用先炒药后加醋的方法炮制。

3. 辅料用量 醋乳香每100kg乳香，用醋5kg。

【质量控制】乳香产品质量控制指标见表7-25，乳香及其炮制品见图7-13。

表7-25 乳香产品质量控制指标

品名	性状	检测项目
乳香药材	本品呈长卵形滴乳状、类圆形颗粒或黏合成大小不等的不规则块状物。表面黄白色，半透明，被有黄白色粉末，久存则颜色加深。质脆，遇热软化。破碎面有玻璃样或蜡样光泽。具特异香气，味微苦	乳香珠杂质≤2%；原乳香≤10%；索马里乳香：含挥发油≥6.0%（ml/g）；埃塞俄比亚乳香含挥发油≥2.0%（ml/g）
乳香	表面黄白色，半透明，被有黄白色粉末，久存则颜色加深。质脆，遇热软化。破碎面有玻璃样或蜡样光泽。具特异香气，味微苦	同药材
醋乳香	醋乳香表面深黄色，显油亮光泽，略透明，微有醋气	—
炒乳香	炒乳香表面油黄色，略透明，质坚脆，有特异香气	—

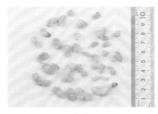
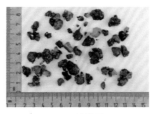
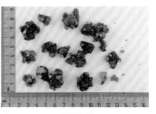

a.乳香　　　　　　　　　b.炒乳香　　　　　　　　　c.醋乳香

图7-13 乳香及其炮制品

【炮制作用】乳香炮制作用见表7-26。

表7-26 乳香炮制作用

品名	性味归经	炮制作用
乳香	辛、苦，温。归心、肝、脾经	活血定痛，消肿生肌
醋乳香	辛、苦，温。归心、肝、脾经	醋乳香引药入肝，增强活血止痛，收敛生肌作用，并能矫臭矫味，减少刺激性，利于粉碎
炒乳香	辛、苦，温。归心、肝、脾经	炒乳香可缓和刺激性，利于粉碎

【贮藏】置阴凉干燥处。

❓ **想一想7-1**

乳香为什么采用先炒药后加醋的方法炮制？

答案解析

没药

Moyao

【来源】本品为橄榄科植物地丁树 *Commiphora myrrha* Engl. 或哈地丁树 *Commiphora molmol* Engl. 的干燥树脂。分为天然没药和胶质没药。

【采收加工】11 月至次年 2 月间。将树刺伤，树脂从创口渗出，在空气中渐渐变成红棕色硬块，采用时拣去杂质。

【生产工艺】

1. 没药　取原药材，除去杂质，捣碎。

2. 醋没药　取净没药大小分档，置炒制容器内，用文火炒至冒烟，表面微熔时，喷淋定量的米醋。再炒至表面发亮，迅速取出，晾凉。

每 100kg 没药，用醋 5kg

3. 炒没药　取净没药大小分档，置炒制容器内，用文火炒至表面熔化显光亮时，立即取出，晾凉。

【工艺要点】

1. 严格按照操作规程操作。

2. 没药为树脂类药材，如先加醋拌润则会出现黏结成块，炒制时受热不匀，导致炒不透或炒焦，故应采用先炒药后加醋的方法炮制。

3. 辅料用量　醋没药每 100kg 没药，用醋 5kg。

【质量控制】没药产品质量控制指标见表 7－27，没药及其炮制品见图 7－14。

表 7－27　没药产品质量控制指标

品名	性状	检测项目
没药药材	天然没药：不规则颗粒性团块，大小不等。表面黄棕色或红棕色，近半透明部分呈棕黑色，被有黄色粉尘。质坚脆，破碎面不整齐，无光泽。有特异香气，味苦而微辛 胶质没药：不规则块状和颗粒，多黏结成大小不等的团块，表面棕黄色至棕褐色，不透明，质坚实或疏松，有特异香气，味苦而有黏性	总灰分≤15.0%；酸不溶性灰分≤10.0%；天然没药杂质≤10%；胶质没药杂质≤15%；天然没药挥发油≥4.0%（ml/g）；胶质没药挥发油≥2.0%（ml/g）
没药	类圆形或不规则形薄片。外表皮黄棕色或棕褐色。切面黄棕色或黄绿色，具放射状纹理	同药材
醋没药	本品呈不规则小块状或类圆形颗粒状，表面棕褐色或黑褐色，有光泽。具特异香气，略有醋香气，味苦而微辛	酸不溶性灰分≤8.0%；挥发油≥2.0%（ml/g）
炒没药	炒没药为小碎块或圆颗粒状，表面黑褐色或棕褐色，显油亮光泽，气微香	—

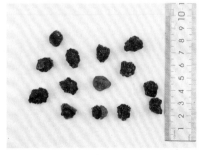
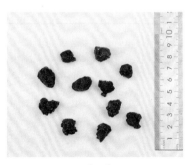

a.没药　　　　　　　　　　　　　b.醋没药

图 7－14　没药及其炮制品

【炮制作用】没药炮制作用见表7–28。

表7–28 没药炮制作用

品名	性味归经	炮制作用
没药	辛、苦，平。归心、肝、脾经	散瘀定痛，消肿生肌
醋没药	辛、苦，平。归心、肝、脾经	活血止痛，收敛生肌作用增强，并能矫臭矫味，缓和对胃的刺激性，利于粉碎
炒没药	辛、苦，平。归心、肝、脾经	缓和刺激性，利于粉碎

【贮藏】置阴凉干燥处。

<h2 style="text-align:center">郁金
Yujin</h2>

【来源】本品为姜科植物温郁金 *Curcuma wenyujin* Y. H. Chen et C. Ling、姜黄 *Curcuma longa* L.、广西莪术 *Curcuma kwangsiensis* S. G. Lee et C. F. Liang 或蓬莪术 *Curcuma phaeocaulis* Val. 的干燥块根。前两者分别习称"温郁金"和"黄丝郁金"，其余按性状不同习称"桂郁金"或"绿丝郁金"。

【采收加工】冬季茎叶枯萎后采挖，除去泥沙和细根，蒸或煮至透心，干燥。

【生产工艺】

1. 郁金 取原药材，除去泥沙和细根，蒸或煮至透心，干燥。

2. 醋郁金 取净郁金片或颗粒，用定量的米醋拌匀，闷润。待醋被吸尽后，置炒制容器内，用文火炒干，取出，晾凉。

每100kg郁金，用醋10kg。

【工艺要点】

1. 严格按照操作规程操作。

2. 辅料用量 每100kg郁金，用醋10kg。

【质量控制】郁金产品质量控制指标见表7–29，郁金及其炮制品见图7–15。

表7–29 郁金产品质量控制指标

品名	性状	检测项目
郁金药材	略	水分≤15.0%；总灰分≤9.0%
郁金	郁金为椭圆形或长条形薄片。外表皮灰黄色、灰褐色至灰棕色，具不规则纵皱纹。切面灰棕色、橙黄色至灰黑色，角质样，内皮层环明显	同药材
醋郁金	醋郁金色泽加深，略有醋气	无

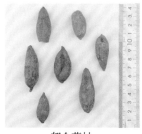 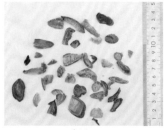 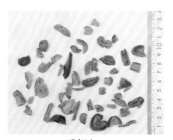

a.郁金药材 b.郁金 c.醋郁金

图7–15 郁金及其炮制品

【炮制作用】郁金炮制作用见表7-30。

表7-30 郁金炮制作用

品名	性味归经	炮制作用
郁金	辛、苦,寒。归肝、心、肺经	活血止痛,行气解郁,清心凉血,利胆退黄
醋郁金	辛、苦,寒。归肝、心、肺经	醋郁金引药入血分,增强疏肝止痛作用

【贮藏】置干燥处,防蛀。

三棱

Sanleng

【来源】本品为黑三棱科植物黑三棱 *Sparganium stoloniferum* Buch. -Ham. 的干燥块茎。

【采收加工】冬季至次年春采挖,洗净,削去外皮,晒干。

【生产工艺】

1. 三棱 取药材,除去杂质,大小分档,浸泡,润透,切薄片,干燥。

2. 醋三棱 取净三棱片,加入定量米醋拌匀,闷润至醋被吸尽后,置炒制容器内,用文火加热,炒干,取出晾凉。

每100kg 三棱,用醋15kg。

【工艺要点】

1. 严格按照操作规程操作。

2. 辅料用量 每100kg 三棱,用醋15kg。

【质量控制】三棱产品质量控制指标见表7-31,三棱及其炮制品见图7-16。

表7-31 三棱产品质量控制指标

品名	性状	检测项目
三棱药材	圆锥形,略扁。表面黄白色或灰黄色,有刀削痕,须根痕小点状,略呈横向环状排列。体重,质坚实。气微,味淡,嚼之微有麻辣感	水分 ≤15.0%;总灰分 ≤6.0%;浸出物 ≥7.5%
三棱片	切面灰白色或黄白色,有刀削痕,须根痕小点状,略呈横向环状排列。体重,质坚实。气微,味淡,嚼之微有麻辣感	同药材
醋三棱	本品形如三棱片,切面黄色至黄棕色,偶见焦黄斑,微有醋香气	水分 ≤13.0%;总灰分 ≤5.0%;浸出物 ≥7.5%

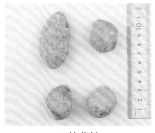 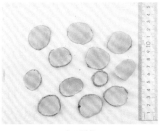 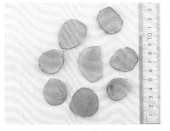

a.三棱药材	b.三棱	c.醋三棱

图7-16 三棱及其炮制品

【炮制作用】三棱炮制作用见表7-32。

表 7 - 32　三棱炮制作用

品名	性味归经	炮制作用
三棱片	辛、苦，平。归肝、脾经	破血行气，消积止痛。用于癥瘕痞块，痛经，瘀血经闭，胸痹心痛，食积胀痛
醋三棱	辛、苦，平。归肝、脾经	醋炙后主入血分，增强破瘀散结，止痛的作用。用于瘀滞经闭腹痛，癥瘕结聚，心腹疼痛，胁下胀痛等

【贮藏】置通风干燥处，防蛀。

任务三　盐炙技术

PPT

将药物加入定量的食盐水拌炒的方法，称为盐炙技术。

一、炮制目的

1. 引药归肾经，增强疗效　盐咸寒入肾，主沉降，可以增强药物入肾治下之功，如杜仲、巴戟天盐炙增强补肝肾作用；小茴香盐炙可增强疗疝止痛作用；有的药物盐炙后可增强固精缩尿的功效，如益智仁。

2. 增强滋阴降相火作用　盐属阴，盐炙可增强药物清热滋阴的功效，如知母、黄柏。

3. 缓和药物辛燥之性　有些药物性偏燥，易伤阴，盐炙后不但缓和药物辛燥之性，还能增强补肾固精的功效，如补骨脂、益智仁。

二、炮制方法

1. 先拌盐水后炒药物　取一定量的食盐，加适量清水溶解，将待炮制品与盐水拌匀，闷润。待盐水被药物吸尽后，置炒制容器内，用文火炒至规定程度时，取出，晾凉。大多数需要盐炙的药物都采用此法进行，如黄柏、泽泻、杜仲、巴戟天、小茴香。

2. 先炒药物后加盐水　取待炮制品，置炒制容器内，用文火炒至一定程度，均匀喷洒适量的盐水，炒至规定程度，取出，晾凉。此法适用于含黏液质较多的药物，如知母、车前子等。

除另有规定外，每100kg待炮制品，一般用食盐2kg。

三、注意事项

1. 将药物大小分档，分别炮制。

2. 食盐水的制备　称取定量食盐，加入适量清水（清水一般为食盐用量的 4~5 倍），待完全溶解后，过滤备用。

3. 火力不宜过大，尤其是先炒药后加盐水时更要控制火力，若火力过大，加入盐水后水分迅速蒸发，食盐易黏附于锅上，达不到盐炙的目的。

4. 车前子、知母等富含黏液质的药物宜先炒药后加盐水。此类药物遇水后会发黏，盐水不易渗入药物内部，炒时也容易粘锅，所以采用先炒药后加盐水的方法。

黄柏
Huangbo

【来源】本品为芸香科植物黄皮树 *Phellodendron chinense* Schneid. 的干燥树皮。习称"川黄柏"。

【采收加工】剥取树皮后，除去粗皮，晒干。

【生产工艺】

1. 黄柏 除去杂质，喷淋清水，润透，切丝，干燥。

2. 盐黄柏 取净黄柏丝或块，加入定量盐水拌匀，闷润至盐水被吸尽后，置炒制容器内，用文火炒干，取出晾凉。

每100kg黄柏，用食盐2kg。

3. 酒黄柏 取净黄柏丝或块，加入定量的黄酒拌匀，闷润至酒被吸尽后，置炒制容器内，用文火炒干，取出晾凉。

每100kg黄柏，用黄酒10kg。

4. 黄柏炭 取净黄柏丝或块，置温度适宜的热锅内，用武火炒至表面焦黑色，内部焦褐色时，喷淋清水少许，灭尽火星，取出，及时摊晾，凉透。

【工艺要点】

1. 严格按照操作规程操作。

2. 辅料用量 每100kg黄柏，用食盐2kg。

3. 黄柏炭炒后要净选，使其符合净度标准；如出现火星过多，要及时喷淋适量清水熄灭火星，防止燃烧，失去存性；出锅后，要及时摊开晾凉，待散尽余热和湿气，检查无复燃可能，再贮存。

【质量控制】黄柏产品质量控制指标见表7-33，黄柏及其炮制品见图7-17。

表7-33 黄柏产品质量控制指标

品名	性状	检测项目
黄柏药材	本品呈板片状或浅槽状，长宽不一。外表面黄褐色或黄棕色，气微，味极苦，嚼之有黏性	水分 ≤ 12.0%；总灰分 ≤ 8.0%，浸出物 ≥ 14.0%；盐酸小檗碱（$C_{20}H_{17}NO_4 \cdot HCl$）≥ 3.0%；盐酸黄柏碱（$C_{20}H_{23}NO_4 \cdot HCl$）≥0.34%
黄柏	本品呈丝条状。余同药材	同药材
盐黄柏	形如黄柏丝，表面深黄色，偶有焦斑。味极苦，微咸	同药材
酒黄柏	酒黄柏表面深黄色，略有酒气	—
黄柏炭	形如黄柏丝，表面焦黑色，内部深褐色或棕黑色。体轻，质脆，易折断。味苦涩	—

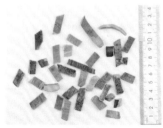

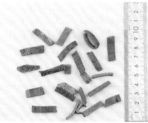
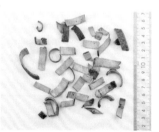

a.黄柏　　　　　　　　b.盐黄柏　　　　　　　　c.酒黄柏

图7-17 黄柏及其炮制品

【炮制作用】黄柏炮制作用见表7-34。

表7-34 黄柏炮制作用

品名	性味归经	炮制作用
黄柏	苦，寒。归肾、膀胱经	清热燥湿，泻火除蒸，解毒疗疮
盐黄柏	苦，寒。归肾、膀胱经	缓和苦燥之性，不伤脾胃，并引药入肾，长于滋阴降火

续表

品名	性味归经	炮制作用
酒黄柏	苦，寒。归肾、膀胱经	缓和苦寒之性，免伤脾胃，并能借酒的升腾之力，引药上行，清上焦之热
黄柏炭	苦，寒。归肾、膀胱经	清湿热中兼有涩性，长于止血

【贮藏】　置通风干燥处，防潮。

知母
Zhimu

【来源】　本品为百合科植物知母 *Anemarrhena asphodeloides* Bge. 的干燥根茎。

【采收加工】　春、秋二季采挖，除去须根和泥沙，晒干，习称"毛知母"；或除去外皮，晒干。

【生产工艺】

1. 知母　原药材除去杂质，洗净，润透，切厚片，干燥，去毛屑。

2. 盐知母　取净知母片，置温度适宜的热锅内，用文火炒至变色时，喷淋适量食盐水，炒干，取出，晾凉。

每100kg知母，用食盐2kg。

【工艺要点】

1. 严格按照操作规程操作。

2. 知母等黏液质多的药物遇水容易发黏，盐水不易渗入，炒时又容易粘锅。所以，需先将待炮制品炒至质地疏松，再喷洒盐水，以利于盐水渗入。

3. 辅料用量　每100kg知母，用食盐2kg。

【质量控制】

表7-35　知母产品质量控制指标

品名	性状	检测项目
知母药材	长条状，微弯曲，略扁，偶有分枝，一端有浅黄色的茎叶残痕。表面黄棕色至棕色，上面有一凹沟，具紧密排列的环状节，节上密生黄棕色的残存叶基，质硬，易折断，断面黄白色。气微，味微甜、略苦，嚼之带黏性	水分≤12.0%；总灰分≤9.0%；酸不溶性灰分≤4.0%；芒果苷（$C_{19}H_{18}O_{11}$）≥0.70%；知母皂苷BⅡ（$C_{45}H_{76}O_{19}$）≥3.0%
知母	不规则类圆形的厚片。外表皮黄棕色或棕色，可见少量残存的黄棕色叶基纤维和凹陷或突起的点状根痕。切面黄白色至黄色。气微，味微甜、略苦，嚼之带黏性	酸不溶性灰分≤2.0%；芒果苷（$C_{19}H_{18}O_{11}$）≥0.50%；余同药材
盐知母	本品形如知母片，色黄或微带焦斑。味微咸	芒果苷（$C_{19}H_{18}O_{11}$）≥0.40%；余同知母

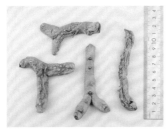
a.知母药材

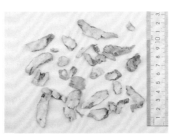
b.知母

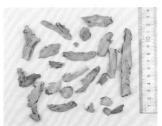
c.盐知母

图7-18　知母及其炮制品

【炮制作用】　知母炮制作用见表7-36。

表7-36　知母炮制作用

品名	性味归经	炮制作用
知母	苦、甘，寒。归肺、胃、肾经	清热泻火，滋阴润燥
盐知母	苦、甘，寒。归肺、胃、肾经	引药下行，专入肾经，增强滋阴降火作用，并善清虚热

【贮藏】置通风干燥处，防潮。

练一练7-3

知母炮制适宜的方法是（　　）

A. 盐炙　　　　　B. 酒炙　　　　　C. 醋炙　　　　　D. 炒炭

答案解析

泽泻
Zexie

【来源】本品为泽泻科植物东方泽泻 *Alisma orientale*（Sam.）Juzep. 或泽泻 *Alisma plantago-aquatica* Linn. 的干燥块茎。

【采收加工】冬季茎叶开始枯萎时采挖，洗净，干燥，除去须根和粗皮。

【生产工艺】

1. 泽泻　除去杂质，稍浸，润透，切厚片，干燥。

2. 盐泽泻　取净泽泻片，加入适量盐水拌匀，闷润至盐水被吸尽后，置炒制容器内，用文火加热，炒至微黄色，取出，晾凉。

每100kg泽泻片，用食盐2kg。

【工艺要点】

1. 严格按照操作规程操作。

2. 辅料用量　每100kg泽泻片，用食盐2kg。

【质量控制】泽泻产品质量控制指标见表7-37，泽泻及其炮制品见图7-19。

表7-37　泽泻产品质量控制指标

品名	性状	检测项目
泽泻药材	本品呈类球形、椭圆形或卵圆形。表面淡黄色至淡黄棕色。质坚实，断面黄白色，粉性，有多数细孔。气微，味微苦	水分 ≤14.0%；总灰分 ≤5.0%；浸出物 ≥10.0%；23-乙酰泽泻醇 B（$C_{32}H_{50}O_5$）和23-乙酰泽泻醇 C（$C_{32}H_{48}O_6$）总量 ≥0.10%
泽泻	本品呈圆形或椭圆形厚片。余同药材	水分 ≤12.0%；余同药材
盐泽泻	形如泽泻片，表面淡黄棕色或黄褐色，偶见焦斑。味微咸	水分 ≤13.0%；总灰分 ≤6.0%；浸出物 ≥9.0%；余同药材

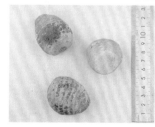　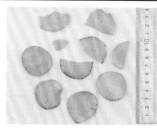　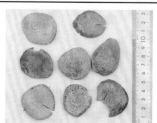

a.泽泻药材　　　　　　　　　b.泽泻　　　　　　　　　c.盐泽泻

图7-19　泽泻及其炮制品

【炮制作用】泽泻炮制作用见表7－38。

表7－38 泽泻炮制作用

品名	性味归经	炮制作用
泽泻	甘、淡，寒。归肾、膀胱经	利水渗湿，泄热，化浊降脂
盐泽泻	甘、淡，寒。归肾、膀胱经	能引药下行，增强滋阴、泄热、利尿的作用，并利尿而不伤阴

【贮藏】置干燥处，防蛀

车前子
Cheqianzi

【来源】本品为车前科植物车前 *Plantago asiatica* L. 或平车前 *Plantago depressa* Willd. 的干燥成熟种子。

【采收加工】夏、秋二季种子成熟时采收果穗，晒干，搓出种子，除去杂质。

【生产工艺】

1. 车前子 取原药材，除去杂质。

2. 炒车前子 取净车前子，置温度适宜的热锅内，用文火炒至略有爆鸣声，并有香气逸出时，取出，晾凉。

3. 盐车前子 取净车前子，置温度适宜的热锅内，用文火炒至略有爆鸣声，喷淋适量食盐水，炒干，取出，晾凉。

每100kg车前子，用食盐2kg。

【工艺要点】

1. 严格按照操作规程操作。

2. 车前子含黏液质多，遇水容易发黏，盐水不易渗入，炒时又容易粘锅。所以，需先将待炮制品炒至质地疏松，再喷洒盐水，以利于盐水渗入。

3. 辅料用量 每100kg车前子，用食盐2kg。

【质量控制】车前子产品质量控制指标见表7－39，车前子及其炮制品见图7－20。

表7－39 车前子产品质量控制指标

品名	性状	检测项目
车前子药材	椭圆形、不规则长圆形或三角状长圆形，略扁。表面黄棕色至黑褐色，有细皱纹，一面有灰白色凹点状种脐。质硬。气微，味淡	水分≤12.0%；总灰分≤6.0%；酸不溶性灰分≤2.0%；膨胀度≥4.0；京尼平苷酸（$C_{16}H_{22}O_{10}$）≥0.50%；毛蕊花糖苷（$C_{29}H_{36}O_{15}$）≥0.40%
车前子	同药材	同药材
炒车前子	本品形如车前子略鼓起，表面黑褐色或黄棕色，略有焦香气	—
盐车前子	本品形如车前子，表面黑褐色。气微香，味微咸	水分≤10.0%；总灰分≤9.0%；酸不溶性灰分≤3.0%；膨胀度≥3.0；京尼平苷酸（$C_{16}H_{22}O_{10}$）≥0.40%；毛蕊花糖苷（$C_{29}H_{36}O_{15}$）≥0.30%

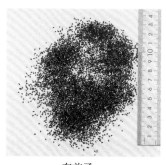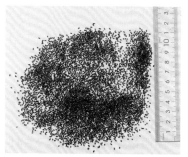

a.车前子　　　　　　　　　　　　b.盐车前子

图7－20　车前子及其炮制品

【炮制作用】车前子炮制作用见表7－40。

表7－40　车前子炮制作用

品名	性味归经	炮制作用
车前子	甘，寒。归肝、肾、肺、小肠经	清热利尿通淋，渗湿止泻，明目，祛痰
盐车前子	甘，寒。归肝、肾、肺、小肠经	盐车前子能引药下行，长于泻热利尿而不伤阴，又能益肝明目
炒车前子	甘，寒。归肝、肾、肺、小肠经	炒车前子寒性稍减，并能提高煎出效果，作用与生品相似，长于渗湿止泻

【贮藏】置通风干燥处，防潮。

🫀 药爱生命

　　欧阳修是唐宋八大家之一。一年秋天，欧阳修突然泄泻不止，诊治后屡不取效。有一天，欧阳修夫人听见街上有个卖药的说："……能治泄泻，只要三文钱就可以买一帖，而且效速。"夫人将此消息告诉欧阳修，欧阳修不但不听，反而抱怨夫人说："我身为公卿、朝廷大臣，脏腑娇嫩。这种便宜药只能卖给乡下人服用，对我们这些人不适合。"夫人见说，便不作声。然而见他痛苦不堪，不忍坐视。便上街买了一帖，细心煎成，在欧阳修面前说是国手的药。欧阳修不知底细，便将药服下，谁知真有效果。泄泻得止，欧阳修十分高兴，并十分认真地对夫人说："还是国手的药灵，幸好没有听你买街上的药吃，否则不知会产生什么后果呢？"夫人闻后，感慨地说："你只知道国手，看不起社会上的医生。其实你服的药正是我从街上买来的。"欧阳修将信将疑，找到街上那个卖药的。一问，果然不假。乃诚实求其方。卖药的也不保守，如实告诉他。原来只是一味车前子研成细末。说："此药能利水湿，又不伤正气。泄泻一证，本是清浊混淆，水湿不分而引起。用此药能使水湿通利而清浊得分，泄泻自止。"欧阳修深深叹服，厚赠卖药人。这个故事告诉我们药的好坏不能用金钱的多少衡量，只要对证合理用药，即使很便宜的药也能达到治病救人的效果。

杜仲

Duzhong

【来源】本品为杜仲科植物杜仲 *Eucommia ulmoides* Oliv. 的干燥树皮。

【采收加工】4～6月剥取，刮去粗皮，堆置"发汗"至内皮呈紫褐色，晒干。

【生产工艺】

1. 杜仲　取原药材，除去杂质，刮去残留粗皮，洗净，切块或丝，干燥。

2. 盐杜仲　取净杜仲块或丝，加入定量盐水拌匀，闷润至盐水被吸尽后，置炒制容器内，用中火炒至丝易断，表面焦黑色时，取出，晾凉。

每100kg杜仲，用食盐2kg。

【工艺要点】

1. 严格按照操作规程操作。

2. 盐杜仲要求杜仲炒至表面黑褐色，内表面褐色，折断时胶丝弹性较差。

3. 辅料用量　每100kg杜仲，用食盐2kg。

【质量控制】杜仲产品质量控制指标见表7-41，杜仲及其炮制品见图7-21。

表7-41　杜仲产品质量控制指标

品名	性状	检测项目
杜仲药材	呈板片状或两边稍向内卷，大小不一。外表面淡棕色或灰褐色，内表面暗紫色，光滑。质脆，易折断，断面有细密、银白色、富弹性的橡胶丝相连。气微，味稍苦	浸出物≥11.0%；松脂醇二葡萄糖苷（$C_{32}H_{42}O_{16}$）≥0.10%
杜仲	本品呈小方块或丝状。余同药材	同药材
盐杜仲	形如杜仲块或丝，表面黑褐色，内表面褐色，折断时胶丝弹性较差。味微咸	水分≤13.0%；总灰分≤10.0%；余同药材

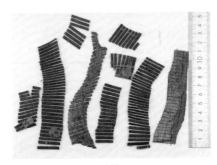

a.杜仲　　　　　　　　　　　　b.盐杜仲

图7-21　杜仲及其炮制品

【炮制作用】杜仲炮制作用见表7-42。

表7-42　杜仲炮制作用

品名	性味归经	炮制作用
杜仲	甘，温。归肝、肾经	补肝肾，强筋骨，安胎
盐杜仲	甘，温。归肝、肾经	盐杜仲能引药入肾，直达下焦，温而不燥，增强补肝肾，强筋骨，安胎作用

【贮藏】置通风干燥处。

巴戟天
Bajitian

【来源】本品为茜草科植物巴戟天 *Morinda officinalis* How 的干燥根。

【采收加工】全年均可采挖，洗净，除去须根，晒至六七成干，轻轻捶扁，晒干。

【生产工艺】

1. 巴戟天　取原药材，除去杂质。

2. 巴戟天肉　取净巴戟天，置蒸制容器内蒸透，趁热除去木心。或用水润透后除去木心，切段，干燥后及时收藏。

3. 盐巴戟天　取净巴戟天，加入适量盐水拌匀，置蒸制容器内蒸透，趁热除去木心，切段，干燥。

　　每100kg净巴戟天，用盐2kg。

　　4. 制巴戟天　取净巴戟天，与甘草汁同置锅内，用文火煮透，甘草汁基本煮干。取出，趁热抽去木心，切段，干燥。

　　每100kg净巴戟天，用甘草6kg。

【工艺要点】

　　1. 严格按照操作规程操作。

　　2. 辅料用量　每100kg净巴戟天，用盐2kg；甘草6kg。

【质量控制】巴戟天产品质量控制指标见表7-43，巴戟天及其炮制品见图7-22。

表7-43　巴戟天产品质量控制指标

品名	性状	检测项目
巴戟天药材	扁圆柱形，略弯曲，长短不等。表面灰黄色或暗灰色，具纵纹和横裂纹，有的皮部横向断离露出木部；质韧，断面皮部厚，紫色或淡紫色，易与木部剥离；木部坚硬，黄棕色或黄白色。气微，味甘而微涩	水分≤15.0%；总灰分≤6.0%；浸出物≥50.0%；耐斯糖（$C_{24}H_{42}O_{21}$）≥2.0%
巴戟天	同药材	同药材
巴戟天肉	扁圆柱形短段或不规则块。表面灰黄色或暗灰色，具纵纹和横裂纹。切面皮部厚，紫色或淡紫色，中空。气微，味甘而微涩	同药材
盐巴戟天	扁圆柱形短段或不规则块。表面灰黄色或暗灰色，具纵纹和横裂纹。切面皮部厚，紫色或淡紫色，中空。气微，味甘、咸而微涩	总灰分≤8%，余同药材
制巴戟天	扁圆柱形短段或不规则块。表面灰黄色或暗灰色，具纵纹和横裂纹。切面皮部厚，紫色或淡紫色，中空。气微，味甘而微涩	同药材

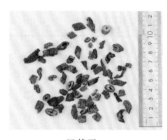 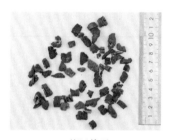 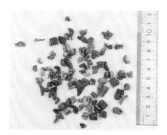

a.巴戟天　　　　　　　　　b.盐巴戟天　　　　　　　　　c.制巴戟天

图7-22　巴戟天及其炮制品

【炮制作用】巴戟天炮制作用见表7-44。

表7-44　巴戟天炮制作用

品名	性味归经	炮制作用
巴戟天	甘、辛，微温。归肾、肝经	补肾阳，强筋骨，祛风湿
巴戟天肉	甘、辛，微温。归肾、肝经	同上
盐巴戟天	甘、辛，微温。归肾、肝经	盐巴戟天专入肾，温而不燥，增强了补肾助阳的作用，久服无伤阴之弊
制巴戟天	甘、辛，微温。归肾、肝经	制巴戟天甘味更浓，补益作用增强，功专补肾阳、强筋骨

【贮藏】置通风干燥处，防霉，防蛀。

小茴香

Xiaohuixiang

【来源】 本品为伞形科植物茴香 *Foeniculum vulgare* Mill. 的干燥成熟果实。

【采收加工】 秋季果实初熟时采割植株，晒干，打下果实，除去杂质。

【生产工艺】

1. 小茴香 除去杂质。

2. 盐小茴香 取净小茴香，加适量盐水拌匀，闷润至盐水被吸尽后，置炒制容器内，用文火加热，炒至微黄色即有香气溢出时，取出放凉。

每100kg小茴香，用食盐2kg。

【工艺要点】

1. 严格按照操作规程操作。

2. 辅料用量 每100kg小茴香用食盐2kg。

3. 盐小茴香形如小茴香，微鼓起，色泽加深，偶有焦斑。味微咸。

【质量控制】 小茴香产品质量控制指标见表7-45，小茴香及其炮制品见图7-23。

表7-45 小茴香产品质量控制指标

品名	性状	检测项目
小茴香药材	本品为双悬果，呈圆柱形，有的稍弯曲，表面黄绿色或淡黄色，两端略尖，顶端残留有黄棕色突起的柱基，基部有时有细小的果梗。分果呈长椭圆形，背面有纵棱5条，接合面平坦而较宽。横切面略呈五边形，背面的四边约等长。有特异香气，味微甜、辛	杂质≤4%；总灰分≤10.0%；挥发油≥1.5%（ml/g）；反式茴香脑（$C_{10}H_{12}O$）≥1.4%
小茴香	同药材	水分≤8.0%；余同药材
盐小茴香	本品形如小茴香，微鼓起，色泽加深，偶有焦斑。味微咸	水分≤6.0%；总灰分≤12.0%；反式茴香脑（$C_{10}H_{12}O$）≥1.3%

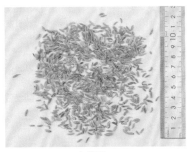

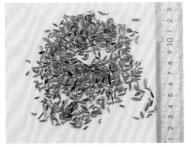

a.小茴香　　　　　　　　　　　　　　b.盐小茴香

图7-23 小茴香及其炮制品

【炮制作用】 小茴香炮制作用见表7-46。

表7-46 小茴香炮制作用

品名	性味归经	炮制作用
小茴香	辛，温。归肝、肾、脾、胃经	散寒止痛，理气和胃
盐小茴香	辛，温。归肝、肾、脾、胃经	辛散作用稍缓，专于下行，擅长温肾祛寒，疗疝止痛，用于疝气疼痛及肾虚腰痛等

【贮藏】 置阴凉干燥处。

PPT

任务四 姜炙技术

将药物加入定量姜汁拌炒的方法，称为姜炙技术。

一、炮制目的

1. 制其寒性，增强和胃止呕作用 姜炙可缓和黄连苦寒之性，还可增强黄连、竹茹止呕作用。

2. 缓和副作用，增强疗效 厚朴姜炙可缓和副作用，增强宽中和胃的功效。

二、炮制方法

1. 方法一 取待炮制品，加姜汁拌匀，闷润，待姜汁逐渐渗入药物内部之后，置炒制容器内，用文火炒至姜汁被吸尽或规定的程度时，取出晾干，

2. 方法二 将鲜姜切片煎汤，加入药物煮2小时，待姜汁基本被吸尽，取出切片，干燥。

除另有规定外，每100kg待炮制品用生姜10kg。若用干姜，则用量为生姜的1/3。

三、姜汁的制备方法

1. 压榨法 将生姜洗净切碎，置适宜的容器内，捣烂，加适量水，压榨取汁。残渣再加水共捣，压榨取汁，如此反复2~3次，合并姜汁，备用。

2. 煎煮法 取净生姜片，置锅内，加适量水煎煮10~20分钟，过滤，残渣再加水煮，过滤，合并二次滤液，备用。

四、注意事项

1. 将药物大小分档，分别炮制。

2. 制备姜汁时要控制水量，一般所得姜汁与生姜比例为1∶1为宜。

3. 药物与姜汁拌匀后，需要充分闷透，再用文火炒干，否则达不到姜炙的目的。

厚朴
Houpo

【来源】本品为木兰科植物厚朴 *Magnolia officinalis* Rehd. et Wils. 或凹叶厚朴 *Magnolia officinalis* Rehd. et Wils. var. *biloba* Rehd. et Wils. 的干燥干皮、根皮及枝皮。

【采收加工】4~6月剥取，根皮和枝皮直接阴干；干皮置沸水中微煮后，堆置阴湿处，"发汗"至内表面变紫褐色或棕褐色时，蒸软，取出，卷成筒状，干燥。

【生产工艺】

1. 厚朴 取原药材，刮去粗皮，洗净，润透，切丝，干燥。

2. 姜厚朴

（1）**姜炙** 取净厚朴丝，加入适量姜汁拌匀，闷润至姜汁被药物吸尽后，置炒制容器内，用文火炒干，取出，晾凉。

（2）**姜汁煮** 取定量生姜切片，加水煎汤，另取刮净粗皮的厚朴，捆成捆。置姜汤中，用文火煮（约2小时）至姜汁被药物吸尽后，取出，切丝，干燥。

每100kg厚朴，用生姜10kg。

【工艺要点】

1. 严格按照操作规程操作。

2. 辅料用量　每100kg厚朴，用生姜10kg。

3. 制备姜汁时要控制水量，一般所得姜汁与生姜比例为1∶1为宜。

4. 药物与姜汁拌匀后，需要充分闷透，再用文火炒干，否则，达不到姜炙的目的。

【质量控制】厚朴产品质量控制指标见表7-47，厚朴及其炮制品见图7-24。

表7-47　厚朴产品质量控制指标

品名	性状	检测项目
厚朴药材	外表面灰褐色，有时可见椭圆形皮孔或纵皱纹。内表面紫棕色或深紫褐色，较平滑，具细密纵纹，划之显油痕。切面颗粒性，有油性，有的可见小亮星。气香，味辛辣、微苦	水分≤15.0%；总灰分≤7.0%；酸不溶性灰分≤3.0%；厚朴酚（$C_{18}H_{18}O_2$）与和厚朴酚（$C_{18}H_{18}O_2$）的总量≥2.0%
厚朴	呈弯曲的丝条状或单、双卷筒状。余同药材	水分≤10.0%；总灰分≤5.0%；余同药材
姜厚朴	形如厚朴丝，表面灰褐色，偶见焦斑。略有姜辣气	厚朴酚（$C_{18}H_{18}O_2$）与和厚朴酚（$C_{18}H_{18}O_2$）的总量≥1.6%；余同厚朴

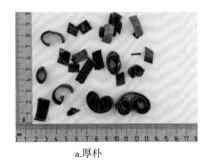

a.厚朴　　　　　　　　　　　　　　　　　b.姜厚朴

图7-24　厚朴及其炮制品

【炮制作用】厚朴炮制作用见表7-48。

表7-48　厚朴炮制作用

品名	性味归经	炮制作用
厚朴	苦、辛，温。归脾、胃、肺、大肠经	燥湿消痰，下气除满
姜厚朴	苦、辛，温。归脾、胃、肺、大肠经	消除对咽喉的刺激性，增强宽中和胃止呕作用

【贮藏】置通风干燥处。

👁 看一看7-3

厚朴炮制研究

同株厚朴的树皮，经产地煮、"发汗"和蒸制加工后，有效成分厚朴酚及和厚朴酚含量比未经产地加工品稍高，去粗皮的比未去粗皮的稍高，厚朴粗皮中基本不含厚朴酚与和厚朴酚，故净制中要求去除粗皮是合理的。

草果

Caoguo

【来源】本品为姜科植物草果 *Amomum tsao-ko* Crevost et Lemaire 的干燥成熟果实。

【采收加工】秋季果实成熟时采收，除去杂质，晒干或低温干燥。

【生产工艺】

1. 草果　除去杂质，晒干或低温干燥。

2. 草果仁　取草果，照清炒法炒至焦黄色并微鼓起，去壳，取仁。用时捣碎。

3. 姜草果仁　取净草果仁，加入适量的姜汁拌匀，闷润至姜汁被药物吸尽后，置炒制容器内，用文火炒干，取出，晾凉，用时捣碎。

每100kg草果仁，用生姜10kg。

【工艺要点】

1. 严格按照操作规程操作。

2. 辅料用量　每100kg草果仁，用生姜10kg。

3. 制备姜汁时要控制水量，一般所得姜汁与生姜比例为1∶1为宜。

4. 药物与姜汁拌匀后，需要充分闷透，再用文火炒干，否则达不到姜炙的目的。

【质量控制】草果产品质量控制指标见表7-49，草果及其炮制品见图7-25。

表7-49　草果产品质量控制指标

品名	性状	检测项目
草果药材	本品呈长椭圆形，具三钝棱，表面灰棕色至红棕色，具纵沟及棱线，顶端有圆形突起的柱基，基部有果梗或果梗痕	水分≤15.0%；总灰分≤8.0%；种子团含挥发油≥1.4%（ml/g）
草果仁	本品呈圆锥状多面体，直径约5mm；表面棕色至红棕色，有的可见外被残留灰白色膜质的假种皮。种脊为一条纵沟，尖端有凹状的种脐。胚乳灰白色至黄白色。有特异香气，味辛、微苦	水分≤10.0%；总灰分≤6.0%；含挥发油≥1.0%（ml/g）
姜草果仁	本品形如草果仁，棕褐色，偶见焦斑。有特异香气，味辛辣、微苦	水分、总灰分同草果仁；含挥发油≥0.7%（ml/g）

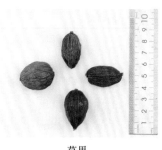 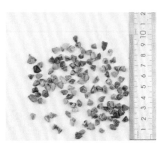 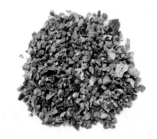

a.草果　　　　　　　　b.草果仁　　　　　　　　c.姜草果仁

图7-25　草果及其炮制品

【炮制作用】草果炮制作用见表7-50。

表7-50　草果炮制作用

品名	性味归经	炮制作用
草果仁	辛，温。归脾、胃经	燥湿温中，截疟除痰
姜草果仁	辛，温。归脾、胃经	缓和燥烈之性，长于温中止呕

【贮藏】置阴凉干燥处。

竹茹

Zhuru

【来源】本品为禾本科植物青秆竹 *Bambusa tuldoides* Munro、大头典竹 *Sinocalamus beecheyanus*（Munro）McClure var. *pubescens* P. F. Li 或淡竹 *Phyllostachys nigra*（Lodd.）Munro var. *henonis*（Mitf.）Stapf ex Rendle 的茎秆的干燥中间层。

【采收加工】全年均可采制，取新鲜茎，除去外皮，将稍带绿色的中间层刮成丝条，或削成薄片，捆扎成束，阴干。前者称"散竹茹"，后者称"齐竹茹"。

【生产工艺】

1. 竹茹 除去杂质，切段或揉成小团。

2. 姜竹茹 取净竹茹，加入定量的姜汁拌匀，闷润。待姜汁被药物吸尽后，置炒制容器内，用文火如烙饼样将两面烙至黄色时，取出，晾凉。

每100kg竹茹，用生姜10kg。

【工艺要点】

1. 严格按照操作规程操作。

2. 辅料用量 姜竹茹每100kg竹茹用生姜10kg。

3. 制备姜汁时要控制水量，一般所得姜汁与生姜比例为1∶1为宜。

4. 药物与姜汁拌匀后，需要充分闷透，再用文火炒干，否则，达不到姜炙的目的。

【质量控制】竹茹产品质量控制指标见表7-51，竹茹及其炮制品见图7-26。

表7-51 竹茹产品质量控制指标

品名	性状	检测项目
竹茹药材	卷曲成团的不规则丝条或呈长条形薄片状。宽窄厚薄不等，浅绿色、黄绿色或黄白色。纤维性，体轻松，质柔韧，有弹性。气微，味淡	水分≤7.0%；浸出物≥4.0%
竹茹	同药材	同药材
姜竹茹	形如竹茹，表面黄色。微有姜香气	同药材

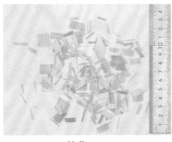

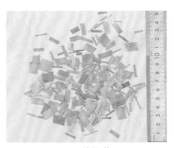

a.竹茹　　　　　　　　　　　　b.姜竹茹

图7-26 竹茹及其炮制品

【炮制作用】竹茹炮制作用见表7-52。

表7-52 竹茹炮制作用

品名	性味归经	炮制作用
竹茹	甘，微寒。归肺、胃、心、胆经	清热化痰，除烦，止呕
姜竹茹	甘，微寒。归肺、胃、心、胆经	增强降逆止呕作用

【贮藏】置干燥处，防霉，防蛀。

任务五　蜜炙技术 微课 17

将药物加入定量的蜜水拌炒的方法，称为蜜炙技术。

一、炮制目的

1. 增强润肺止咳的作用　如百部、款冬花、紫菀等药，蜜炙后均能增强润肺止咳的作用。故有"蜜炙甘缓而润肺"之说。

2. 增强补脾益气的作用　如黄芪、甘草、党参等药，蜜炙能起协同作用，增强其补中益气的功效。

3. 缓和药性　如麻黄发汗作用较猛，蜜炙后能缓解其发汗力，并可增强其止咳平喘的功效。

4. 矫味和消除副作用　如马兜铃，其味苦劣，对胃有一定刺激性。蜜炙除能增强其本身的止咳作用外，还能矫味，以免引起呕吐。

二、炮制方法

1. 先拌蜜后炒药　先取一定量的炼蜜，加适量开水稀释，与药物拌匀，放置闷润，使蜜逐渐渗入药物组织内部，然后置锅内，用文火炒至颜色加深、不粘手时，取出摊晾，凉后及时收贮。

2. 先炒药后加蜜　先将药物置锅内，用文火炒至颜色加深时，再加入一定量的炼蜜，迅速翻动，使蜜与药物拌匀，炒至不粘手时，取出摊晾，凉后及时收贮。

一般药物都用第一种方法炮制，如甘草、黄芪、紫菀等。但有的药物质地致密，蜜不易被吸收，这时就应采用第二种方法处理，先除去部分水分，并使质地略变酥脆，则蜜就较易被吸收，如百合等。

炼蜜的用量视药物的性质而定。一般质地疏松、纤维多的药物用蜜量宜大；质地坚实，黏性较强，油分较多的药物用蜜量宜小。通常为每 100kg 药物，用炼蜜 25kg。

三、注意事项

1. 炼蜜时，火力不宜过大，以免溢出锅外或焦化。此外，若蜂蜜过于浓稠，可加适量开水稀释。

2. 蜜炙药物所用的炼蜜不宜过多过老，否则黏性太强，不易与药物拌匀。

3. 炼蜜用开水稀释时，要严格控制水量（约炼蜜量的 1/3 ~ 1/2），以蜜汁能与药物拌匀而又无剩余的蜜液为宜。若加水量过多，则药物过湿，不易炒干，成品容易发霉。

4. 药物拌蜜闷润时，要经常搅拌。

5. 蜜炙时，火力一定要小，以免焦化。炙的时间可稍长，要尽量将水分除去，避免发霉。

6. 蜜炙药物须凉后密闭贮存，以免吸潮发黏或发霉变质；贮存的环境除应通风干燥外，还应置阴凉处，不宜受日光直接照射。

甘草
Gancao

【来源】本品为豆科植物甘草 *Glycyrrhiza uralensis* Fisch.、胀果甘草 *Glycyrrhiza inflata* Bat. 或光果甘草 *Glycyrrhiza glabra* L. 的干燥根及根茎。

【采收加工】春、秋二季采挖，除去须根，晒干。

【生产工艺】

1. 甘草　取原药材，除去杂质，洗净，润透，切厚片，筛去碎屑。

2. 炙甘草　取炼蜜，加适量开水稀释后，淋入净甘草片中拌匀，闷润，置炒制容器内，用文火加热，炒至老黄色、不粘手时，取出晾凉。

每100kg甘草片，用炼蜜25kg。

【工艺要点】

1. 严格按照操作规程操作。

2. 将炼蜜加入适量的开水稀释，与甘草拌均匀，闷润半小时，闷润时要经常搅拌。

3. 甘草要求炒至表面老黄色，微有黏性，略有光泽，气焦香。

4. 甘草炮制前后都要进行净选，使其符合净度标准；蜜炙时，火力一定要小，以免焦化。炙的时间可稍长，要尽量将水分除去，避免发霉。

5. 成品摊凉后密闭贮存于阴凉处，避免日光直接照射。

【质量控制】甘草产品质量控制指标见表7-53，甘草及其炮制品见图7-27。

表7-53　甘草产品质量控制指标

品名	性状	检测项目
甘草药材	呈圆柱形或椭圆形长条，外表皮红棕色或灰棕色，具纵皱纹。切面略显纤维性，中心黄白色，有明显放射状纹理及形成层环。质坚实，具粉性。气微，味甜而特殊	水分≤12.0%；总灰分≤7.0%；酸不溶性灰分≤2.0%；重金属残留量：铅≤5mg/kg、砷≤2mg/kg、铜≤20mg/kg、汞≤0.2mg/kg、镉≤1mg/kg；五氯硝基苯残留量≤0.1mg/kg；甘草苷（$C_{21}H_{22}O_9$）≥0.50%；甘草酸（$C_{42}H_{62}O_{16}$）≥2.0%
甘草片	呈类圆形或椭圆形的厚片。余同药材	总灰分≤5.0%；甘草苷（$C_{21}H_{22}O_9$）≥0.45%；甘草酸（$C_{42}H_{62}O_{16}$）≥1.8%；其余同药材
炙甘草	形同甘草。外表皮红棕色或灰棕色，微有光泽。切面黄色至深黄色，形成层环明显，射线放射状。略有黏性。具焦香气，味甜	水分≤10.0%；总灰分≤5.0%；甘草苷（$C_{21}H_{22}O_9$）≥0.5%；甘草酸（$C_{42}H_{62}O_{16}$）≥1.0%

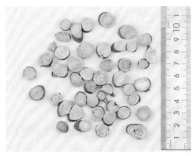 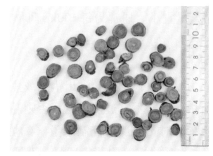

a.甘草　　　　　　　　　　　　　b.炙甘草

图7-27　甘草及其炮制品

【炮制作用】甘草炮制作用见表7-54。

表7-54　甘草炮制作用

品名	性味归经	炮制作用
甘草片	甘，平。归心、肺、脾、胃经	具有补脾益气，清热解毒，驱痰止咳，缓急止痛，调和诸药的功能
炙甘草	甘，平。归心、肺、脾、胃经	补脾和胃，益气复脉力胜

【贮藏】置通风干燥处，防蛀。

黄芪
Huangqi

【来源】本品为豆科植物蒙古黄芪 *Astragalus membranaceus*（Fisch.）Bge. var. *mongholicus*（Bge.）

Hsiao 或膜荚黄芪 *Astragalus membranaceus*（Fisch.）Bge. 的干燥根。

【采收加工】春、秋二季采挖，除去须根及根头，晒干。

【生产工艺】

1. 黄芪　取原药材，除去杂质，洗净，润透，切厚片，干燥，筛去碎屑。

2. 蜜黄芪　取炼蜜，加适量开水稀释后，淋于净黄芪片中拌匀，闷润，置炒制容器内，用文火加热，炒至深黄色、不粘手时，取出晾凉。

每100kg黄芪片，用炼蜜25kg。

【工艺要点】

1. 严格按照操作规程操作。

2. 将炼蜜加入适量的开水，与黄芪拌均匀，闷润半小时，闷润时要经常搅拌。

3. 黄芪要求炒至表面深黄色，质较脆，略带黏性，有蜜香气。

4. 黄芪炮制前后都要进行净选，使其符合净度标准；蜜炙时，火力一定要小，以免焦化。炙的时间可稍长，要尽量将水分除去，避免发霉。

5. 成品摊凉后密闭贮存于阴凉处，避免日光直接照射。

【质量控制】黄芪产品质量控制指标见表7–55，黄芪及其炮制品见图7–28。

表7–55　黄芪产品质量控制指标

品名	性状	检测项目
黄芪药材	呈类圆形或椭圆形长条，外表皮淡棕黄色或淡棕褐色，可见纵皱纹或纵沟。切面皮部黄白色，木部淡黄色，有放射状纹理及裂隙，有的中心偶有枯朽状，黑褐色或呈空洞。气微，味微甜，嚼之有豆腥味	水分≤10.0%；总灰分≤5.0%；重金属残留量：铅≤5mg/kg、砷≤2mg/kg、铜≤20mg/kg、汞≤0.2mg/kg、镉≤1mg/kg；五氯硝基苯残留量≤0.1mg/kg；浸出物≥17%；黄芪甲苷（$C_{41}H_{68}O_{14}$）≥0.080%；毛蕊异黄酮葡萄糖苷（$C_{22}H_{22}O_{10}$）≥0.020%
黄芪	呈类圆形或椭圆形的厚片，余同药材	同药材
蜜黄芪	形同黄芪，表面老黄色，具蜜香气，味甜，略带黏性，嚼之微有豆腥味	水分≤10.0%；总灰分≤4.0%；黄芪甲苷（$C_{41}H_{68}O_{14}$）≥0.060%；毛蕊异黄酮葡萄糖苷（$C_{22}H_{22}O_{10}$）≥0.020%

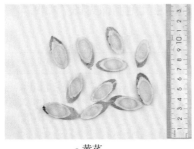
a.黄芪

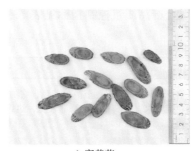
b.蜜黄芪

图7–28　黄芪及其炮制品

【炮制作用】黄芪炮制作用见表7–56。

表7–56　黄芪炮制作用

品名	性味归经	炮制作用
黄芪	甘，微温。归肺、脾经	补气升阳，固表止汗，利水消肿，生津养血，行滞通痹，托毒排脓，敛疮生肌
蜜黄芪	甘，温。归肺、脾经	蜜炙黄芪甘温而偏润，长于益气补中

【贮藏】置通风干燥处，防潮，防蛀。

练一练7-4

蜜炙药物时，每100kg药物，蜜的用量一般为（　　　）

A. 10kg　　　B. 15kg　　　C. 20kg　　　D. 25kg　　　E. 30kg

百合

Baihe

【来源】本品为百合科植物卷丹 *Lilium lancifolium* Thunb.、百合 *Lilium brownii* F. E. Brown var. *viridulum* Baker 或细叶百合 *Lilium pumilum* DC. 的干燥肉质鳞叶。

【采收加工】秋季采挖，洗净，剥取鳞叶，置沸水中略烫，干燥。

【生产工艺】

1. 百合　取原药材，除去杂质，筛净灰屑。

2. 蜜百合　取净百合，置炒制容器内，用文火加热，炒至颜色加深时，加入适量开水稀释过的炼蜜，迅速翻炒均匀，并继续用文火炒至微黄色、不粘手时，取出晾凉。

每100kg百合，用炼蜜5kg。

【工艺要点】

1. 严格按照操作规程操作。

2. 先将百合置于炒制容器内，炒至颜色加深时，在加入适量开水稀释过的炼蜜，迅速翻炒均匀。

3. 百合要求炒至表面黄色，偶见黄焦斑，略带黏性但不粘手。

4. 百合炮制前后都要进行净选，使其符合净度标准；蜜炙时，火力一定要小，以免焦化。炙的时间可稍长，要尽量将水分除去，避免发霉。

5. 成品摊凉后密闭贮存于阴凉处，避免日光直接照射。

【质量控制】百合产品质量控制指标见表7-57，百合及其炮制品见图7-29。

表7-57　百合产品质量控制指标

品名	性状	检测项目
百合药材	呈长椭圆形，表面黄白色至淡棕黄色，有的微带紫色，有数条纵直平行的白色维管束。顶端稍尖，基部较宽，边缘薄，微波状，略向内弯曲。质硬而脆，断面较平坦，角质样。气微，味微苦	水分≤13.0%；总灰分≤5.0%；浸出物≥18.0%；百合多糖［以无水葡萄糖（$C_6H_{12}O_6$）计］≥21.0%
百合	呈椭圆形鳞片，边缘薄，微向内弯曲。表面乳白色、淡黄棕色或微带紫色。角质样，半透明，质硬而脆。味微苦	—
蜜百合	形同百合，表面棕黄色，偶见焦斑，质硬而脆，略带黏性，味甜	—

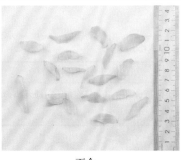　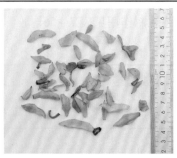

a.百合　　　　　　　　　　　b.蜜百合

图7-29　百合及其炮制品

【炮制作用】百合炮制作用见表7-58。

表7-58　百合炮制作用

品名	性味归经	炮制作用
百合	甘，寒。归心、肺经	具有养阴润肺，清心安神的功能。生品以清心安神力胜
蜜百合	甘，寒。归心、肺经	蜜炙后润肺止咳作用较强

【贮藏】置通风干燥处。

款冬花
Kuandonghua

【来源】本品为菊科植物款冬 *Tussilago farfara* L. 的干燥花蕾。

【采收加工】12月或地冻前尚未出土时采集，除去花梗及泥沙，阴干。

【生产工艺】

1. 款冬花　取原药材，除去杂质及残梗，筛去灰屑。

2. 蜜款冬花　取炼蜜，加适量开水稀释，淋入净款冬花内拌匀，闷润，置炒制容器内，用文火加热，炒至棕黄色或棕褐色、不粘手时，取出晾凉。

每100kg款冬花，用炼蜜25kg。

【工艺要点】

1. 严格按照操作规程操作。

2. 将炼蜜加入适量的开水，与款冬花拌均匀，闷润半小时，闷润时要经常搅拌。

3. 款冬花要求炒至表面棕黄色或棕褐色，略有焦斑，具光泽，略有黏性。

4. 款冬花炮制前后都要进行净选，使其符合净度标准；蜜炙时，火力一定要小，以免焦化。炙的时间可稍长，要尽量将水分除去，避免发霉。

5. 成品摊凉后密闭贮存于阴凉处，避免日光直接照射。

【质量控制】款冬花产品质量控制指标见表7-59，款冬花及其炮制品见图7-30。

表7-59　款冬花产品质量控制指标

品名	性状	检测项目
款冬花药材	呈短细棒状花蕾，外面被有多数鱼鳞状苞片，苞片外表面紫红色或淡红色，内表面被白色絮状绒毛。气微香，味微苦而辛，嚼之呈絮状	浸出物≥20.0%；款冬酮（$C_{23}H_{34}O_5$）≥0.070%
款冬花	同药材	同药材
蜜款冬花	形如款冬花，表面棕黄色或棕褐色，稍带黏性。具蜜香气，味微甜	浸出物≥22.0%；款冬酮（$C_{23}H_{34}O_5$）≥0.070%

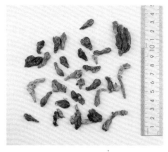 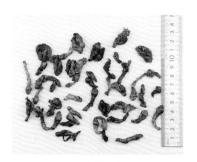

a.款冬花　　　　　　　　　　b.蜜款冬花

图7-30　款冬花及其炮制品

【炮制作用】 款冬花炮制作用见表 7 - 60。

表 7 - 60 款冬花炮制作用

品名	性味归经	炮制作用
款冬花	味辛、微苦，性温。归肺经	具有润肺下气，止咳化痰的功能。生品长于散寒止咳
蜜款冬花	味辛、微甜，性温。归肺经	蜜炙后药性温润，能增强润肺止咳的功效

【贮藏】 置干燥处，防潮，防蛀。

麻黄
Mahuang

【来源】 本品为麻黄科植物草麻黄 *Ephedra sinica* Stapf、中麻黄 *Ephedra intermedia* Schrenk et C. A. Mey. 或木贼麻黄 *Ephedra equisetina* Bge. 的干燥草质茎。

【采收加工】 秋季采割绿色的草质茎，晒干。

【生产工艺】

1. 麻黄 取原药材，除去木质茎，残根及杂质，抖净灰屑，切段；或洗净后稍润，切段，干燥。

2. 蜜麻黄 取炼蜜，加适量开水稀释，淋入麻黄段中拌匀，闷润，置炒制容器内，用文火加热，炒至不粘手时，取出晾凉。

每 100kg 麻黄段，用炼蜜 20kg。

3. 麻黄绒 取麻黄段，碾绒，筛去粉末。

4. 蜜麻黄绒 取炼蜜，加适量开水稀释，淋入麻黄绒内拌匀，闷润，置炒制容器内，用文火加热，炒至深黄色、不粘手时，取出晾凉。

每 100kg 麻黄绒，用炼蜜 25kg。

【工艺要点】

1. 严格按照操作规程操作。

2. 将炼蜜加入适量的开水，与麻黄拌均匀，闷润半小时，闷润时要经常搅拌。

3. 麻黄要求炒至表面深黄色，微有光泽，略具黏性，有蜜香气。

4. 麻黄炮制前应除去非药用部位的残根，使其符合净度标准。

5. 麻黄制成麻黄绒后，质地变得疏松，轻泡，炒炙的过程中一定要用小火，并均匀翻炒。

6. 成品摊凉后密闭贮存于阴凉处，避免日光直接照射。

【质量控制】 麻黄产品质量控制指标见表 7 - 61，麻黄及其炮制品见图 7 - 31。

表 7 - 61 麻黄产品质量控制指标

品名	性状	检测项目
麻黄药材	略	杂质≤5%；水分≤9.0%；总灰分≤10.0%；盐酸麻黄碱（$C_{10}H_{15}NO \cdot HCl$）和盐酸伪麻黄碱（$C_{10}H_{15}NO \cdot HCl$）的总量≥0.80%
麻黄	呈圆柱形短节段。表面淡黄绿色至黄绿色，粗糙，有细纵棱线。质轻，有韧性。断面中心显红黄色，粉性。气微香，味苦涩	总灰分≤9.0%；水分和含量测定同药材
蜜麻黄	呈表面深黄色，微有光泽，略具黏性，有蜜香气，味甜	总灰分≤8.0%；其余同麻黄
麻黄绒	呈松散的绒团状，黄绿色，体轻	—
蜜麻黄绒	呈黏结的绒团状，深黄色，略带黏性，味微甜	—

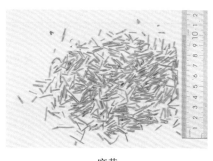

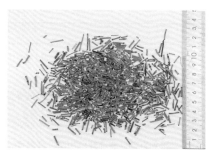

a.麻黄　　　　　　　　　　　　　　　　　b.蜜麻黄

图 7 - 31　麻黄及其炮制品

【炮制作用】麻黄炮制作用见表 7 - 62。

表 7 - 62　麻黄炮制作用

品名	性味归经	炮制作用
麻黄	味辛、微苦，温。归肺、膀胱经	具有发汗散寒，宣肺平喘，利水消肿的功能。生品发汗解表和利水消肿力强
蜜麻黄	味辛、微甜，温。归肺、膀胱经	辛散发汗作用缓和，以宣肺平喘力胜
麻黄绒	味辛、微苦，温。归肺、膀胱经	作用缓和，用法与麻黄相似
蜜麻黄绒	味辛、微甜，温。归肺、膀胱经	蜜麻黄绒作用更缓和，用法与蜜炙麻黄相似

【贮藏】置通风干燥处。防潮。

百部
Baibu

【来源】本品为百合科植物直立百部 *Stemona sessilifolia*（Miq.）Miq.、蔓生百部 *Stemona japonica*（Bl.）Miq. 或对叶百部 *Stemona tuberosa* Lour. 的干燥块根。

【采收加工】春、秋二季采挖，除去须根，洗净，置沸水中略烫或蒸至无白心，取出，晒干。

【生产工艺】

1. 百部　取原药材，除去杂质，洗净，润透，切厚片，干燥，筛去碎屑。

2. 蜜百部　取炼蜜，加少量开水稀释，淋入净百部片内拌匀，闷润，置炒制容器内，用文火加热，炒至不粘手时，取出晾凉。

每 100kg 百部片，用炼蜜 12.5kg。

【工艺要点】

1. 严格按照操作规程操作。

2. 将炼蜜加入少量开水，与百部拌均匀，闷润半小时，闷润时要经常搅拌。

3. 百部要求炒至颜色加深，具黏性，偶有粘连块。

4. 百部炮制前后都要进行净选，使其符合净度标准；蜜炙时，火力一定要小，以免焦化。炙的时间可稍长，要尽量将水分除去，避免发霉。

5. 成品摊凉后密闭贮存于阴凉处，避免日光直接照射。

【质量控制】百部产品质量控制指标见表 7 - 63，百部及其炮制品见图 7 - 32。

表 7 – 63　百部产品质量控制指标

品名	性状	检测项目
百部药材	略	浸出物≥50.0%
百部	不呈规则的类圆形厚片。表面黄褐色或黄白色。周边黄白色或淡黄棕色。质柔润。味微苦	水分≤12.0%
蜜百部	形如百部，表面颜色加深，具黏性，偶有粘连块，味略甜	水分≤12.0%

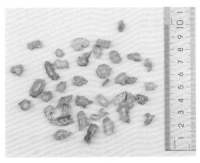 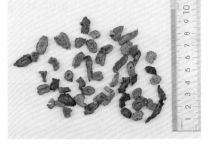

a.百部　　　　　　　　　　　　　　b.蜜百部

图 7 – 32　百部及其炮制品

【炮制作用】百部炮制作用见表 7 – 64。

表 7 – 64　百部炮制作用

品名	性味归经	炮制作用
百部	味甘、苦，微温。归肺经。	具有润肺下气止咳，杀虫的功能。生品长于止咳化痰，灭虱杀虫
蜜百部	味甘、苦，微温。归肺经。	蜜炙可缓和对胃的刺激性，并增强润肺止咳的功效

【贮藏】置通风干燥处。防潮。

PPT

任务六　油炙技术

将饮片分档后，根据药物性质，使用油脂进行炒、炸、烤等操作的炮制方法，称为油炙技术。

一、炮制目的

1. 增强疗效　如淫羊藿，用羊脂油炙后能增强温肾助阳作用。

2. 利于粉碎，便于制剂和服用　如三七、蛤蚧，经油炸或涂酥后，能使其质地酥脆，易于粉碎，并可矫正其不良气味。

二、炮制方法

油炙通常有三种操作方法，即油炒、油炸和油脂涂酥烘烤。

1. 油炒　先将羊脂切碎，置锅内加热，炼油去渣，然后取药物与羊脂油拌匀，用文火炒至油被吸尽，药物表面呈油亮时取出，摊开晾凉。

2. 油炸　取植物油，倒入锅内加热，至沸腾时，倾入药物，用文火炸至一定程度，取出，沥去油，粉碎。

3. 油脂涂酥烘烤　动物类药物切成块或锯成短节，放炉火上烤热，用酥油涂布，加热烘烤，待酥油渗入药内后，再涂再烤，反复操作，直至药物质地酥脆，晾凉，或粉碎。

三、注意事项

1. 油炒时，应控制好火力和炮制时间，以免药物炒焦。
2. 油炸时，因温度较高，操作时要控制好温度和时间，以防将药物炸焦。
3. 油脂涂酥药物时，除防止烤焦药物外，还需要反复操作直至酥脆为度。

淫羊藿
Yinyanghuo

【来源】本品为小檗科植物淫羊藿 *Epimedium brevicornu* Maxim.、箭叶淫羊藿 *Epimedium sagittatum*（Sieb. et Zucc.）Maxim.、柔毛淫羊藿 *Epimedium pubescens* Maxim. 或朝鲜淫羊藿 *Epimedium koreanum* Nakai 的干燥地上部分。

【采收加工】夏、秋季茎叶茂盛时采收，晒干或阴干。

【生产工艺】

1. 淫羊藿　取原药材，除去杂质、枝梗，摘取叶片，喷淋清水，稍润，切丝，干燥。

2. 炙淫羊藿　取羊脂油置锅内加热熔化，加入淫羊藿丝，用文火加热，炒至微黄色，油脂吸尽，微显光泽时，取出，晾凉。

每 100kg 淫羊藿，用羊脂油（炼油）20kg。

【工艺要点】

1. 严格按照操作规程操作。
2. 淫羊藿要求羊脂油炙至表面微黄色，油脂吸尽，微显光泽时。
3. 淫羊藿炮制前后都要进行净选，使其符合净度标准；油炙时，火力一定要小，以免药物炒焦。

【质量控制】淫羊藿产品质量控制指标见表 7-65，淫羊藿及其炮制品见图 7-33。

表 7-65　淫羊藿产品质量控制指标

品名	性状	检测项目
淫羊藿药材	略	杂质≤3.0%；水分≤12.0%；总灰分≤8.0%；浸出物≥15.0%；总黄酮［以淫羊藿苷（$C_{33}H_{40}O_{15}$）计算］≥5.0%；总黄酮醇苷含量：朝藿定 A（$C_{39}H_{50}O_{20}$）、朝藿定 B（$C_{38}H_{48}O_{19}$）、朝藿定 C（$C_{39}H_{50}O_{19}$）和淫羊藿苷（$C_{33}H_{40}O_{15}$）的总量，朝鲜淫羊藿≥0.50%；淫羊藿≥1.5%、柔毛淫羊藿≥1.5%、箭叶淫羊藿≥1.5%
淫羊藿	呈丝状片。表面绿色、黄绿色或浅黄色，光滑，可见网状叶脉及细锯齿状叶缘；背面灰绿色，中脉及细脉凸出。无臭，味苦	水分、总灰分、含量测定同药材
炙淫羊藿	形如淫羊藿，表面微黄色，光亮，微有羊脂油气	水分≤8.0%；总灰分≤8.0%；宝藿苷 I（$C_{27}H_{30}O_{10}$）≥0.030%；含朝藿定 A（$C_{39}H_{50}O_{20}$）、朝藿定 B（$C_{38}H_{48}O_{19}$）、朝藿定 C（$C_{39}H_{50}O_{19}$）和淫羊藿苷（$C_{33}H_{40}O_{15}$）的总量，朝鲜淫羊藿≥0.40%；淫羊藿≥1.2%、柔毛淫羊藿≥1.2%、箭叶淫羊藿≥1.2%

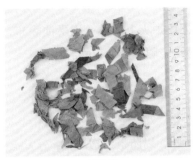
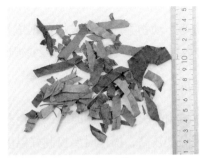

a.淫羊藿　　　　　　　　　　　b.炙淫羊藿

图 7 - 33　淫羊藿及其炮制品

【炮制作用】淫羊藿炮制作用见表 7 - 66。

表 7 - 66　淫羊藿炮制作用

品名	性味归经	炮制作用
淫羊藿	味辛、甘，温。归肝、肾经	具有补肾阳、强筋骨、祛风湿的功能。生品以祛风湿，坚筋骨力胜
炙淫羊藿	味辛、甘，温。归肝、肾经	羊脂油炙淫羊藿能增强温肾助阳作用

【贮藏】置通风干燥处。

? 想一想7-2

淫羊藿经羊脂油炙后有什么作用？

答案解析

蛤蚧
Gejie

【来源】本品为壁虎科动物蛤蚧 *Gekko gecko* Linnaeus 的干燥体。

【采收加工】全年均可捕捉，除去内脏、拭净，用竹片撑开，使全体扁平顺直，低温干燥。

【生产工艺】

1. 蛤蚧　取原药材，除去竹片，洗净，除去头（齐眼处切除）和足爪及鳞片，切成小块，干燥。

2. 酒蛤蚧　取蛤蚧块，用黄酒拌匀，闷润，待酒被吸尽后，烘干。

每100kg 蛤蚧块，用黄酒20kg。

3. 油酥蛤蚧　取蛤蚧，涂以麻油，用无烟火烤至稍黄质脆，除去头爪及鳞片，切成小块。

【工艺要点】

1. 严格按照操作规程操作。

2. 用黄酒与蛤蚧拌润时，要经常搅拌。

3. 油酥蛤蚧要求火烤至稍黄质脆，除去头爪及鳞片，切成小块。

4. 蛤蚧炮制前后都要进行净选，使其符合净度标准。

【质量控制】蛤蚧产品质量控制指标见表 7 - 67，蛤蚧见图 7 - 34。

表 7 - 67　蛤蚧产品质量控制指标

品名	性状	检测项目
蛤蚧药材	略	浸出物≥8.0%
蛤蚧	呈不规则的片状小块。表面灰黑色或银灰色，有棕黄色的斑点及鳞甲脱落的痕迹。切面黄白色或灰黄色。脊椎骨和肋骨突起。气腥，味微咸	浸出物≥8.0%
酒蛤蚧	形如蛤蚧，色稍黄，质较脆，微有酒气	浸出物≥8.0%
油酥蛤蚧	形如蛤蚧，色稍黄，质较脆，具香酥气	—

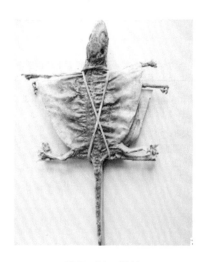

图 7 - 34　蛤蚧

【炮制作用】蛤蚧炮制作用见表 7 - 68。

表 7 - 68　蛤蚧炮制作用

品名	性味归经	炮制作用
蛤蚧	味咸，平。归肺、肾经	具有补肺益肾，纳气定喘，助阳益精的功能
酒蛤蚧	味咸，平。归肺、肾经	酒炙蛤蚧可增强补肾壮阳作用
油酥蛤蚧	味咸，平。归肺、肾经	功用与生品相同，酥制后易粉碎，减少腥气

【贮藏】用木箱严密封装，常用花椒拌存，置阴凉干燥处，防蛀。

✎ 练一练7-5

蛤蚧宜采用的炮制方法是（　　）

A. 蜜炙　　　B. 醋炙　　　C. 姜炙　　　D. 油炙　　　E. 清炒

答案解析

三七
Sanqi

【来源】本品为五加科植物三七 *Panax notoginseng*（Burk.）F. H. Chen 的干燥根和根茎。支根习称"筋条"，根茎习称"剪口"。

【采收加工】秋季花开前采挖，洗净，分开主根、支根及根茎，干燥。

【生产工艺】

1. 三七 取原药材，除去杂质。用时捣碎。

2. 三七粉 取三七，洗净，干燥，研细粉。

3. 熟三七 取净三七，打碎，分开大小块，用食油炸至表面棕黄色，取出，沥去油，研细粉。或取三七，洗净、蒸透，取出，及时切片，干燥。

【工艺要点】

1. 严格按照操作规程操作。

2. 熟三七要求油炸至表面棕黄色，取出，沥去油，研细粉。

3. 三七炮制前后都要进行净选，使其符合净度标准，且用食油炸三七前必须大小分档。

【质量控制】

表 7-69　三七产品质量控制指标

品名	性状	检测项目
三七药材	呈类圆锥形或圆柱形，表面灰褐色或灰黄色，有断续的纵皱纹和支根痕。顶端有茎痕，周围有瘤状突起。体重，质坚实，断面灰绿色、黄绿色或灰白色，木部微呈放射状排列。气微，味苦回甜	水分≤14.0%；总灰分≤6.0%；酸不溶性灰分≤3.0%；重金属残留量：铅≤5mg/kg、镉≤1mg/kg、汞≤0.2mg/kg、砷≤2mg/kg、铜≤20mg/kg；浸出物≥16.0%；含人参皂苷 Rg_1（$C_{42}H_{72}O_{14}$）、人参皂苷 Rb_1（$C_{54}H_{92}O_{23}$）、三七皂苷 R_1（$C_{47}H_{80}O_{18}$）的总量≥5.0%
三七粉	呈灰黄色粉末，气微，味微苦回甜	同药材
三七	熟三七呈浅黄色粉末，略有油气，味微苦。熟三七片为类圆形薄片，表面棕黄色，角质样，有光泽，质坚硬，易折断，气微，味苦回甜	—

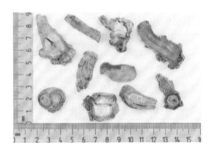
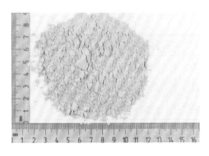

a.三七　　　　　　　　　　b.三七粉

图 7-35　三七及其炮制品

【炮制作用】三七炮制作用见表 7-70。

表 7-70　三七炮制作用

品名	性味归经	炮制作用
三七粉	甘、微苦，温。归肝、胃经	散瘀止血，消肿定痛
熟三七	甘、微苦，温。归肝、胃经	熟三七止血化瘀作用较弱，以滋补力胜

【贮藏】置阴凉干燥处，防蛀。

目标检测

答案解析

一、选择题

A 型题（最佳选择题）

1. 酒白芍的色泽是（　　）

　　A. 微黄色　　　　　　B. 深黄色　　　　　　C. 焦黄色　　　　　　D. 焦褐色

2. 为了增强延胡索行气止痛的作用，炮制方法应选（　　）

　　A. 醋煮法　　　　　　B. 炒黄法　　　　　　C. 酒炙法　　　　　　D. 盐炙法

3. 欲增强黄芪补中益气作用，应采用的炮制方法是（　　）

　　A. 醋炙法　　　　　　B. 盐炙法　　　　　　C. 酒炙法　　　　　　D. 蜜炙法

4. 盐炙缓和苦燥之性，长于滋阴降火的药物是（　　）

　　A. 黄连　　　　　　　B. 黄柏　　　　　　　C. 黄芩　　　　　　　D. 大黄

5. 姜炙后能消除咽喉刺激性、增强宽中和胃功效的药物是（　　）

　　A. 黄连　　　　　　　B. 草果　　　　　　　C. 竹茹　　　　　　　D. 厚朴

6. 炮制淫羊藿所用的辅料是（　　）

　　A. 芝麻油　　　　　　B. 花生油　　　　　　C. 羊脂油　　　　　　D. 麻油

B 型题（配伍选择题）

　　A. 长于活血补血调经作用　　　　　　B. 既能补血，又不致滑肠

　　C. 长于活血通经作用　　　　　　　　D. 增强止血，治崩中漏下

7. 当归炭的炮制作用是（　　）

8. 土当归的炮制作用是（　　）

9. 全当归的炮制作用是（　　）

10. 酒当归的炮制作用是（　　）

　　A. 醋炙法　　　　　　B. 酒炙法　　　　　　C. 盐炙法　　　　　　D. 蜜炙法　　　　　　E. 油炙法

11. 三七的炮制方法是（　　）

12. 当归的炮制方法是（　　）

13. 杜仲的炮制方法是（　　）

14. 狼毒的炮制方法是（　　）

15. 甘草的炮制方法是（　　）

X 型题（多项选择题）

16. 酒炙能增强祛风除湿，通络止痛作用的是（　　）

　　A. 白芍　　　　　　　B. 乌梢蛇　　　　　　C. 威灵仙　　　　　　D. 蕲蛇　　　　　　　E. 大黄

17. 油炙技术的操作方法有（　　）

　　A. 油炒法　　　　　　B. 油煮法　　　　　　C. 油煎法

　　D. 油炸法　　　　　　E. 油脂涂酥烘烤法

18. 下列药物可用姜炙的有（　　）

　　A. 竹茹　　　　　　　B. 厚朴　　　　　　　C. 草果　　　　　　　D. 黄连　　　　　　　E. 草果

19. 蜜炙药物的目的是（　　）

    A. 增强补脾益气作用　B. 缓和药性　　　　C. 增强润肺止咳作用

    D. 增强疏肝止痛作用　E. 矫味作用

20. 既可酒炙，又能醋炙的药物是（　　）

    A. 柴胡　　　　　　B. 延胡索　　　　C. 五灵脂

    D. 香附　　　　　　E. 大黄

二、综合问答题

1. 简述酒炙技术的注意事项。

2. 简述酒大黄、醋大黄、熟大黄的炮制作用。

3. 简述蜜炙麻黄、百合、黄芪的炮制作用。

4. 简述盐炙的目的及其适用药物。

5. 什么叫油炙技术，操作方法有几种？

6. 简述姜炙药物的目的。

实训项目八　炙制技术

【实训目的】

1. 掌握酒炙、醋炙、盐炙、蜜炙、姜炙、油炙技术炙制操作要点及质量控制要点；掌握手工标准操作规程。正确使用炙制工具。

2. 熟练使用各种炙制技术炮制实训药物。

3. 学会正确进行清场，对设备进行清洁、维护、调试，正确填写生产记录。

【实训器材】

1. 实训设备　电子秤、液化气炉灶（套）、不锈钢盘（搪瓷盘）、量筒、烧杯、玻璃棒、不锈钢铲、不锈钢锅、炙药机。

2. 实训材料　黄酒、醋、盐、蜂蜜、纯净水、白芍、当归、黄柏、香附、乳香、甘草、黄芪、百合、车前子。

【实训内容】

一、炙制项目

1. 酒炙　白芍、当归、黄柏。

2. 醋炙　香附、乳香。

3. 盐炙　车前子、黄柏。

4. 蜜炙　甘草、黄芪、百合。

二、操作步骤和方法（表7－71）

表7－71　炙制技术的操作步骤及方法

工作内容	操作方法和要求	注意事项
准备	器具洁净齐全、合理摆放；规范称取生药、称量准确	不锈钢盘、不锈钢铲、锅须洁净
闷润	称取规定量的药和适量辅料，搅拌均匀后闷润	车前子、乳香、百合先炒后加辅料

续表

工作内容	操作方法和要求	注意事项
预热	调节火力，保持文火	火力不可过大
投药	投药迅速，动作要规范	投药要适量
翻炒	均匀翻炒	注意控制炮制程度
出锅	至规定程度后，出锅，除去杂质，放凉贮藏	—
清场	按规程清洁器具，清理现场；饮片和器具归类放置，关闭水、电、气、门、窗等	—

三、炮制程度和质量要求

炮制后饮片质量应符合《中国药典》及《中药饮片质量标准通则（试行）》的规定。

1. **酒炙白芍** 表面微黄色或淡棕黄色，略有焦斑。微有酒香气。

2. **酒炙黄柏** 表面深黄色，偶有焦斑，味极苦，微有酒香气。

3. **酒炙当归** 表面深黄色或浅棕黄色，偶有焦斑，香气浓郁，微有酒香气。

4. **醋炙香附** 表面黑褐色，有醋气。

5. **醋炙乳香** 表面深黄色，显油亮光泽，略透明，微有醋气。

6. **盐炙车前子** 表面黑褐色，气微香，味微咸。

7. **盐炙黄柏** 表面深黄色，偶有焦斑，味苦微咸。

8. **蜜炙甘草** 切面黄色至深黄色，略具黏性，气味焦香，味甜。

9. **蜜炙黄芪** 表面深黄色，略具黏性，味甜气香。

10. **蜜炙百合** 表面棕黄色，味甜。

书网融合……

📝 重点回顾　　📱 微课 15　　📱 微课 16　　📱 微课 17　　⏱ 习题

项目八　煅制技术

> **知识目标：**
>
> 1. **掌握**　掌握明煅、煅淬及暗煅技术的目的。
> 2. **熟悉**　各炮制成品的性状特征及质量控制指标。
> 3. **了解**　明煅、煅淬及暗煅技术的炮制注意事项。
>
> **技能目标：**
>
> 能依据相关质量标准，对常见药物进行明煅、煅淬及暗煅的操作，成品达到相关质量标准。
>
> **素质目标：**
>
> 树立严谨细致、精益求精的工匠精神。

学习目标

导学情景

情景描述： 名医录中记载，睦州杨寺丞的女儿，得了体内烦热外部四肢冰冷的骨蒸病，许多医生诊治都没有明显的效果，处州一个姓吴的医生使用了王焘《外台秘要》中治疗骨蒸劳热长久咳嗽的一个方子，方中使用石膏一斤、粉甘草一两，一起研磨成细粉，每日用水调服三至四次，果然治好了杨寺丞女儿的骨蒸病。方中的君药就是石膏。

情景分析： 生石膏具有清热泻火、除烦止渴的功效，经炮制后转为煅石膏，具有敛疮生肌和收湿、止血的功效。

讨论： 生石膏与煅石膏功效差异显著，那么炮制加工的过程中，发生了哪些变化，具体要怎样操作呢？

学前导语： 煅制技术是将待炮制品置于适当的容器中煅烧的方法。煅制，唐代以前称燔、烧、炼等，在《五十二病方》中就有用燔处理矿物药、动物药和少量植物药的记载。唐代在承袭前人方法的基础上，提出了煅制技术，其中某些煅制方法历经各代，一直沿用至今。

将药物直接放于适当耐火容器内或置于无烟炉火中高温煅烧的方法。有些药物煅红后还要趁炽热时投入一定的液体辅料中浸淬，故而又称为煅淬技术。若将药物置于密封的加热容器中，在高温缺氧的条件下煅烧成炭，又称为密闭煅、闷煅、暗煅技术。

煅制根据煅烧方式不同又分为明煅和暗煅。根据操作方法和要求不同，煅制技术又可分为明煅、煅淬、暗煅技术（扣锅煅）。

传统手工煅药的工具主要有煅锅、药铲等；现代机械煅药的煅药机主要有马弗炉和煅药炉，目前生产企业多数采用煅药炉和煅药机（图8-1、图8-2）。

1. 煅药炉的基本构造　DY-25L煅药炉的主要结构包括：炉壳、炉芯、炉衬、料筐、电热元件、炉盖、升降装置、控制箱。

2. 煅药炉的操作方法　首先清洁炉膛，然后接通电源，将温度控制仪上温度设定指针调整至所需工作温度的位置，准备好样品与钳，检查炉膛内清洁状态，如箱内清净，则可将样品放入炉内，即可

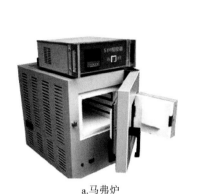
a.马弗炉

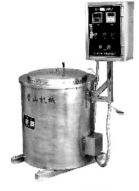
b.DY-25L煅药炉

图 8-1　煅药炉

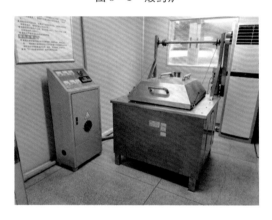

图 8-2　煅药机

开始煅药。打开电源，按下煅药炉的开关，绿灯亮，电流表有读数产生，箱内温度也逐渐上升。待炉温到达工作温度，记录灼烧时间，此时红灯亮。达到灼烧时间，先切断电源，待炉温降下，再打开炉门，用钳子取出样品。

3. 煅药炉的维修保养和故障判断

（1）使用时炉温不得超过最高温度，以免烧毁电热元件，并禁止向炉膛内灌注各种液体及溶解的金属。

（2）每次将样品放入和取出，均要使用坩埚夹，不能直接用手取，否则烧伤手。

（3）使用过程中要经常检查显示温度是否与要求的温度相符。

（4）使用完毕后要将电源全部切断。

（5）每次使用完毕均进行清洁，并填写使用记录。

（6）使用过程中如发现设备运转异常应立即停机，分析原因，得到解决后方可重新开机。

（7）经常检查电炉、控制器各种接线头的接线是否完好，指示仪指针在运动时有无卡住、滞动现象。

（8）烘炉　电炉第一次使用或长期停用后，使用时必须进行烘炉。烘炉程序：室温至200℃，加热4小时打开炉门，200~600℃加热4小时关闭炉门。

任务一　明煅技术

药物煅制时，不隔绝空气的方法称明煅技术，又称直火煅技术。该法主要适用于矿物类和动物贝壳、化石类药物。

一、炮制目的

1. 使药物质地酥脆,便于煎出有效成分　明煅能改变药物分子结构,使其质地酥脆,使药物中所含硫、砷等成分挥发,继而产生氧化分解,导致分子结构发生改变而使质地发生变化。煅制还可使药物组分在不同方向胀缩的比例产生差异,致使药粒间出现孔隙,质地变得酥脆,便于调剂,利于粉碎、制剂和煎煮。如白矾、石膏等。

2. 增强收敛作用　为适应临床需要,有些药物需除去结晶水以增强收敛等作用,如白矾、硼砂等。

二、炮制方法

药物在煅制时,不隔绝空气的方法称为明煅技术,又称直火煅技术。

1. 敞锅煅　将药物直接放入煅锅,用武火加热的煅制方法。此法适用于含结晶水的易熔矿物类药,如白矾等。

2. 炉膛煅　将药物直接放于炉火上煅至红透,取出放凉。煅后易碎或煅时爆裂的药物需装入耐火容器或适宜容器内煅透,放凉。本法适用于质地坚硬的矿物药。

3. 平炉锻　将药物置炉膛内,武火加热并用鼓风机吹风促使温度迅速均匀升高。在煅制过程中。可根据要求适当翻动。使药材受热均匀。煅至药材发红或红透(通过观察孔可见炉膛发红或红亮)时停止加热。取出放凉或进一步加工。此法煅制效率较高,适用于大量生产。本法适用范围与炉膛煅相同。

4. 反射炉煅　将燃料投入炉内点燃,并用鼓风机吹旺,然后将燃料口密闭。从投料口投入药物,再将投料口密闭,鼓风燃至指定时间,适当翻动,使药物受热均匀,煅红后停止鼓风,继续保温煅烧,稍后取出放凉或进一步加工。此法煅制效率较高,适用于大量生产。其适用范围与炉膛煅相同。

三、注意事项

1. 将药物大小分档,以免煅制时生熟不均。

2. 明煅法在操作时应将药物一次煅透,中途不得停火,以免夹生。

3. 含结晶水的矿物药,一般采用敞锅煅法,煅至水汽散尽。有些药物在煅烧时产生爆溅,可在容器上加盖防护网罩(但不密闭)以防爆溅。

4. 根据药物的性质选择合适的煅制温度和时间,如含有结晶水的盐类中药,不要求煅红,但需使结晶水蒸发至尽,或全部形成蜂窝状的块状固体。如主含云母类、石棉类、石英类矿物药较耐热,短时间煅烧即使达到"红透",其理化性质也很难改变,因此煅制时温度应高,时间应长。而对主含硫化物类和硫酸盐类药物,煅时温度不一定太高,后者需时间稍长,以便结晶水彻底挥发和理化性质达到应有的变化。

白矾

Baifan

【来源】本品为硫酸盐类矿物明矾石族明矾石经加工提炼制成,主含含水硫酸铝钾 $[KAl(SO_4)_2 \cdot 12H_2O]$。

【生产工艺】

1. 白矾　取原药材,除去杂质,用时捣碎或研细。

2. 枯矾　取净白矾,敲成小块,置煅锅内,用武火加热至熔化,继续煅至明矾膨胀松泡呈白色蜂窝状或海绵状固体,完全干燥,停火,放凉后取出,研成细粉。

【工艺要点】煅制白矾应一次性煅透,中途不得停火,不可搅拌,如搅拌易堵塞水分挥发的通路形成"僵块";不宜用铁锅煅制，否则接触铁锅处有红褐色物质，产品铁盐含量会超出限度；煅制器具必须洁净。

【质量控制】白矾产品质量控制指标见表8-1，白矾及其炮制品见图8-3。

表8-1 白矾产品质量控制指标

品名	性状	检测项目
白矾药材	不规则块状或粒状。无色或淡黄白色，透明或半透明。表面略平滑或凹凸不平，具细密纵棱，有玻璃样光泽。质硬而脆。气微，味酸、微甘而极涩	含水硫酸铝钾 $KAl(SO_4)_2 \cdot 12H_2O \geqslant 99.0\%$；重金属 $\leqslant 20mg/kg$；铵盐［以总氮（N）计］$\leqslant 0.3\%$；还需检查铜、锌、铁盐
白矾	同药材	同药材
枯矾	呈不规则的块状、颗粒或粉末。白色或淡黄白色，无玻璃样光泽。不规则的块状表面粗糙，凹凸不平或呈蜂窝状。体轻，质疏松而脆，手捻易碎，有颗粒感。气微，味微甘而极涩	—

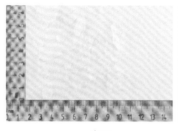 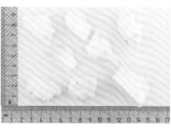 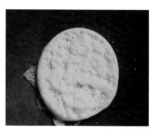

a.白矾　　　　　　　b.枯矾　　　　　　　c.枯矾

图8-3 白矾及其炮制品

【炮制作用】白矾炮制作用见表8-2。

表8-2 白矾炮制作用

品名	性味归经	炮制作用
白矾	味涩、酸，性寒；归肺、脾、肝、大肠经	外用解毒杀虫，燥湿止痒；内服止血止泻，祛除风痰
枯矾	味涩、酸，性寒；归肺、脾、肝、大肠经	酸寒之性降低，涌吐作用减弱，增强了收涩敛疮、止血化腐作用

【贮藏】置干燥处。

? 想一想

白矾为什么要一次性煅透？

答案解析

石膏

Shigao

【来源】本品为硫酸盐类矿物石膏族石膏，主含含水硫酸钙（$CaSO_4 \cdot 2H_2O$）。

【采收加工】采挖后，除去杂石及泥沙。

【生产工艺】

1. 石膏 采挖后，除去杂石及泥沙。

2. 煅石膏 取净石膏块，置无烟炉火或耐火容器内，用武火加热，煅至酥松，取出，放凉后碾碎。

【质量控制】石膏产品质量控制指标见表8-3，石膏及其炮制品见图8-4。

表8-3 石膏产品质量控制指标

品名	性状	检测项目
石膏药材	本品为纤维状的集合体，呈长块状、板块状或不规则块状。白色、灰白色或淡黄色，有的半透明。体重，质软，纵断面具绢丝样光泽。气微，味淡	重金属≤10mg/kg；砷≤2mg/kg；含水硫酸钙（$CaSO_4 \cdot 2H_2O$）≥95.0%
石膏	同药材	同药材
煅石膏	白色的粉末或酥松块状物，表面透出微红色的光泽，不透明。体较轻，质软，易碎，捏之成粉。气微，味淡	重金属≤10mg/kg；硫酸钙（$CaSO_4$）≥92.0%

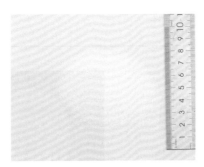
a.石膏

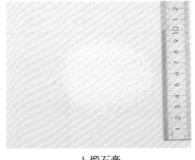
b.煅石膏

图8-4 石膏及其炮制品

【炮制作用】石膏炮制作用见表8-4。

表8-4 石膏炮制作用

品名	性味归经	炮制作用
石膏	甘、辛，大寒。归肺、胃经	清热泻火，除烦止渴
煅石膏	苦、甘、涩，寒。归肺、胃经	收湿，生肌，敛疮，止血

【贮藏】置干燥处。

✖ 练一练

生石膏和煅石膏的作用有何不同？

答案解析

龙骨
Longgu

【来源】本品为古代哺乳动物如三趾马、犀类、鹿类、牛类、象类等的骨骼化石或象类门齿的化石，前者习称"龙骨"，后者习称"五花龙骨"。

【生产工艺】

1. 龙骨 取龙骨，除去杂质，打碎。

2. 煅龙骨 取净龙骨小块，置耐火容器内，用武火加热，煅至红透，取出放凉，碾碎。

【质量控制】龙骨产品质量控制指标见表8-5，龙骨及其炮制品见图8-5。

表8-5　龙骨产品质量控制指标

品名	性状	检测项目
龙骨药材	略	—
龙骨	不规则的碎块。表面类白色、灰白色或浅黄色，有的具蓝灰色或红棕色纹或棕色、黄白色斑点	—
煅龙骨	形如龙骨，灰白色或灰褐色	—

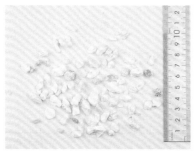
a.龙骨

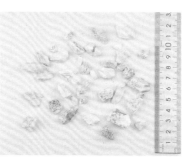
b.煅龙骨

图8-5　龙骨及其炮制品

【炮制作用】龙骨炮制作用见表8-6。

表8-6　龙骨炮制作用

品名	性味归经	炮制作用
龙骨	味甘、涩，性平。归心、肝经	镇静安神、收敛固涩
煅龙骨	味甘、涩，性平。归心、肝经	增强收敛固涩、生肌功效

【贮藏】置干燥处。

瓦楞子
Walengzi

【来源】本品为蚶科动物毛蚶 *Arca subcrenata* Lischke、泥蚶 *Arca granosa* Linnaeus 或魁蚶 *Arca inflata* Reeve 的贝壳。

【采收加工】秋、冬至次年春捕捞，洗净，置沸水中略煮，去肉，干燥。

【生产工艺】

1. 瓦楞子　取瓦楞子，洗净，干燥，碾碎。

2. 煅瓦楞子　取净瓦楞子，置耐火容器内，武火加热，煅至酥脆，取出放凉，碾碎或研粉。

【质量控制】瓦楞子产品质量控制指标见表8-7，瓦楞子及其炮制品见图8-6。

表8-7　瓦楞子产品质量控制指标

品名	性状	检测项目
瓦楞子药材	略	碳酸钙（$CaCO_3$）≥93.0%
瓦楞子	本品为不规则碎块或粉末。类白色、灰白色至灰黄色。较大碎块外表可见放射状肋线，有的可见棕褐色茸毛。气微，味淡	碳酸钙（$CaCO_3$）≥93.0%
煅瓦楞子	本品形如瓦楞子，灰白色至深灰色。质酥脆。气微，味淡	碳酸钙（$CaCO_3$）≥95.0%

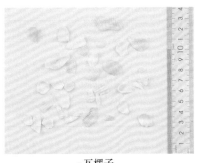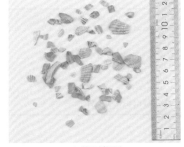

a.瓦楞子　　　　　　　　　b.煅瓦楞子

图 8 - 6　瓦楞子及其炮制品

【炮制作用】瓦楞子炮制作用见表 8 - 8。

表 8 - 8　瓦楞子炮制作用

品名	性味归经	炮制作用
瓦楞子	味咸，性平，归肺、胃、肝经	消痰化瘀，软坚散结，制酸止痛
煅瓦楞子	味咸，性平，归肺、胃、肝经	增强制酸止痛之力

【贮藏】置干燥处。

牡蛎
Muli

【来源】本品为牡蛎科动物长牡蛎 *Ostrea gigas* Thunberg、大连湾牡蛎 *Ostrea talienwhanensis* Crosse 或近江牡蛎 *Ostrea rivularis* Gould 的贝壳。

【采收加工】全年均可捕捞，去肉，洗净，晒干。

【生产工艺】

1. 牡蛎　取牡蛎，洗净，干燥，碾碎。

2. 煅牡蛎　取净牡蛎，置耐火容器内或无烟炉火上，用武火加热，煅至酥脆时取出，放凉，碾碎。

【质量控制】牡蛎产品质量控制指标见表 8 - 9，牡蛎及其炮制品见图 8 - 7。

表 8 - 9　牡蛎产品质量控制指标

品名	性状	检测项目
牡蛎药材	略	含碳酸钙（$CaCO_3$）≥94.0%
牡蛎	本品为不规则的碎块。白色。质硬，断面层状。气微，味微咸	含碳酸钙（$CaCO_3$）≥94.0%
煅牡蛎	本品为不规则的碎块或粗粉。灰白色。质酥脆，断面层状	含碳酸钙（$CaCO_3$）≥94.0%

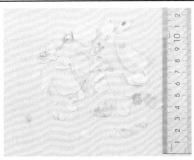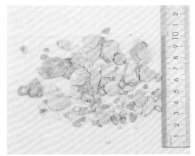

a.牡蛎　　　　　　　　　b.煅牡蛎

图 8 - 7　牡蛎及其炮制品

【炮制作用】牡蛎炮制作用见表8-10。

表8-10 牡蛎炮制作用

品名	性味归经	炮制作用
牡蛎	味咸,性微寒,归肝、胆、肾经	重镇安神,潜阳补阴,软坚散结
煅牡蛎	味咸,性微寒,归肝、胆、肾经	增强收敛固涩,制酸止痛的作用

【贮藏】置干燥处。

石决明
Shijueming

【来源】本品为鲍科动物杂色鲍 *Haliotis diversicolor* Reeve、皱纹盘鲍 *Haliotis discus hannai* Ino、羊鲍 *Haliotis ovina* Gmelin、澳洲鲍 *Haliotis ruber*（Leach）、耳鲍 *Haliotis asinina* Linnaeus 或白鲍 *Haliotis laevigata*（Donovan）的贝壳。

【采收加工】夏、秋二季捕捞,去肉,洗净,干燥。

【生产工艺】

1. 石决明 取石决明,去杂质,洗净,干燥,碾碎。

2. 煅石决明 取净石决明,置耐火容器内或置无烟炉火上,用武火加热,煅至酥脆,易碎时取出放凉,碾碎。

【质量控制】石决明产品质量控制指标见表8-11,石决明及其炮制品见图8-8。

表8-11 石决明产品质量控制指标

品名	性状	检测项目
石决明药材	略	碳酸钙（$CaCO_3$）≥93.0%
石决明	不规则的碎块。灰白色、有珍珠样彩色光泽。质坚硬。气微,味微咸	碳酸钙（$CaCO_3$）≥93.0%
煅石决明	本品为不规则的碎块或粗粉。灰白色无光泽,质酥脆。断面呈层状	硫酸钙（$CaCO_3$）≥95.0%

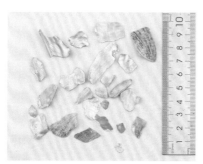

a.石决明

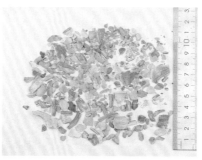

b.煅石决明

图8-8 石决明及其炮制品

【炮制作用】石决明炮制作用见表8-12。

表8-12 石决明炮制作用

品名	性味归经	炮制作用
石决明	咸,寒。归肝经	平肝潜阳,清肝明目
煅石决明	咸,寒。归肝经	煅后咸寒之性降低,平肝潜阳的功效缓和,增强了固涩收敛、明目作用,且煅后质地疏松,便于粉碎,有利于外用涂敷撒布,并利于煎出有效成分

【贮藏】置干燥处。

👁 看一看8-1 ────────────────

石决明炮制作用

石决明主要含碳酸钙，亦含有机质和少量的镁、铁、硅酸盐、硫酸盐、磷酸盐、氯化物和极微量的碘。煅烧后碳酸盐分解，产生氧化钙，有机质则被破坏。

硼砂
Pengsha

【来源】本品为单斜晶系矿物硼砂经精制而成的结晶。主含含水四硼酸钠（$Na_2B_4O_7 \cdot 10H_2O$）。

【生产工艺】

1. 硼砂 取硼砂，除去杂质，捣碎或研成细粉。

2. 煅硼砂 取净硼砂适当粉碎，置煅锅内武火加热，煅至鼓起小泡成雪白酥松块状，取出放凉，碾碎。

【质量控制】硼砂产品质量控制指标见表8-13，硼砂如图8-9所示。

表8-13 硼砂产品质量控制指标

品名	性状	检测项目
硼砂	不规则的块状，无色透明或白色半透明，有玻璃样光泽，质较重，易破碎，味甜略带咸	无
煅硼砂	粉末状。白色不透明、无光泽	无

图8-9 硼砂

【炮制作用】硼砂炮制作用见表8-14。

表8-14 硼砂炮制作用

品名	性味归经	炮制作用
硼砂	味甘、咸，性凉。归肺、胃经	外用清热解毒，内服清热化痰
煅硼砂	味甘、咸，性凉。归肺、胃经	煅后具有燥湿收敛作用，同时易研成细粉，避免晶型微粒，可消除对敏感部位的刺激性

【贮藏】置干燥处。

任务二　煅淬技术

将药物按明煅法煅烧至红透后，立即投入定量的液体辅料（淬液）中骤然冷却，使之酥松的方法，称为煅淬技术。常用的淬液有醋、酒、药汁、清水等。

一、炮制目的

1. 使药物质地酥脆，易于粉碎，利于有效成分煎出　经过煅淬炮制，矿物药中各种不同成分因胀缩比例不同，产生裂隙，使质地变得酥脆，如赭石、磁石。

2. 清除药物中的杂质，洁净药物　有些矿物药如炉甘石，煅淬后可使药物洁净，从而提高药物质量。

3. 改变药物理化性质，疗效增强，不良反应减少　煅淬后药物的理化性质发生变化。例如：含铁矿物药煅后醋淬有醋酸铁生成，自然铜黄铁矿中的二硫化铁转化为硫化铁。

二、炮制方法

将药物按照明煅法煅烧至红透后，立即投入规定的液体辅料中骤然冷却。煅后的操作程序称为淬，所用的液体辅料称为淬液。常用的淬液有醋、酒、药汁等，按临床需要而选用，如磁石、自然铜用醋淬制，阳起石用黄酒淬制等。

三、注意事项

1. 煅淬操作应反复进行多次，以使淬液吸尽、药物全部酥脆为度。
2. 所用的淬液种类和用量由需煅淬药物的性质和煅淬目的要求而定。

自然铜
Zirantong

【来源】本品为硫化物类矿物黄铁矿族黄铁矿，主含二硫化铁（FeS_2）。

【采收加工】采挖后，除去杂石。

【生产工艺】

1. 自然铜　除去杂质，洗净，干燥。用时砸碎。

2. 煅自然铜　取净自然铜，置耐火容器内，用武火加热煅至暗红色，立即取出投入醋液中淬制，待冷后取出，如此反复煅淬数次，醋淬至药物表面呈黑褐色，外表脆裂，光泽消失，质地酥松，取出，摊开放凉，干燥后碾碎。

每100kg自然铜，用醋30kg。

【质量控制】自然铜产品质量控制指标见表8-15，自然铜及其炮制品见图8-10。

表8-15　自然铜产品质量控制指标

品名	性状	检测项目
自然铜药材	本品晶形多为立方体，集合体呈致密块状。表面亮淡黄色，有金属光泽；有的黄棕色或棕褐色，无金属光泽。具条纹，条痕绿黑色或棕红色。体重，质坚硬或稍脆，易砸碎，断面黄白色，有金属光泽；或断面棕褐色，可见银白色亮星	铁（Fe）应为40.0%~55.0%
自然铜	同药材	同药材

续表

品名	性状	检测项目
煅自然铜	本品为小立方体或不规则的碎粒或粉末状，呈棕褐色至黑褐色或灰黑色，无金属光泽。质酥脆。略有醋酸气	铁（Fe）≥40.0%

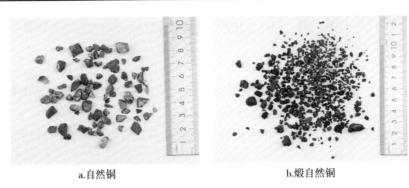

a.自然铜　　　　　　　　　　　　b.煅自然铜

图 8-10　自然铜及其炮制品

【炮制作用】自然铜炮制作用见表 8-16。

表 8-16　自然铜炮制作用

品名	性味归经	炮制作用
自然铜	辛，平。归肝经	散瘀止痛，续筋接骨
煅自然铜	辛，平。归肝经	经煅淬后，可增强散瘀止痛作用

【贮藏】置干燥处。

💗 药爱生命

　　都江堰水利工程是我国古代战国秦昭王时期，蜀郡守李冰于公元前 227 年创建的，是中国最古老的水利工程，是全世界迄今为止年代最久、唯一留存、以无坝引水为特征的宏大水利工程。是我国科技史上的一座丰碑。

　　当年，李冰带领上万民工开山凿石，由于山石坚硬，工程进度缓慢。大家都很着急，这时有人出了个高招：先在岩石上凿些沟槽，放上柴草，再架满树枝和木柴，点火燃烧，将岩石烧红，再泼冷水，岩石崩裂，工程进度加快。很快就劈开了宽 20 米，高 40 米，长 80 米的引水渠道。这是控制江水流量的咽喉，因为其形状像个瓶口，所以就取名为"宝瓶口"。

　　烧红岩石，再泼冷水，和中药煅淬法基本一致，说明煅制技术来自于生活，是祖先智慧的结晶，我们要发掘、继承和创新传统炮制方法，让中医药发扬光大，为人类健康服务。

炉甘石
Luganshi

【来源】本品为碳酸盐类矿物方解石族菱锌矿，主含碳酸锌（$ZnCO_3$）。

【采收加工】采挖后，洗净，晒干，除去杂石。

【生产工艺】

1. 炉甘石　除去杂质，砸碎。

2. 煅炉甘石　取净炉甘石，置耐火容器内，用武火加热，煅至红透，取出，立即倒入水中浸淬，搅拌，倾取上层水中混悬液，残渣继续煅淬 3~4 次，至不能混悬为度，合并混悬液，静置，待澄清后倾去上层清水，干燥。

3. 制炉甘石

（1）黄连汤制　取黄连加水煎汤 2~3 次，过滤去渣，合并药汁浓缩，加入煅炉甘石细粉中拌匀，吸尽后，干燥。

每 100kg 煅炉甘石细粉，用黄连 12.5kg。

（2）三黄汤制　取黄连、黄柏、黄芩加水煮汤 2~3 次，至苦味淡薄，过滤去渣，加入煅炉甘石细粉中拌匀，吸尽后，干燥。

每 100kg 煅炉甘石，用黄连、黄柏、黄芩各 12.5kg。

本品多作眼科外用药，临床要求极细药粉，大多煅淬后还需水飞制取，制炉甘石应选用水飞后的细粉。

【质量控制】炉甘石产品质量控制指标见表 8-17，炉甘石见图 8-11。

表 8-17　炉甘石产品质量控制指标

品名	性状	检测项目
炉甘石药材	本品为块状集合体，呈不规则的块状。灰白色或淡红色，表面粉性，无光泽，凹凸不平，多孔，似蜂窝状。体轻，易碎。气微，味微涩	氧化锌（ZnO）≥40.0%
炉甘石	同药材	同药材
煅炉甘石	本品呈白色、淡黄色或粉红色的粉末；体轻，质松软而细腻光滑。气微，味微涩	氧化锌（ZnO）≥56.0%
制炉甘石	制炉甘石呈黄色或深黄色细粉，质轻松，味苦	—

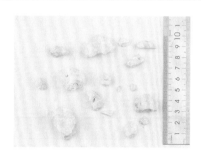

图 8-11　炉甘石

【炮制作用】炉甘石炮制作用见表 8-18。

表 8-18　炉甘石炮制作用

品名	性味归经	炮制作用
炉甘石	甘，平。归肝、脾经	解毒明目退翳，收湿止痒敛疮
煅炉甘石	甘，平。归肝、脾经	煅后可增强清热明目，敛疮收湿的作用。经煅淬水飞后，质地纯洁细腻，适宜于眼科及外敷用，消除了由于颗粒较粗而造成的对敏感部位的刺激性
制炉甘石	甘，平。归肝、脾经	可增强清热明目，敛疮收湿的功效

【贮藏】置干燥处。

赭石
Zheshi

【来源】本品为氧化物类矿物刚玉族赤铁矿，主含三氧化二铁（Fe_2O_3）。

【采收加工】采挖后，除去杂石。

【生产工艺】

1. 赭石 除去杂质，砸碎。

2. 煅赭石 取净赭石，砸成碎块。置耐火容器内用武火加热，煅至红透，立即倒入醋液淬制，如此反复煅淬至质地酥脆，淬液用尽为度，碾成粗粉。

每 100kg 赭石，用醋 30kg。

【质量控制】赭石产品质量控制指标见表 8-19，赭石及其炮制品见图 8-12。

表 8-19　赭石产品质量控制指标

品名	性状	检测项目
赭石药材	多呈不规则的扁平块状。暗棕红色或灰黑色，条痕樱红色或红棕色，有的有金属光泽。一面多有圆形的突起，习称"钉头"；另一面与突起相对应处有同样大小的凹窝。体重，质硬。气微，味淡	铁（Fe）≥45.0%
赭石	不规则碎块，断面显层叠状。质硬。气微，味淡	同药材
煅赭石	无定形粉末或成团粉末，暗褐至紫褐色，光泽消失。质地酥脆。略带醋气	铁（Fe）≥45.0%

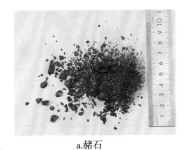
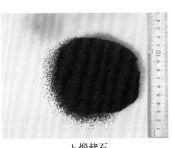

a.赭石　　　　　　　　　　　b.煅赭石

图 8-12　赭石及其炮制品

【炮制作用】赭石炮制作用见表 8-20。

表 8-20　赭石炮制作用

品名	性味归经	炮制作用
赭石	苦，寒。归肝、心经	平肝潜阳，重镇降逆，凉血止血
煅赭石	苦，寒。归肝、心经	降低了苦寒之性，增强了平肝止血作用

【贮藏】置干燥处，防蛀。

磁石
Cishi

【来源】本品为氧化物类矿物尖晶石族磁铁矿，主含四氧化三铁（Fe_3O_4）。

【采收加工】采挖后，除去杂石。

【生产工艺】

1. 磁石 除去杂质，砸碎。

2. 煅磁石 取净磁石，砸成碎块，置耐火容器内用武火加热，煅至红透，立即倒入醋液淬制，如此反复煅淬至质地酥脆，淬液用尽为度，碾成粗粉。

每 100kg 磁石，用醋 30kg。

【质量控制】磁石产品质量控制指标见表 8-21，煅磁石见图 8-13。

表8-21　磁石产品质量控制指标

品名	性状		检测项目
磁石药材	为块状集合体，呈不规则的块状，或略带方形，多具棱角。灰黑色或棕褐色，条痕黑色，具金属光泽。体重，质坚硬，断面不整齐。具磁性。有土腥气，味淡		铁（Fe）≥50.0%
磁石	本品为不规则的碎块。灰黑色或褐色，条痕黑色，具金属光泽。质坚硬。具磁性。有土腥气，味淡		铁（Fe）≥50.0%
煅磁石	本品为不规则的碎块或颗粒。表面黑色。质硬而酥。无磁性。有醋香气		铁（Fe）≥45.0%

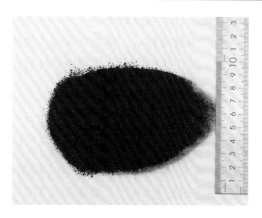

图8-13　煅磁石

【炮制作用】磁石炮制作用见表8-22。

表8-22　磁石炮制作用

品名	性味归经	炮制作用
磁石	咸，寒。归肝、心、肾经	镇惊安神，平肝潜阳，聪耳明目，纳气平喘
煅磁石	咸，寒。归肝、心、肾经	煅后聪耳明目、补肾纳气力强，并且质地酥脆，易于粉碎及煎出有效成分

【贮藏】置干燥处。

任务三　扣锅煅技术

药物在高温缺氧条件下煅烧成炭的方法称扣锅煅技术，又称密闭煅、闷煅、暗煅。适用于煅制质地疏松，炒炭易灰化及某些中成药在制备过程需要综合制炭的药物。

一、炮制目的

1. 增强止血作用　如荷叶煅炭后收涩化瘀止血作用增强。

2. 产生新的疗效　生品不入药，煅后方具止血作用，如血余炭。

3. 降低毒性　如干漆煅后降低了毒性和刺激性。

二、炮制方法

将药物置于锅中，上盖一口径较小的锅，两锅结合处先用湿纸条封堵，再用盐泥封严，扣锅上压一重物（防止锅内气体膨胀而冲开扣锅）。扣锅底部贴一白纸条或放几粒大米，待泥稍干后，先用文火后用武火加热，煅透至药物全部炭化，离火，待完全冷却后，取出药物。

经验认为，当以下情况出现时即提示药物已经煅透。

1. 烟气变化 封泥初留一个小孔，用筷子塞住，在煅烧中定时拔下，观察小孔中的烟雾，待白烟转为黄烟又转为青烟，最后烟气逐渐稀少时降低火力，待烟气基本消失时即可停火。

2. 白米变黄 在盖锅顶放少量白米，待米变黄时即可停火。

3. 白纸变黄 盖锅的顶部贴上几张白纸片，待其变黄时即可停火。

三、注意事项

1. 煅锅内的药物不宜放置过多过密，否则难以煅透。

2. 两锅接缝处大量漏烟时，应及时用湿泥封堵，以免空气进入使药物灰化。

3. 药物煅透后宜放冷再开启煅锅，防止热锅开启，药物遇空气后燃烧灰化。

血余炭
Xueyutan

【来源】本品为人发制成的炭化物。

【生产工艺】取头发，除去杂质，碱水洗去油垢，清水漂净，晒干，焖煅成炭，放凉。

【质量控制】血余炭产品质量控制指标见表 8 – 23，血余炭见图 8 – 14。

表 8 – 23　血余炭产品质量控制指标

品名	性状	检测项目
血余炭	本品呈不规则块状，乌黑光亮，有多数细孔。体轻，质脆。用火烧之有焦发气，味苦	酸不溶性灰分≤10.0%

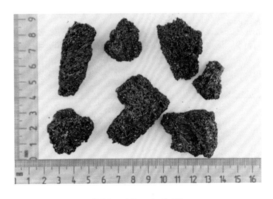

图 8 – 14　血余炭

【炮制作用】血余炭炮制作用见表 8 – 24。

表 8 – 24　血余炭炮制作用

品名	性味归经	炮制作用
血余炭	苦，平。归肝、胃经	收敛止血，化瘀，利尿

【贮藏】置干燥处。

👁 **看一看8-2**

血余炭炮制研究

头发主含纤维蛋白，还含脂肪、黑色素和铁、锌、铜、钙、镁等。煅成血余炭后，临床及药理实验证明有良好的止血作用。实验表明，血余炭可显著缩短实验动物的出、凝血时间；而人发的水和乙醇煎出液则无效；从血余炭中提得的粗结晶止血作用更强。除去血余炭中的钙、铁离子后，其凝血时间延长，说明血余炭的止血作用可能与其所含的钙、铁离子有关。

棕榈

Zonglü

【来源】本品为棕榈科植物棕榈 *Trachycarpus fortunei*（Hook. f.）H. Wendl. 的干燥叶柄。

【采收加工】采棕时割取旧叶柄下延部分和鞘片，除去纤维状的棕毛，晒干。

【生产工艺】

1. 棕榈　去杂质，洗净，干燥。

2. 棕榈炭　取净棕榈段或棕板块置锅内，上扣一较小锅，两锅结合处先用湿纸条封严，再用盐泥封固，上压重物，并贴一块白纸条或放数粒大米，用文武火加热，煅至白纸条或大米呈深黄色时，停火，待锅凉后，取出。

【质量控制】棕榈产品质量控制指标见表8－25，棕榈及其炮制品见图8－15。

表8－25　棕榈产品质量控制指标

品名	性状	检测项目
棕榈药材	本品呈长条板状，一端较窄而厚，另端较宽而稍薄，大小不等。表面红棕色，粗糙，有纵直皱纹；一面有明显的凸出纤维，纤维的两侧着生多数棕色茸毛。质硬而韧，不易折断，断面纤维性。气微，味淡	—
棕榈	同药材	—
棕榈炭	本品呈不规则块状，大小不一。表面黑褐色至黑色，有光泽，有纵直条纹；触之有黑色炭粉。内部焦黄色，纤维性。略具焦香气，味苦涩	—

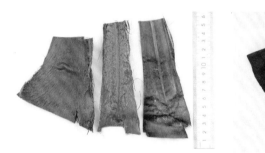

a.棕榈　　　　　　　　　　b.棕榈炭

图8－15　棕榈及其炮制品

【炮制作用】棕榈炮制作用见表8－26。

表8－26　棕榈炮制作用

品名	性味归经	炮制作用
棕榈	苦、涩，平。归肺、肝、大肠经	一般煅炭后用
棕榈炭	苦、涩，平。归肺、肝、大肠经	收敛止血。经过煅制后具有止血作用

【贮藏】置干燥处。

荷叶

Heye

【来源】本品为睡莲科植物莲 *Nelumbo nucifera* Gaertn. 的干燥叶。

【采收加工】夏、秋二季采收，晒至七八成干时，除去叶柄，折成半圆形或折扇形，干燥。

【生产工艺】

1. 荷叶 喷水，稍润，切丝，干燥。

2. 荷叶炭 取净荷叶折叠后平放锅内，留有空隙，上扣一个口径较小的锅，两锅结合处用盐泥封固，上压重物，并贴一张白纸条或放数粒大米，用文武火加热，煅至白纸条或大米呈深黄色时，停火，待锅凉后，取出。

【质量控制】荷叶产品质量控制指标见表8-27，荷叶如图8-16所示。

表8-27 荷叶产品质量控制指标

品名	性状	检测项目
荷叶药材	本品呈半圆形或折扇形，展开后呈类圆形。上表面深绿色或黄绿色，较粗糙；下表面淡灰棕色，较光滑。质脆，易破碎。稍有清香气，味微苦	水分≤15.0；总灰分≤12.0%；浸出物≥10.0%；荷叶碱（$C_{19}H_{21}NO_2$）≥0.10%
荷叶	呈不规则丝状，其余同药材	荷叶碱（$C_{19}H_{21}NO_2$）≥0.070%；其余同药材
荷叶炭	本品呈不规则的片状，表面棕褐色或黑褐色。气焦香，味涩	—

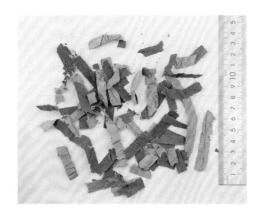

图8-16 荷叶

【炮制作用】荷叶炮制作用见表8-28。

表8-28 荷叶炮制作用

品名	性味归经	炮制作用
荷叶	苦，平。归肝、脾、胃经	清暑化湿，升发清阳，凉血止血
荷叶炭	苦，平。归肝、脾、胃经	收涩化瘀止血

【贮藏】置通风干燥处，防蛀。

灯心草

Dengxincao

【来源】本品为灯心草科植物灯心草 *Juncus effusus* L. 的干燥茎髓。

【采收加工】夏末至秋季采收其地上茎，剥去茎的外皮，将白髓整理顺直，捆成小把，干燥。

【生产工艺】

1. 灯心草　取原药材，除去杂质，剪成段。

2. 灯心炭　取净灯心草，扎成小把，置煅锅内，上扣一口径较小的锅，接合处用盐泥封固，在盖锅上压以重物，并贴一条白纸或放数粒大米，以武火加热，煅至纸条或大米呈焦黄色时停火，待锅凉后，取出。

【质量控制】灯心草产品质量控制指标见表 8 - 29，灯心草及其炮制品见图 8 - 17。

表 8 - 29　灯心草产品质量控制指标

品名	性状	检测项目
灯心草药材	本品呈细圆柱形，长约 90cm，直径 0.1 ~ 0.3cm。表面白色或淡黄白色，有细纵纹。体轻，质软，略有弹性，易拉断，断面白色。气微，味淡	水分≤11.0%；总灰分≤5.0%；浸出物≥5.0%
灯心草	形如药材，呈段状，约 2 ~ 5cm。体轻，质软，断面白色。气微，味淡	—
灯心炭	呈细圆柱形的段，表面黑色，体轻，质松脆，易碎。气微，味微涩	—

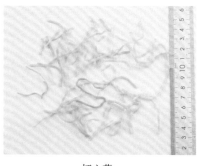
a.灯心草

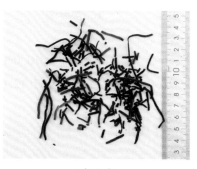
b.灯心炭

图 8 - 17　灯心草及其炮制品

【炮制作用】灯心草炮制作用见表 8 - 30。

表 8 - 30　灯心草炮制作用

品名	性味归经	炮制作用
灯心草	甘，淡，微寒。归心、肺、小肠经	清心火，利小便
灯心炭	甘，淡，微寒。归心、肺、小肠经	凉血止血，清热敛疮

【贮藏】置干燥处。

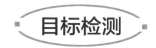　目标检测

答案解析

一、选择题

A 型题（最佳选择题）

1. 煅后失去结晶水的药物是（　　）

　　A. 炉甘石　　　　　　　B. 白矾　　　　　　　C. 自然铜

　　D. 棕榈　　　　　　　　E. 磁石

2. 宜用煅淬法炮制的药物是（　　）

　　A. 瓦楞子　　　　　　B. 白矾　　　　　　　C. 金精石

　　D. 磁石　　　　　　　E. 金礞石

3. 生品不入药，煅淬后能增强温肾壮阳作用的药物是（　　）

　　A. 阳起石　　　　　　B. 磁石　　　　　　　C. 紫石英

　　D. 龙齿　　　　　　　E. 自然铜

4. 煅淬时用清水作淬液的药物是（　　）

　　A. 自然铜　　　　　　B. 紫石英　　　　　　C. 磁石

　　D. 炉甘石　　　　　　E. 赭石

5. 灯心炭的炮制方法宜选用（　　）

　　A. 炒炭法　　　　　　B. 明煅法　　　　　　C. 煅淬法

　　D. 扣锅煅法　　　　　E. 砂烫法

6. 宜用扣锅煅法炮制的药物是（　　）

　　A. 石膏　　　　　　　B. 血余炭　　　　　　C. 赭石

　　D. 磁石　　　　　　　E. 炉甘石

B 型题（配伍选择题）

　　A. 不得过 5.0%　　　B. 不得过 10.0%　　　C. 不得少于 0.10%

　　D. 不得少于 0.070%　E. 不得少于 12.0%

7. 荷叶总灰分（　　）

8. 血余炭酸不溶性灰分（　　）

9. 灯心草总灰分（　　）

10. 荷叶药材含荷叶碱（　　）

11. 荷叶丝含荷叶碱（　　）

X 型题（多项选择题）

12. 宜用煅淬法炮制的药物是（　　）

　　A. 自然铜　　　　　　B. 白矾　　　　　　　C. 石膏

　　D. 龙骨　　　　　　　E. 炉甘石

二、综合问答题

1. 简述煅制枯矾的注意事项。

2. 扣锅煅时，如何判断药物的程度是否适中？

实训项目九　煅制技术

【实训目的】

　　1. 掌握煅制技术生产管理要点及质量控制要点；掌握常用设备标准操作规程。正确使用各种设备和工具。

　　2. 熟练使用各种煅制设备处理实训药物。能根据药物性质特点选用设备，使设备条件符合实训药物的炮制要求。

　　3. 学会正确进行清场，对设备进行清洁、维护、调试，正确填写生产记录。

【实训器材】

1. 实训设备 电子秤、液化气炉灶（套）、铜舂、煅锅、不锈钢盘（搪瓷盘）、不锈钢铲、煅药机。

2. 实训材料 白矾、棕榈。

【实训内容】明煅白矾、暗煅棕榈（手工操作）。

（一）操作步骤和方法（表8-31）

表8-31 煅白矾操作步骤和方法

工作内容	操作方法和要求	注意事项
准备	器具洁净齐全、合理摆放；规范称取生药、称量准确	不锈钢盘、不锈钢铲洁净后才可以煅制
净制	通过净制操作，使饮片净度符合《中国药典》及相关规定	棕榈段不宜过大
煅制	将药物平铺于煅锅中，武火加热	中间不得停火，不得搅拌；暗煅棕榈煅至白米变黄即可
出料	煅制药材达到要求标准后出料	煅锅放凉后取出药物
清场	按规程清洁器具，清理现场；饮片和器具归类放置，关闭水、电、气、门、窗等	换品种、操作结束时要对器具、工作台进行清洁

（二）炮制程度和质量要求

炮制后饮片质量应符合《中国药典》及《中药饮片质量标准通则（试行）》的规定。

1. 枯矾 呈不规则的块状、颗粒或粉末。白色或淡黄白色，无玻璃样光泽。不规则的块状表面粗糙，凹凸不平或呈蜂窝状。体轻，质疏松而脆，手捻易碎，有颗粒感。气微，味微甘而涩。

2. 棕榈炭 呈不规则块状，大小不一。表面黑褐色至黑色，有光泽，有纵直条纹；触之有黑色炭粉。内部焦黄色，纤维性。略具焦香气，味苦涩。

书网融合……

重点回顾　　微课18　　习题

项目九　蒸煮燀制技术

PPT

📖 **导学情景**

情景描述： 据《本草纲目》记载，古时一农夫，身体羸弱，年老仍未娶，无子。于是上山求道修炼，偶见二株野藤，苗蔓相交，久而方解，解了又交。农夫惊讶其异，视为仙药。采其根木回家研成碎末，先日服一钱。七日而思人道，数月似强健，因此常服，多年顽疾痊愈，发乌容少，至160岁而终。故事中这种有神奇功效的藤木就是何首乌。

情景分析： 生何首乌具有解毒，消痈，截疟，润肠通便的功效，有一定毒性，经炮制后转为制何首乌，具有补肝肾，益精血，乌须发，强筋骨的功效

讨论： 生何首乌具有一定毒性，要使其产生补肝肾，强筋骨，益精血的功效，必须经过一系列炮制加工，具体要怎样操作呢？

学前导语： 蒸煮燀法是在炮制过程中既要用到水或液体辅料，又要用到火加热的一类炮制方法，是传统的水火共制法。

1. 蒸制技术知识概述　将净制或切制后的药物加辅料（酒、醋、药汁等）或不加辅料装入蒸制容器内隔水加热至一定程度的方法称为蒸制技术。蒸制依据在蒸制前是否加入辅料，分为清蒸技术和加辅料蒸技术；依据蒸制条件分为直接蒸和间接蒸，间接蒸又称为"炖法"。传统蒸药的工具主要有木甑、蒸笼等；目前国内中药饮片厂蒸药所用设备多为蒸汽消毒柜、卧式硫化罐和回转式蒸药机、全自动蒸药机等（图9-1至图9-3）。

2. 煮制技术知识概述　将净选后的药物加辅料或不加辅料放入锅内（固体辅料需先捣碎或切制），与适量清水同煮的方法称为煮制技术。根据加入的辅料不同，一般分为清煮、甘草水煮、豆腐煮等。

3. 燀制技术　燀制是将药物放入多倍量的沸水中，短时间内煮至种皮与种仁分离，取出，分离种皮的一种炮制技术。

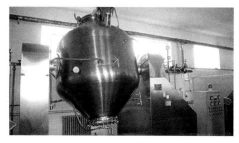 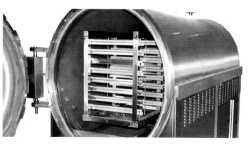 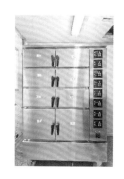

图 9 - 1　卧式硫化罐蒸药机　　　　图 9 - 2　回转式蒸煮浸润灌　　　图 9 - 3　全自动蒸药机

任务一　蒸制技术 📱微课19

一、炮制目的

1. 改变药物性能，扩大用药范围　如地黄生品性寒，具有清热凉血的作用，蒸制成熟地黄后药性由寒转温，作用由清变补。

2. 减少副作用　如大黄生品气味重浊，泻下作用峻烈，易伤胃气，酒蒸后泻下作用缓和，能减轻腹痛等副作用。黄精生品具麻味，刺激咽喉，蒸后可除去麻味，消除其副作用。

3. 保存药效，利于贮存　如桑螵蛸生品，经蒸后能杀死虫卵，便于贮存。黄芩蒸后破坏与苷共存的酶类，有利于保存苷类有效成分。

二、炮制方法

将待蒸的药物漂洗干净，大小分档，对于质地坚硬的药物，可先用水浸润 1~2 小时后蒸制，以保证蒸制效果。采用加辅料蒸法蒸制药物时，可用该辅料将药物润透或用辅料与药物拌匀，置笼屉或铜罐等蒸制容器内，隔水加热至所需程度时取出。蒸制的时间一般视药物的性质而有所不同，长者数十小时，短者 1~2 小时，有的则要求反复蒸制（如九蒸九晒）。

三、注意事项

1. 用液体辅料拌蒸的药物应待辅料被吸尽后再蒸制。

2. 蒸制时一般先用武火，待"圆气"后改为文火，保持锅内有足够的蒸汽即可。但在非密闭容器中酒蒸时，要先用文火，防止酒很快挥散，达不到酒蒸的目的。

3. 蒸制时要注意火候，时间太短则达不到蒸制的目的；若蒸得过久，则影响药效，有的药物可能"上水"，难于干燥。

4. 需长时间蒸制的药物宜不断添加沸水，以免蒸汽中断，特别注意不要将水蒸干，以免影响药物质量。

5. 加辅料蒸制完毕后，若容器内有剩余的液体辅料，应拌入药物，使之吸尽后再进行干燥。

黄芩
Huangqin

【来源】本品为唇形科植物黄芩 *Scutellaria baicalensis* Georgi 的干燥根。

【采收加工】春、秋二季采挖，除去须根和泥沙，晒后撞去粗皮，晒干。

【生产工艺】

1. 黄芩片 取原药材，除去杂质，置沸水中煮 10 分钟，取出，闷透，切薄片，干燥；或蒸半小时，取出，切薄片，干燥（注意避免暴晒）。

2. 酒黄芩 取净黄芩片，加黄酒拌匀，闷透，置炒制容器内，用文火炒至深黄色，取出放凉，干燥。

每 100kg 黄芩片，用黄酒 10kg。

3. 黄芩炭 取净黄芩片，置炒制容器内，用武火炒至表面黑褐色或焦黑色，内部黄褐色，喷淋清水少许，灭尽火星，取出放凉。

【工艺要点】

1. 严格按照操作规程操作。

2. 洗黄芩药材应用抢水洗，净黄芩药材干燥时应注意避免暴晒。

3. 酒黄芩要求炒至表面呈深黄色，或略带焦斑，微有酒香气。

4. 黄芩炭炒前和炒后都要进行净选，使其符合净度标准；加热温度稍低，成品要保持原片形；如出现火星过多，要及时喷淋适量清水熄灭火星，防止燃烧，失去存性；出锅后，要及时摊开晾凉，待散尽余热和湿气，检查无复燃可能，再贮存。

5. 辅料用量 每 100kg 黄芩片，用黄酒 10kg。

【质量控制】黄芩产品质量控制指标见表 9-1，黄芩及其炮制品见图 9-4。

表 9-1 黄芩产品质量控制指标

品名	性状	检测项目
黄芩药材	圆锥形，扭曲，表面棕黄色或深黄色，有稀疏的疣状细根痕，质硬而脆，易折断，断面黄色，中心红棕色；老根中心呈枯朽状或中空。气微，味苦	水分 ≤12.0%；总灰分 ≤6.0%；浸出物 ≥40.0%；黄芩苷（$C_{21}H_{18}O_{11}$）≥9.0%
黄芩片	类圆形或不规则形薄片。外表皮黄棕色或棕褐色。切面黄棕色或黄绿色，具放射状纹理	黄芩苷（$C_{21}H_{18}O_{11}$）≥8.0%
酒黄芩	形如黄芩片，略带焦斑，微有酒香气	黄芩苷（$C_{21}H_{18}O_{11}$）≥8.0%
黄芩炭	形如黄芩片，呈黑褐色，有焦炭气	—

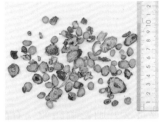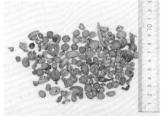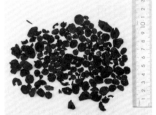

a.黄芩　　　　　　　　b.酒黄芩　　　　　　　　c.黄芩炭

图 9-4 黄芩及其炮制品

【炮制作用】黄芩炮制作用见表 9-2。

表 9-2 黄芩炮制作用

品名	性味归经	炮制作用
黄芩片	苦，寒。归肺、胆、脾、大肠、小肠经	清热燥湿，泻火解毒，止血，安胎
酒黄芩	苦，寒。归肺、胆、脾、大肠、小肠经	缓和黄芩苦寒之性，以免伤害脾阳，又可引药入血分，借酒向上升腾和外行之力，用于上焦肺热及四肢肌表之湿热

续表

品名	性味归经	炮制作用
黄芩炭	苦，寒。归肺、胆、脾、大肠、小肠经	具有清热止血作用

【贮藏】置通风干燥处，防潮。

👁 看一看9-1

黄芩炮制研究

黄芩主要含有黄芩苷、汉黄芩苷等黄酮类化合物，也是其主要活性成分。实验表明，黄芩采用冷水进行软化处理后，所含的黄芩苷酶和汉黄芩苷酶在适宜的条件下，可使黄芩苷和汉黄芩苷水解生成相应的苷元。而黄芩苷元不溶于水，易沉积在黄芩表面，容易被氧化，生成绿色的醌类衍生物。药理实验表明，水解后形成的这些醌类化合物无抗菌作用。因此黄芩饮片变绿，势必影响其疗效。通过蒸制或沸水煮，利用高温即可杀酶保苷，保留了活性成分，又可使药物软化，便于切片。

何首乌

Heshouwu

【来源】本品为蓼科植物何首乌 *Polygonum multiflorum* Thunb. 的干燥块根。

【采收加工】秋、冬二季叶枯萎时采挖，削去两端，洗净，个大的切成块，干燥。

【生产工艺】

1. 何首乌 取原药材，除去杂质，洗净，稍浸，润透，切厚片或块，干燥。

2. 制首乌

（1）取生首乌片或块，用黑豆汁拌匀，润湿，置非铁质蒸制容器内，密闭，炖至汁液被吸尽。

（2）取生首乌片或块，用黑豆汁拌匀后蒸或清蒸，蒸至内外均呈棕褐色时，取出，干燥。

每 10kg 净何首乌片或块，用黑豆 10kg。

【工艺要点】

1. 严格按照操作规程操作。

2. 辅料用量 每100kg 净何首乌片或块，用黑豆 10kg。

3. 黑豆汁制法 取黑豆 10kg，加水适量，煮约4小时，熬汁约15kg，豆渣再加水煮约3小时，熬汁约10kg，合并得黑豆汁约25kg。

【质量控制】何首乌产品质量控制指标见表9-3，何首乌及其炮制品见图9-5。

表 9-3 何首乌产品质量控制指标

品名	性状	检测项目
何首乌药材	团块状或不规则纺锤形，表面红棕色或红褐色，皱缩不平，皮部有 4~11 个类圆形异型维管束环列，形成云锦状花纹。气微，味微苦而甘涩	水分≤10.0%；总灰分≤5.0%；2,3,5,4′-四羟基二苯乙烯-2-O-β-D-葡萄糖苷（$C_{20}H_{22}O_9$）≥1.0%；结合蒽醌≥0.10%
何首乌	不规则的厚片或块，切面浅黄棕色或浅红棕色，显粉性；横切面有的皮部可见云锦状花纹，中央木部较大，有的呈木心。气微，味微苦而甘涩	结合蒽醌≥0.05%；其余同药材
制何首乌	不规则皱缩状的块片，表面黑褐色或棕褐色，凹凸不平。质坚硬，断面角质样，棕褐色或黑色。气微，味微甘而苦涩	水分≤12.0%；总灰分≤9.0%；浸出物5.0%；2,3,5,4′-四羟基二苯乙烯-2-O-β-D-葡萄糖苷（$C_{20}H_{22}O_9$）≥0.70%；游离蒽醌≥0.10%

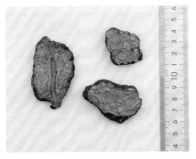
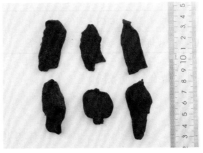

a.何首乌　　　　　　　　　　b.制何首乌

图9-5　何首乌及其炮制品

【炮制作用】何首乌炮制作用见表9-4。

表9-4　何首乌炮制作用

品名	性味归经	炮制作用
何首乌	苦、甘、涩，微温。归肝、心、肾经	解毒，消痈，截疟，润肠通便
制何首乌	苦、甘、涩，微温。归肝、心、肾经	增强补肝肾，益精血，乌须发，强筋骨的功能；消除滑肠致泻作用

【贮藏】置干燥处，防蛀。

练一练

何首乌蒸制后消除了滑肠致泻的副作用，其原因是（　　）

A. 蒽醌衍生物含量升高　　　　　　　B. 蒽醌衍生物含量降低

C. 结合型蒽醌水解成游离蒽醌　　　　D. 卵磷脂含量增加

E. 卵磷脂含量降低

答案解析

人参
Renshen

【来源】本品为五加科植物人参 *Panax ginseng* C. A. Mey. 的干燥根和根茎。

【采收加工】多于秋季采挖，洗净经晒干或烘干。

【生产工艺】

1. 人参片　取人参原药材，洗净，润透，切薄片，干燥，或用时粉碎、捣碎。

2. 红参　取人参原药材（栽培品），洗净，蒸制后，干燥即得。

3. 红参片　取红参润透（蒸软或稍浸后烤软），切薄片，干燥。用时粉碎或捣碎。

【工艺要点】

1. 严格按照操作规程操作。

2. 人参药材要分档后炮制。

3. 特别注意红参的干燥工艺。

【质量控制】人参产品质量控制指标见表9-5，人参及其炮制品见图9-6。

表9-5 人参产品质量控制指标

品名	性状	检测项目
人参药材	主根呈纺锤形或圆柱形，表面灰黄色，上部或全体有疏浅断续的粗横纹及明显的纵皱，下部有支根2~3条，并着生多数细长的须根，须根上常有不明显的细小疣状突出。香气特异，味微苦、甘	水分≤12.0%；总灰分≤5.0%；农药残留量：五氯硝基苯≤0.1 mg/kg、六氯苯≤0.1mg/kg、七氯≤0.05mg/kg、氯丹≤0.1mg/kg；重金属残留量：铅≤5mg/kg、镉≤1mg/kg、砷≤2mg/kg、汞≤0.2mg/kg、铜≤20mg/kg；人参皂苷 Rb_1（$C_{54}H_{92}O_{23}$）≥0.20%；人参皂苷 Rg_1（$C_{42}H_{72}O_{14}$）和人参皂苷 Re（$C_{48}H_{82}O_{18}$）合计≥0.30%
人参片	圆形或类圆形薄片，外表皮灰黄色，切面淡黄白色或类白色，显粉性，形成层环纹棕黄色，皮部有黄棕色的点状树脂道及放射性裂隙。体轻，质脆。香气特异，味微苦、甘	人参皂苷 Rg_1（$C_{42}H_{72}O_{14}$）和人参皂苷 Re（$C_{48}H_{82}O_{18}$）合计≥0.27%；人参皂苷 Rb_1（$C_{54}H_{92}O_{23}$）≥0.18%；余同药材
红参药材	表面半透明，红棕色，偶有不透明的暗黄褐色斑块，具纵沟、皱纹及细根痕；下部有2~3条扭曲交叉的支根。质硬而脆，断面平坦，角质样。气微香而特异，味甘、微苦	水分≤12.0%；五氯硝基苯≤0.1 mg/kg、七氯≤0.05mg/kg、氯丹≤0.1mg/kg；人参皂苷 Rg_1（$C_{42}H_{72}O_{14}$）和人参皂苷 Re（$C_{48}H_{82}O_{18}$）合计≥0.25%；人参皂苷 Rb_1（$C_{54}H_{92}O_{23}$）≥0.20%
红参片	类圆形或椭圆形薄片，外表皮红棕色，半透明。切面平坦，角质样。质硬而脆。气微香而特异，味甘、微苦	人参皂苷 Rg_1（$C_{42}H_{72}O_{14}$）和人参皂苷 Re（$C_{48}H_{82}O_{18}$）合计≥0.22%；人参皂苷 Rb_1（$C_{54}H_{92}O_{23}$）≥0.18%；余同药材

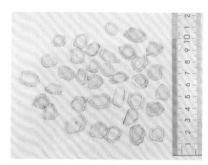
a.人参片

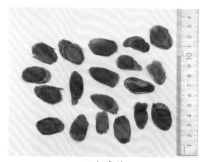
b.红参片

图9-6 人参及其炮制品

【炮制作用】人参炮制作用见表9-6。

表9-6 人参炮制作用

品名	性味归经	炮制作用
人参片	甘、微苦，微温。归脾、肺、心、肾经	大补元气，复脉固脱，补益脾肺，生精养血，安神益智
红参片	甘、微苦，温。归脾、肺、心、肾经	味甘而厚，性偏温，以温补见长，具有大补元气，复脉固脱，益气摄血的功效

【贮藏】置阴凉干燥处，密闭保存，防蛀。

？ 想一想

人参炮制成红参后，性状和功效发生了哪些变化？

答案解析

木瓜

Mugua

【来源】本品为蔷薇科植物贴梗海棠 *Chaenomeles speciosa* (Sweet) Nakai 的干燥近成熟果实。

【采收加工】夏、秋二季果实绿黄时采收，置沸水中烫至外皮灰白色，对半纵剖，晒干。

【生产工艺】木瓜片：取原药材，洗净，润透或蒸透后切薄片，晒干。

【工艺要点】

1. 严格按照操作规程操作。

2. 木瓜质地坚硬，水分不易渗入，软化时久泡则损失有效成分。蒸制软化后便于切片，且片形美观，易于干燥。

【质量控制】木瓜产品质量控制指标见表9-7，木瓜及其炮制品见图9-7。

表9-7 木瓜产品质量控制指标

品名	性状	检测项目
木瓜药材	长圆形，多纵剖成两半，外表面紫红色或红棕色，有不规则的深皱纹；剖面边缘向内卷曲，果肉红棕色，；种子扁长三角形，多脱落。质坚硬。气微清香，味酸	水分≤15.0%；总灰分≤5.0%；酸度：pH 3.0～4.0；浸出物≥15.0%；齐墩果酸（$C_{30}H_{48}O_3$）和熊果酸（$C_{30}H_{48}O_3$）的总量≥0.50%
木瓜片	类月牙形薄片。外表紫红色或棕红色，有不规则的深皱纹。切面棕红色。气微清香，味酸	水分≤15.0%；总灰分≤5.0%；酸度：pH 3.0～4.0；浸出物≥15.0%

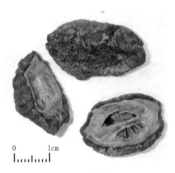 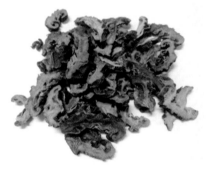

a.木瓜　　　　　　　　　　　　　　b.木瓜片

图9-7 木瓜及其炮制品

【炮制作用】木瓜炮制作用见表9-8。

表9-8 木瓜炮制作用

品名	性味归经	炮制作用
木瓜药材	酸，温。归肝、脾经	舒筋活络，和胃化湿
木瓜片	酸，温。归肝、脾经	舒筋活络，和胃化湿

【贮藏】置阴凉干燥处，防潮，防蛀。

五味子

Wuweizi

【来源】本品为木兰科植物五味子 *Schisandra chinensis* (Turcz.) Baill. 的干燥成熟果实，前者习称"北五味子"。

【采收加工】秋季果实成熟时采摘，晒干或蒸后晒干，除去果梗和杂质。

【生产工艺】

1. 五味子 取原药物，除去果柄及杂质，洗净，用时捣碎。

2. 醋五味子 取净五味子，加醋拌匀，置适宜容器内，稍闷，蒸至醋被吸尽，表面呈黑色时取出，干燥。

每100kg净五味子，用醋20kg。

3. 酒五味子 取净五味子，加酒拌匀，置适宜容器内，密闭闷润，蒸至酒被吸尽，表面呈乌黑色时取出，晒干。

每100kg净五味子，用黄酒20kg。

4. 蜜五味子 取炼蜜用适量开水稀释后，加入净五味子，拌匀，闷透，置锅内，用文火加热，炒至不粘手时取出，放凉。

每100kg净五味子，用炼蜜10kg。

【质量控制】五味子产品质量控制指标见表9-9，五味子及其炮制品见图9-8。

表9-9 五味子产品质量控制指标

品名	性状	检测项目
五味子	不规则的球形或扁球形，直径5～8mm。表面红色、紫红色或暗红色，皱缩，显油润，果肉柔软，种子1～2，肾形，表面棕黄色。果肉气微，味酸；种子破碎后，有香气，味辛、微苦	杂质≤1%；水分≤16.0%；总灰分≤7.0%；五味子醇甲（$C_{24}H_{32}O_7$）≥0.40%
醋五味子	形如五味子，表面乌黑色，油润，稍有光泽。有醋香气	浸出物≥28.0%；余同五味子
酒五味子	形如五味子，表面乌黑色，油润，稍有光泽，微具酒气	—
蜜五味子	形如五味子，较五味子色泽加深，略显光泽，味酸，兼有甘味	—

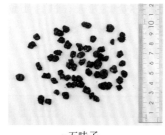 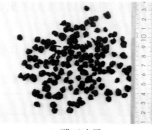 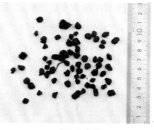

a.五味子　　　　　　　　b.醋五味子　　　　　　　　c.酒五味子

图9-8 五味子及其炮制品

【炮制作用】五味子炮制作用见表9-10。

表9-10 五味子炮制作用

品名	性味归经	炮制作用
五味子	酸、甘，温。归肺、心、肾经	收敛固涩，益气生津，补肾宁心，
醋五味子	酸、甘，温。归肺、心、肾经	醋制后增强其酸涩收敛的作用，涩精止泻作用更强。多用于遗精滑泄，久泻不止等证
酒五味子	酸、甘，温。归肺、心、肾经	酒制后能增强其益肾固精作用。用于肾虚遗精，心悸失眠等证
蜜五味子	酸、甘，温。归肺、心、肾经	蜜炙后增强其补肾益肺作用，用于久咳虚喘

地黄

Dihuang

【来源】 本品为玄参科植物地黄 *Rehmannia glutinosa* Libosch. 的新鲜或干燥块根。

【采收加工】 秋季采挖，除去芦头、须根及泥沙，鲜用；或将地黄缓缓烘焙至约八成干。前者习称"鲜地黄"，后者习称"生地黄"。

【生产工艺】

1. 鲜地黄 取鲜药材，洗净泥土，除去芦头、须根。

2. 生地黄 取原药材，除去杂质，洗净，闷润，切厚片，干燥。

3. 熟地黄

（1）酒炖法 取净生地黄，加黄酒拌匀，置适宜容器内，密闭，隔水加热或用蒸气加热，至酒被完全吸尽，取出，晾晒至外皮黏液稍干时，切厚片或块，干燥。

每100kg生地黄，用黄酒30~50kg。

（2）清蒸法 取净生地黄，置适宜容器内，用蒸汽加热（隔水蒸）至黑润，取出，晒至约八成干时，切厚片或块，干燥。

4. 地黄炭 取生地黄片置炒制容器内，用武火炒至发泡鼓起，表面焦黑色，内部焦褐色，喷淋清水少许，灭尽火星，取出，摊凉。或再用文火炒至水汽逸尽，取出，晾凉。

5. 熟地黄炭 取熟地黄片置炒制容器内，用武火炒至发泡鼓起，表面炭黑色、内部焦黑色，喷淋清水少许，灭尽火星，取出，摊凉。或再用文火炒至水汽逸尽，取出，摊凉。

【工艺要点】

1. 严格按照操作规程操作。

2. 辅料用量 每100kg生地黄，用黄酒30~50kg。

3. 酒炖法，凉晒至外皮黏液稍干时，切厚片；清蒸法，晒至约八成干时，切厚片。

4. 炒炭时如出现火星过多，要及时喷淋适量清水熄灭火星，防止燃烧，失去存性；出锅后，要及时摊开晾凉，待散尽余热和湿气，检查无复燃可能，再贮存。

【质量控制】 地黄产品质量控制指标见表9-11，地黄及其炮制品见图9-9。

表9-11 地黄产品质量控制指标

品名	性状	检测项目
鲜地黄	纺锤形或条状，外皮薄，表面浅红黄色，断面皮部淡黄白色，可见橘红色油点，木部黄白色，导管呈放射状排列。气微，味微甜、微苦	—
生地黄药材	多呈不规则的团块状或长圆形，中间膨大，两端稍细。表面棕黑色或棕灰色，极皱缩，具不规则的横曲纹。断面棕黄色至黑色或乌黑色，有光泽，具黏性。气微，味微甜	水分≤15.0%；总灰分≤8.0%；酸不溶性灰分≤3.0%；浸出物≥65.0；梓醇（$C_{15}H_{22}O_{10}$）≥0.20%；地黄苷D（$C_{27}H_{42}O_{20}$）≥0.10%
生地黄	类圆形或不规则的厚片。外表皮棕黑色或棕灰色，极皱缩，具不规则的横曲纹。切面棕黑色或乌黑色，有光泽，具黏性。气微，味微甜	同生地黄药材
酒炖熟地黄	不规则的块片、碎块，大小、厚薄不一。表面乌黑色，有光泽，黏性大。质柔软而带韧性，不易折断，断面乌黑色，有光泽。气微，味甜	地黄苷D（$C_{27}H_{42}O_{20}$）≥0.050%；余同生地黄药材
清蒸熟地黄	同酒炖熟地黄	同酒炖熟地黄
生地炭	不规则厚片，直径2~6cm。表面乌黑色，焦脆。体轻质松鼓胀，中心部呈焦褐色至棕黑色，并有蜂窝状裂隙。气微香，有焦苦味	水分≤13.0%；酸不溶性灰分≤2.0%；浸出物≥45.0%

续表

品名	性状	检测项目
熟地炭	不规则块片、碎块，大小、厚薄不一。外表面乌黑色，有光泽，黏性大。切面乌黑色。质柔软而带韧性。气微，味甜。表面焦黑而光亮，质脆，味甜，微苦涩	水分≤15.0%；酸不溶性灰分≤2.0%；浸出物≥45.0%

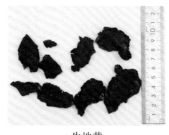
a.生地黄

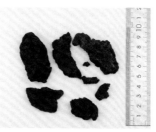
b.熟地黄

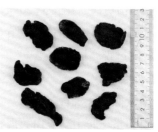
c.地黄炭

图9-9　地黄及其炮制品

【炮制作用】地黄炮制作用见表9-12。

表9-12　地黄炮制作用

品名	性味归经	炮制作用
鲜地黄	甘、苦，寒。归心、肝、肾经	清热生津，凉血，止血
生地黄	甘，寒。归心、肝、肾经	清热凉血，养阴生津
酒炖熟地黄	甘，微温。归肝、肾经	药性由寒转温，功能由清转补。酒蒸，主补阴血，借酒力行散，起到行药势，通血脉作用，更有利于补血，并使之补而不腻
清蒸熟地黄	甘，微温。归肝、肾经	药性由寒转温，功能由清转补。补血滋阴，益精填髓。但质厚味浓，滋腻碍脾
生地炭	甘、苦，微寒。归心、肝、肾经	入血分，增强凉血止血作用
熟地炭	甘，微温。归肝、肾经	温性增强，增强补血止血作用

【贮藏】鲜地黄埋在沙土中，防冻；生地黄置通风干燥处，防霉，防蛀；熟地黄置通风干燥处。

♥ 药爱生命

　　我国古代九蒸九晒地黄：以生地黄为原料经过九蒸九晒，外观由黄色变为黑色，味由苦转甘，功效由清热凉血药变为补血药。在制作时选取个大的生地黄，洗净放置缸内，加黄酒搅拌均匀，闷润至生地黄将黄酒吸尽；置笼屉内用武火加热，同时收集流出的地黄汁，第一次蒸48小时，取出发虚发黑的熟地黄，晒一天，拌入收集的地黄汁和黄酒，再蒸24小时，取出，晒一天，如此反复，蒸晒八次，第九次将黄酒与砂仁粉一起拌入后蒸24小时，至"黑如漆、光如油、甘如饴"即可。熟地黄炮制工艺充分体现了老药工对制药工艺的精益求精，我们要继承古人制药的优良传统，为增强中药功效，研究创新中药炮制新工艺、新技术，造福人类健康做出更大贡献。

山茱萸

Shanzhuyu

【来源】本品为山茱萸科植物山茱萸 *Cornus officinalis* Sieb. et Zucc. 的干燥成熟果肉。

【采收加工】秋末冬初果皮变红时采收果实，用文火烘或置沸水中略烫后，及时除去果核，干燥。

【生产工艺】

1. 山萸肉 取原药材，除去杂质和残留果核，洗净，干燥。

2. 酒萸肉 取黄酒淋入净山萸肉拌匀，置罐内或适宜容器内，密闭，待酒被吸尽，隔水蒸或用蒸气加热，炖至酒被吸尽。或置蒸制容器内，蒸至酒被吸尽，山萸肉色变黑润时，取出，干燥。

每100kg山萸肉，用黄酒20kg。

3. 蒸山萸肉 取净山萸肉，置蒸制容器内，先用武火加热，"圆气"后改用文火，至外皮呈紫黑色，熄火后闷过夜，取出干燥。

【工艺要点】

1. 严格按照操作规程操作。

2. 辅料用量 每100kg山萸肉，用黄酒20kg。

3. 圆气是指蒸制药物时，水蒸气从容器内大量溢出的现象。

【质量控制】山茱萸产品质量控制指标见表9-13，山茱萸如图9-10所示。

表9-13 山茱萸产品质量控制指标

品名	性状	检测项目
山茱萸药材	不规则的片状或囊状，长1~1.5cm，宽0.5~1cm。表面紫红色至紫黑色，皱缩，有光泽。顶端有的有圆形宿萼痕，基部有果梗痕。质柔软。气微，味酸、涩、微苦	杂质（果核、梗）≤3%；水分≤16.0%；总灰分≤6.0%；重金属残留量：铅≤5mg/kg、镉≤1mg/kg、砷≤2mg/kg、汞≤0.2mg/kg、铜≤20mg/kg；浸出物≥50.0%；莫诺苷（$C_{17}H_{26}O_{11}$）和马钱苷（$C_{17}H_{26}O_{10}$）的总量≥1.20%
山萸肉	同药材，去除果核、果梗	水分≤16.0%；总灰分≤6.0%；浸出物≥50.0%；莫诺苷（$C_{17}H_{26}O_{11}$）和马钱苷（$C_{17}H_{26}O_{10}$）的总量≥1.2%
酒萸肉	形如山茱萸，表面紫黑色或黑色，质滋润柔软。微有酒香气	水分≤16.0%；总灰分≤6.0%；浸出物≥50.0%；莫诺苷（$C_{17}H_{26}O_{11}$）和马钱苷（$C_{17}H_{26}O_{10}$）的总量≥0.70%
蒸山萸肉	表面紫黑色，质滋润柔软	—

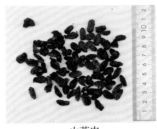 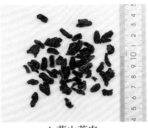 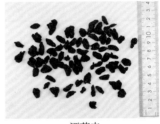

a.山萸肉　　　　　　　b.蒸山萸肉　　　　　　　c.酒萸肉

图9-10 山茱萸及其炮制品

【炮制作用】山茱萸炮制作用见表9-14。

表9-14 山茱萸炮制作用

品名	性味归经	炮制作用
山萸肉	酸、涩，微温。归肝、肾经	补益肝肾，敛汗固脱
酒萸肉	酸、涩，微温。归肝、肾经	增强补肝肾作用，强于蒸山萸肉
蒸山萸肉	酸、涩，微温。归肝、肾经	增强补肝肾作用

【贮藏】置干燥处，防蛀。

天麻

Tianma

【来源】本品为兰科植物天麻 *Gastrodia elata* Bl. 的干燥块茎。

【采收加工】立冬后至次年清明前采挖，立即洗净，蒸透，敞开低温干燥。

【生产工艺】

1. 天麻片　取原药材，洗净，润透或蒸软，切薄片，干燥。

每 100kg 净天麻，用麦麸 10kg。

2. 姜天麻　取生姜榨取姜汁，姜渣煎汤，兑入姜汁，趁热将原个天麻放入姜汁汤内，闷润，至吸尽姜汤汁，隔水蒸 3~4 小时，取出，切薄片，置干燥设备内干燥。取出，摊凉。

每 100kg 净天麻，用生姜 10kg。

【工艺要点】

1. 严格按照操作规程操作。

2. 操作时，锅要预热，搅拌要均匀。

3. 出锅后，要散尽余热和水汽，再收藏。

4. 辅料用量　每 100kg 天麻，用麦麸 10kg，用生姜 10kg。

【质量控制】天麻产品质量控制指标见表 9 – 15，天麻及其炮制品见图 9 – 11。

表 9 – 15　天麻产品质量控制指标

品名	性状	检测项目
天麻药材	椭圆形或长条形，略扁，皱缩而稍弯曲，表面黄白色至黄棕色，顶端有红棕色至深棕色鹦嘴状的芽或残留茎基；另端有圆脐形疤痕。质坚硬，不易折断，断面较平坦，角质样。气微，味甘	水分≤15.0%；总灰分≤4.5%；二氧化硫残留量≤400mg/kg；浸出物≥15.0%；天麻素（$C_{13}H_{18}O_7$）和对羟基苯甲醇（$C_7H_8O_2$）的总量≥0.25%
天麻片	不规则的薄片。外表皮淡黄色至黄棕色，有时可见点状排成的横环纹。切面黄白色至淡棕色。角质样，半透明。气微，味甘	水分≤12.0%；余同药材
姜天麻	纵切薄片。表面淡黄白色至淡棕黄色，角质样，光亮，半透明，有光泽，质脆，断面平坦。气特异，微有姜辣味	天麻素（$C_{13}H_{18}O_7$）：≥0.20%

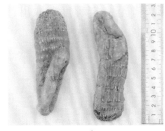
a.天麻

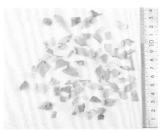
b.天麻片

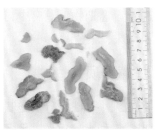
c.姜天麻

图 9 – 11　天麻及其炮制品

【炮制作用】天麻炮制作用见表 9 – 16。

表 9 – 16　天麻炮制作用

品名	性味归经	炮制作用
天麻片	甘，平。归肝经	息风止痉，平抑肝阳，祛风通络。同时可破坏酶的活性，利于保存苷类成分
姜天麻	甘，平。归肝经	抑制其寒性，增强疗效，降低毒性

【贮藏】置通风干燥处，防蛀。

👁️ 看一看9-2 ————————————————————————

天麻炮制研究

天麻经蒸制加工和干燥加工都能使主要成分天麻素（即天麻苷）显著增加，苷元相应减少。说明上述炮制方法对提高和保证天麻质量是有意义的。另有实验比较蒸切、润切、烘切天麻饮片中天麻素的含量，结果表明，蒸切片含量最高，润切片次之，烘切片最低，且水、醇浸出物都以蒸切片最高，综合得之，天麻炮制加工以蒸制后切片为好。

任务二　煮制技术

一、炮制目的

1. 清除或降低药物的毒副作用　降低毒性，以煮制最为理想，有"水煮三沸，百毒俱消"之说。如川乌生品有毒，经煮制后毒性显著降低。

2. 改变药性，增强疗效　如远志用甘草水煮减其燥性，协同增强安神益智的作用。

3. 清洁药物　如珍珠经豆腐煮后可去其油腻，便于服用。

二、炮制方法

煮制技术的操作方法因各药物的性质、辅料来源及炮制要求不同而异，分为3种方法

1. 清水煮　药物浸泡至内无干心，置适宜的容器内，加水没过药面，武火煮沸，改用文火煮至内无白心，取出，切片，如乌头；或加水武火煮沸，投入净药物煮至一定程度，取出，闷至内外湿度一致，切片，如黄芩。

2. 药汁煮或醋煮　净药物加药汁或醋拌匀，加水没过药面，武火煮沸，改用文火煮至药汁尽，取出，切片，干燥。如醋莪术，甘草水煮远志。

3. 豆腐煮　将药物置豆腐中，放置于适宜容器，加水没过豆腐，煮至一定程度，取出，放凉，除去豆腐。如珍珠、藤黄。

三、注意事项

1. 将药物大小分档，分别炮制。

2. 适当掌握加水量。加水量多少需看要求而定，如煮的时间长用水宜多，短者可少加；若需煮熟、煮透或弃汁、留汁的加水宜多，要求煮干者则加水要少。如毒剧药清水煮时加水量宜大，要求药透而汁不尽，煮后将药捞出，去除母液。加液体辅料煮制时，加水量应适当，要求药透汁尽，加水过多，药透而汁未尽，有损药效；加水过少，则药煮不透，影响质量。

3. 适当掌握火力。先用武火煮至沸腾，后改用文火，保持微沸，否则水迅速蒸发，不易向药物组织内部渗透。煮至中途需加水时，应加沸水。

4. 煮好后出锅，即时晒干或烘干，如需切片，则可闷润至内外湿度一致，先切成饮片，再进行干燥，如黄芩；或适当晾晒，再切片、干燥，如乌头。

川乌

Chuanwu

【来源】本品为毛茛科植物乌头 *Aconitum carmichaelii* Debx. 的干燥母根。

【采收加工】6月下旬至8月上旬采挖，除去子根、须根及泥沙，晒干。

【生产工艺】

1. 生川乌 取原药材，拣净杂质，洗净灰屑，晒干，用时捣碎。

2. 制川乌 取净川乌，大小分档，用水浸泡至内无干心，取出，加水煮沸4~6小时（或蒸6~8小时），至取大个及实心者切开内无白心，口尝微有麻舌感时，取出，晾至六成干，切片，干燥。

【工艺要点】

1. 严格按照操作规程操作。

2. 制川乌时，加水煮沸4~6小时（或蒸6~8小时）后，取大个及实心者切开内无白心，口尝微有麻舌感时才取出。

3. 大小应该分档，使浸泡和煮制的时间一致。

4. 口尝微有麻舌感的检查方法是：切开后，从中心挖取100~150mg，在舌前1/3处咀嚼半分钟，嚼后当时不麻舌，约经2~3分钟出现麻舌感，舌麻时间维持20~30分钟才逐渐消失。

【质量控制】川乌产品质量控制指标见表9-17，川乌及其炮制品见图9-12。

表9-17 川乌产品质量控制指标

品名	性状	检测项目
川乌药材	不规则的圆锥形，稍弯曲，顶端常有残茎，中部多向一侧膨大，长2~7.5cm，直径1.2~2.5cm。表面棕褐色或灰棕色，皱缩，有小瘤状侧根及子根脱离后的痕迹。质坚实，断面类白色或浅灰黄色，形成层环纹呈多角形。气微，味辛辣、麻舌	水分≤12.0%；总灰分≤9.0%；酸不溶性灰分≤2.0%；乌头碱（$C_{34}H_{47}NO_{11}$）、次乌头碱（$C_{33}H_{45}NO_{10}$）和新乌头碱（$C_{33}H_{45}NO_{11}$）的总量应为0.050%~0.17%
生川乌	同药材	同药材
制川乌	不规则或长三角形的片。表面黑褐色或黄褐色，有灰棕色形成层环纹。体轻，质脆，断面有光泽。气微，微有麻舌感	水分≤11.0%；双酯型生物碱（与药材相同三种合计）≤0.040%；苯甲酰乌头原碱（$C_{32}H_{45}NO_{10}$）、苯甲酰次乌头原碱（$C_{31}H_{43}NO_9$）、苯甲酰新乌头原碱（$C_{31}H_{43}NO_{10}$）的总量应为0.070%~0.15%

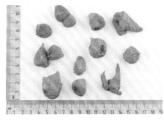 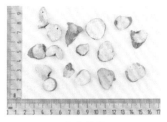 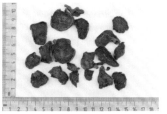

a.川乌药材　　　　　　　b.生川乌　　　　　　　c.制川乌

图9-12 川乌及其炮制品

【炮制作用】川乌炮制作用见表9-18。

表9-18 川乌炮制作用

品名	性味归经	炮制作用
生川乌	辛、苦，热；有大毒。归心、肝、肾、脾经	祛风除湿，温经止痛，多外用
制川乌	辛、苦，热；有毒。归心、肝、肾、脾经	降低毒性，可供内服

【贮藏】置通风干燥处，防蛀。

附子

Fuzi

【来源】本品为毛茛科植物乌头 *Aconitum carmichaelii* Debx. 的子根的加工品。

【采收加工】6月下旬至8月上旬采挖，除去母根、须根及泥沙，习称"泥附子"，加工成不同规格。

【生产工艺】

1. 盐附子 选个大、均匀的泥附子，洗净，浸入胆巴的水溶液中，过夜。再加食盐，继续浸泡，每日取出晒晾，并逐渐延长晒晾时间，直至附子表面出现大量结晶盐粒（盐霜），体质变硬为止。

2. 黑顺片（黑附片） 取泥附子，按大小分别洗净，浸入胆巴的水溶液中数日，连同浸液煮至透心。捞出，水漂，纵切成约0.5cm的片，再用清水浸漂，用调色液使附片染成浓茶色，取出，蒸至出现油面、光泽后，烘至半干，再晒干或继续烘干。

3. 白附片 选大小均匀的泥附子，洗净，浸入胆巴的水溶液中数日，连同浸液煮至透心，捞出，剥去外皮，纵切成约3mm的厚片，用清水浸漂，取出，蒸透，晒干。

4. 淡附片 取净盐附子，用清水浸漂，每日换水2~3次，至盐分漂尽，与甘草、黑豆加水共煮至透心，切开后口尝无麻舌感时，取出，除去甘草、黑豆，切薄片，干燥。

每100kg盐附子，用甘草5kg，黑豆10kg。

5. 炮附片 取砂置锅内，用武火炒热，加入净附片，拌炒至鼓起并微变色，取出，筛去砂，放凉。

【工艺要点】

1. 严格按照操作规程操作。

2. 辅料用量 淡附片，每100kg盐附子，用甘草5kg、黑豆10kg。

3. 炒炮附片时应先将砂子用武火炒至滑利。

4. 炮制盐附子、黑顺片和白附片时，应选用个头大小均匀的附子。

【质量控制】附子产品质量控制指标见表9-19，附子及其炮制品见图9-13。

表9-19 附子产品质量控制指标

品名	性状	检测项目
盐附子	圆锥形，表面灰黑色，被盐霜，周围有瘤状突起的支根或支根痕。体重，横切面灰褐色，可见充满盐霜的小空隙和多角形形成层环纹，环纹内侧导管束排列不整齐。气微，味咸而麻，刺舌	盐附子只做性状检查
黑顺片	纵切片，上宽下窄，外皮黑褐色，切面暗黄色，油润具光泽，半透明状。质硬而脆，断面角质样。气微，味淡	总灰分≤6.0%；酸不溶性灰分≤1.0%；水分≤15.0%；含双酯型生物碱以新乌头碱（$C_{33}H_{45}NO_{11}$）、次乌头碱（$C_{33}H_{45}NO_{10}$）和乌头碱（$C_{34}H_{47}NO_{11}$）的总量计≤0.020%；含苯甲酰乌头原碱（$C_{32}H_{45}NO_{10}$）、苯甲酰次乌头原碱（$C_{31}H_{43}NO_{9}$）、苯甲酰新乌头原碱（$C_{31}H_{43}NO_{10}$）的总量≥0.010%
白附片	无外皮，黄白色，半透明，厚约0.3cm	总灰分≤6.0%；酸不溶性灰分≤1.0%；水分≤15.0%；含双酯型生物碱以新乌头碱（$C_{33}H_{45}NO_{11}$）、次乌头碱（$C_{33}H_{45}NO_{10}$）和乌头碱（$C_{34}H_{47}NO_{11}$）的总量计≤0.020%；含苯甲酰乌头原碱（$C_{32}H_{45}NO_{10}$）、苯甲酰次乌头原碱（$C_{31}H_{43}NO_{9}$）、苯甲酰新乌头原碱（$C_{31}H_{43}NO_{10}$）的总量≥0.010%
淡附片	纵切片，上宽下窄，长1.7~5cm，宽0.9~3cm，厚0.2~0.5cm。外皮褐色。切面褐色，半透明，有纵向导管束。质硬，断面角质样。气微，味淡，口尝无麻舌感	总灰分≤7.0%；酸不溶性灰分≤1.0%；含双酯型生物碱以新乌头碱（$C_{33}H_{45}NO_{11}$）、次乌头碱（$C_{33}H_{45}NO_{10}$）和乌头碱（$C_{34}H_{47}NO_{11}$）的总量计≤0.010%；余同黑顺片

续表

品名	性状	检测项目
炮附片	形如黑顺片或白附片，表面鼓起黄棕色，质松脆。气微，味淡	水分≤15.0%；总灰分≤6.0%；酸不溶性灰分≤1.0%；含双酯型生物碱以新乌头碱（$C_{33}H_{45}NO_{11}$）、次乌头碱（$C_{33}H_{45}NO_{10}$）和乌头碱（$C_{34}H_{47}NO_{11}$）的总量计≤0.020%

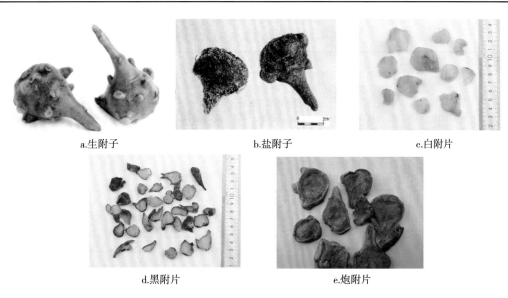

a.生附子　　b.盐附子　　c.白附片

d.黑附片　　e.炮附片

图9-13　附子及其炮制品

【炮制作用】附子炮制作用见表9-20。

表9-20　附子炮制作用

品名	性味归经	炮制作用
盐附子	—	生品有毒，多外用。盐附子防止药物腐烂，利于贮存
黑顺片	辛、甘，大热；有毒。归心、肾、脾经	回阳救逆，补火助阳，散寒止痛
白附片	辛、甘，大热；有毒。归心、肾、脾经	同上
淡附片	辛、甘，大热；有毒。归心、肾、脾经	长于回阳救逆，散寒止痛
炮附片	辛、甘，大热；有毒。归心、肾、脾经	以温肾暖脾为主

【贮藏】盐附子密闭，置阴凉干燥处；黑顺片及白附片置干燥处，防潮。

远志
Yuanzhi

【来源】本品为远志科植物远志 *Polygala tenuifolia* Willd. 或卵叶远志 *Polygala sibirica* L. 的干燥根。

【采收加工】春、秋二季采挖，除去须根和泥沙，晒干。

【生产工艺】

1. 远志 取原药材，除去杂质，略洗，润透。切段，干燥。

2. 制远志 取净远志段，加入适量的甘草汁，用文火加热，煮至汤液被吸尽，取出，干燥。

每100kg净远志，用甘草6kg。

3. 蜜远志 取炼蜜，加适量冷开水稀释后，加入净远志中拌匀，闷至蜜被吸尽，置锅内，用文火炒至深棕黄色、不粘手时，取出，放凉。

每100kg远志，用炼蜜25kg。

【工艺要点】

1. 严格按照操作规程操作。

2. 辅料用量　每100kg净远志，用甘草6kg；炼蜜20kg。

3. 甘草汁制时，应采用文火加热，至甘草汁被吸尽为度。

【质量控制】 远志产品质量控制指标见表9-21，远志及其炮制品见图9-14。

表9-21　远志产品质量控制指标

品名	性状	检测项目
远志药材	圆柱形，略弯曲，表面灰黄色至灰棕色，有较密并深陷的横皱纹、纵皱纹及裂纹，略呈结节状。质硬而脆，易折断，断面皮部棕黄色，气微，味苦、微辛，嚼之有刺喉感	水分≤12.0%；总灰分≤6.0%；黄曲霉毒素B_1≤5μg/kg，B_1、B_2、G_1、G_2合计≤10μg/kg；浸出物≥30.0%；细叶远志皂苷（$C_{36}H_{56}O_{12}$）≥2.0%；远志𫫇酮Ⅲ（$C_{25}H_{28}O_{15}$）≥0.15%；3,6'-二芥子酰基蔗糖（$C_{36}H_{46}O_{17}$）≥0.50%
远志	圆筒形的小段。外表皮灰黄色至灰棕色，有横皱纹。切面棕黄色，中空。气微，味苦、微辛，嚼之有刺喉感	同药材
制远志	形如远志段，表面黄棕色，味微甜	酸不溶性灰分≤3.0%；细叶远志皂苷（$C_{36}H_{56}O_{12}$）≥2.0%；远志𫫇酮Ⅲ（$C_{25}H_{28}O_{15}$）≥0.10%；3,6'-二芥子酰基蔗糖（$C_{36}H_{46}O_{17}$）≥0.30%；余同药材
蜜远志	显棕红色，稍带焦斑，有黏性，气焦香，味甜	—

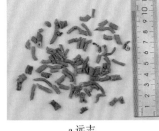
a.远志

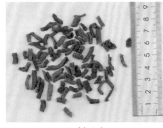
b.制远志

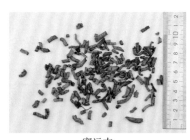
c.蜜远志

图9-14　远志及其炮制品

【炮制作用】 远志炮制作用见表9-22。

表9-22　远志炮制作用

品名	性味归经	炮制作用
净远志段	苦、辛、温。归心、肾、肺经	便于收藏，多外用，以消肿为主
制远志	苦、辛、温。归心、肾、肺经	缓和苦燥之性，消除刺喉感，增强安神益智作用
蜜远志	苦、辛、温。归心、肾、肺经	增强化痰止咳作用

【贮藏】 置通风干燥处。

吴茱萸
Wuzhuyu

【来源】 本品为芸香科植物吴茱萸 *Euodia rutaecarpa*（Juss.）Benth.、石虎 *Euodia rutaecarpa*（Juss.）Benth. var. *officinalis*（Dode）Huang 或疏毛吴茱萸 *Euodia rutaecarpa*（Juss.）Benth. var. *bodinieri*（Dode）Huang 的干燥近成熟果实。

【采收加工】 8~11月果实尚未开裂时，剪下果枝，晒干或低温干燥，除去枝、叶、果梗等杂质。

【生产工艺】

1. 吴茱萸 取原药物，除去杂质，洗净，干燥。

2. 制吴茱萸 取甘草捣碎，加适量水，煎汤，去渣，加入净吴茱萸，闷润吸尽后，用文火炒至微干，取出后晒干，

每 100kg 吴茱萸，用甘草 6.5kg。

3. 盐吴茱萸 取净吴茱萸于适宜容器内，加入盐水拌匀，置锅内，用文火加热，炒至裂开，稍鼓起时，取出后放凉；或用盐水泡至裂开或煮沸至透，待汤液被吸尽吴茱萸，用食盐后，再用文火炒至微干，取出，晒干。

每 100kg 吴茱萸，用食盐 3kg。

【工艺要点】

1. 严格按照操作规程操作。

2. 辅料用量 每 100kg 吴茱萸，用甘草 6.5kg。

3. 甘草汁制时，应采用文火加热，至甘草汁被吸尽为度。

【质量控制】 吴茱萸产品质量控制指标见表 9 – 23，吴茱萸及其炮制品见图 9 – 15。

表 9 – 23 吴茱萸产品质量控制指标

品名	性状	检测项目
吴茱萸	呈扁球形，略带五棱，表面粗糙，表面暗黄绿色至褐色，质硬而脆，气香浓烈，味辛辣而微苦	杂质 ≤ 7.0%；水分 ≤ 15.0%；总灰分 ≤ 10.0%；浸出物 ≥ 30.0%；含吴茱萸碱（$C_{19}H_{17}N_3O$）和吴茱萸次碱（$C_{18}H_{13}N_3O$）总量 ≥ 0.15%；柠檬苦（$C_{26}H_{30}O_8$）≥ 0.20%
制吴茱萸	形如吴茱萸，较吴茱萸表面色泽加深，质硬而脆，气味稍淡	同药材
盐吴茱萸	形如吴茱萸，表面微鼓起，表面暗黄绿色和绿黑色，表面焦黑色，香气浓郁	同药材

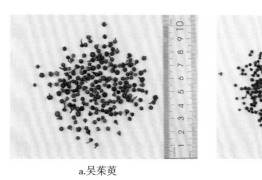

a.吴茱萸   b.制吴茱萸

图 9 – 15 吴茱萸及其炮制品

【炮制作用】 吴茱萸炮制作用见表 9 – 24。

表 9 – 24 吴茱萸炮制作用

品名	性味归经	炮制作用
吴茱萸	辛、苦，热；有小毒。归肝、脾、胃、肾经	散寒止痛，降逆止呕，助阳止泻。有小毒多外用，长于祛寒燥湿，用于口疮、湿疹、牙疼等证
制吴茱萸	辛、苦，热；有小毒。归肝、脾、胃、肾经	制后能降低毒性，缓和燥性。用于厥阴头痛，寒疝腹痛，经行腹痛，脘腹胀痛，呕吐吞酸，五更泄泻，寒湿脚气
盐吴茱萸	辛、苦，热；有小毒。归肝、脾、胃、肾经	盐制吴茱萸宜用于疝气疼痛

【贮藏】 置阴凉干燥处。

任务三 燀制技术

一、炮制目的

1. 在保存有效成分的前提下，除去非药用部分 如杏仁、桃仁通过"燀"分离非药用部位种皮，并可破坏所含的酶而保存苦杏仁苷。

2. 分离不同的药用部分 如白扁豆通过"燀"分离不同的药用部分扁豆仁和扁豆衣。

二、炮制方法

先将多量清水加热至沸，再将药物连同带孔盛器，一齐投入沸水中，煮烫片刻，约 5~10 分钟，烫至种皮微膨胀，易于挤脱时，立即取出，浸漂于冷水中，捞起，搓开种皮与种仁，晒干，簸去或筛取种皮。

三、注意事项

1. 水量要适当，以保持水温，一般水量为药量的 10 倍以上。若水量少，投药后，水温迅速降低，达不到炮制效果。

2. 加热时间要适宜，待水沸后投药，加热时间以 5~10 分钟为宜。以免水烫时间过长，造成成分损失。

3. 燀去皮后，宜当天晒干或低温烘干，否则易泛油，色变黄，影响成品效果。

苦杏仁
Kuxingren

【来源】本品为蔷薇科植物山杏 *Prunus armeniaca* L. var. *ansu* Maxim.、西伯利亚杏 *Prunus sibirica* L.、东北杏 *Prunus mandshurica*（Maxim.）Koehne 或杏 *Prunus armeniaca* L. 的干燥成熟种子。

【采收加工】夏季采收成熟果实，除去果内和核壳，取出种子，晒干。

【生产工艺】

1. 苦杏仁 取原药材，除去杂质，用时捣碎。

2. 燀苦杏仁 取净苦杏仁，置 10 倍量的沸水中煮约 5 分钟，至外皮微膨胀时，捞出，用凉水稍浸，取出。搓开种皮与种仁，干燥，筛或簸去种皮，用时捣碎。

3. 炒苦杏仁 取燀苦杏仁，置温度适宜的热锅内，用文火炒至表面黄色时，取出放凉，用时捣碎。

4. 苦杏仁霜 取燀苦杏仁，碾成泥状，用压榨机压榨去油或用粗草纸包裹反复压榨去油尽，碾细，过筛。

【工艺要点】

1. 严格按照操作规程操作。

2. 燀苦杏仁时，用水量是 10 倍量的沸水，稍微煮一下，至外皮膨胀即可。

3. 炒苦杏仁需置于热锅中，文火慢炒至黄色。

4. 制苦杏仁霜可用压榨机去油，也可用粗草纸包裹反复去油，压榨至油尽，粉末较为干爽即可。

【质量控制】苦杏仁产品质量控制指标见表 9 - 25，苦杏仁及其炮制品见图 9 - 16。

表9-25　苦杏仁产品质量控制指标

品名	性状	检测项目
苦杏仁药材	扁心形，表面黄棕色至深棕色，一端尖，另端钝圆，肥厚，左右不对称，尖端一侧有短线形种脐，圆端合点处向上具多数深棕色的脉纹。气微，味苦	水分≤7.0%；过氧化值≤0.11；苦杏仁苷（$C_{20}H_{27}NO_{11}$）≥3.0%
苦杏仁	同药材	同药材
燀苦杏仁	扁心形。表面乳白色或黄白色，一端尖，另端钝圆，肥厚，左右不对称，富油性。有特异的香气，味苦	水分≤7.0%；过氧化值≤0.11；苦杏仁苷（$C_{20}H_{27}NO_{11}$）≥2.4%
炒苦杏仁	形如燀苦杏仁，表面黄色至棕黄色，微带焦斑。有香气，味苦	水分≤6.0%；过氧化值≤0.11；苦杏仁苷（$C_{20}H_{27}NO_{11}$）≥2.4%
苦杏仁霜	呈黄白色粉末状，具有特殊气味	—

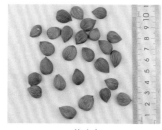
a.苦杏仁

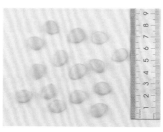
b.燀苦杏仁

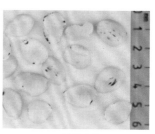
c.炒苦杏仁

图9-16　苦杏仁及其炮制品

【炮制作用】苦杏仁炮制作用见表9-26。

表9-26　苦杏仁炮制作用

品名	性味归经	炮制作用
苦杏仁	苦，微温；有小毒。归肺、大肠经	降气止咳平喘，润肠通便
燀苦杏仁	苦，微温；有小毒。归肺、大肠经	便于去种皮，杀酶保苷
炒苦杏仁	苦，微温；有小毒。归肺、大肠经	增强温散肺寒作用，并可去小毒
苦杏仁霜	—	增强宣降肺气作用，减弱润燥作用

【贮藏】置阴凉干燥处，防蛀。

◉看一看9-3

苦杏仁炮制研究

苦杏仁主要含苦杏仁苷、脂肪油。苦杏仁经加热炮制后，可以杀酶保苷。苦杏仁苷在体内胃酸的作用下，缓慢水解，产生适量的氢氰酸，起镇咳作用而不致引起中毒。

桃仁
Taoren

【来源】本品为蔷薇科植物桃 *Prunus persica*（L.）Batsch 或山桃 *Prunus davidiana*（Carr.）Franch. 的干燥成熟种子。

【采收加工】果实成熟后采收，除去果肉和核壳，取出种子，晒干。

【生产工艺】

1. 桃仁 取原药材,除去杂质。用时捣碎。

2. 燀桃仁 取净桃仁,置沸水中加热烫至外皮微膨胀时,捞出,用凉水稍浸,取出。搓开种皮与种仁,干燥,筛或簸去种皮,用时捣碎。

3. 炒桃仁 取燀桃仁,置温度适宜的热锅内,用文火炒至表面黄色时,取出,放凉,用时捣碎。

【工艺要点】

1. 严格按照操作规程操作。

2. 燀桃仁时,用沸水稍微煮一下,至外皮膨胀即可。

3. 炒桃仁需置于热锅中,文火慢炒至黄色。

【质量控制】桃仁产品质量控制指标见表9-27,桃仁及其炮制品见图9-17。

表9-27 桃仁产品质量控制指标

品名	性状	检测项目
桃仁药材	扁长卵形,表面黄棕色至红棕色,密布颗粒状突起。一端尖,中部膨大,另端钝圆稍偏斜,边缘较薄。种皮薄,子叶2,类白色,富油性。气微,味微苦	水分≤7.0%;酸败度:酸值≤10.0、羰基值≤11.0;黄曲霉毒素 B_1≤5μg/kg,B_1、B_2、G_1、G_2合计≤10μg/kg;重金属残留量:铅≤5mg/kg、镉≤1mg/kg、砷≤2mg/kg、汞≤0.2mg/kg、铜≤20mg/kg;苦杏仁苷($C_{20}H_{27}NO_{11}$)≥2.0%
山桃仁药材	类卵圆形,较小而肥厚,长约0.9cm,宽约0.7cm,厚约0.5cm	同桃仁药材
桃仁	同药材	同桃仁药材
山桃仁	同药材	同桃仁药材
燀桃仁	扁长卵形,表面浅黄白色,一端尖,中部膨大,另端钝圆稍偏斜,边缘较薄。子叶2,富油性。气微香,味微苦	水分≤6.0%;酸败度、黄曲霉毒素同桃仁药材;苦杏仁苷($C_{20}H_{27}NO_{11}$)≥1.5%
燀山桃仁	类卵圆形,较小而肥厚,长约1cm,宽约0.7cm,厚约0.5cm	同燀桃仁
炒桃仁	同药材,表面黄色至棕黄色,可见焦斑	水分≤5.0%;酸败度、黄曲霉毒素质控同桃仁药材;苦杏仁苷($C_{20}H_{27}NO_{11}$)≥1.6%
炒山桃仁	2枚子叶多分离,完整者呈类卵圆形,较小而肥厚。长约1cm,宽约0.7cm,厚约0.5cm	同炒山桃仁

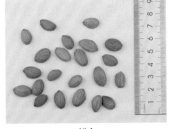
a.桃仁

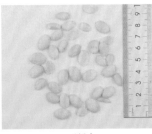
b.燀桃仁

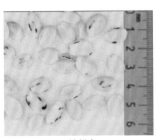
c.炒桃仁

图9-17 桃仁及其炮制品

【炮制作用】桃仁炮制作用见表9-28。

表9-28 桃仁炮制作用

品名	性味归经	炮制作用
山桃仁	苦、甘,平。归心、肝、大肠经	净制
燀桃仁	苦、甘,平。归心、肝、大肠经	活血祛瘀,润肠通便,止咳平喘
燀山桃仁	苦、甘,平。归心、肝、大肠经	同燀桃仁
炒桃仁	苦、甘,平。归心、肝、大肠经	增强润燥和血作用
炒山桃仁	苦、甘,平。归心、肝、大肠经	同炒桃仁

【贮藏】置阴凉干燥处,防蛀。

白扁豆

Baibiandou

【来源】本品为豆科植物扁豆 *Dolichos lablab* L. 的干燥成熟种子。

【采收加工】秋、冬二季采收成熟果实,晒干,取出种子,再晒干。

【生产工艺】

1. 白扁豆 取原药材,除去杂质,用时捣碎。

2. 炒扁豆 取白扁豆置锅内,用文火加热,炒至微黄色具焦斑,有香气逸出,取出放凉。

3. 扁豆衣 取净扁豆置沸水中,稍煮至皮软后,取出放冷水中稍泡,取出,搓开种皮与仁,干燥,筛取种皮(仁亦可药用)。

【工艺要点】

1. 严格按照操作规程操作。

2. 辅料用量 每100kg白扁豆,用灶心土20kg,用蜜麸10kg。

3. 炒扁豆需置于热锅中,文火慢炒至黄色,略有焦斑。

【质量控制】白扁豆产品质量控制指标见表9-29,白扁豆及其炮制品见图9-18。

表9-29 白扁豆产品质量控制指标

品名	性状	检测项目
白扁豆药材	扁椭圆形或扁卵圆形,表面淡黄白色或淡黄色,平滑,略有光泽,一侧边缘有隆起的白色眉状种阜。种皮薄而脆。气微,味淡,嚼之有豆腥气	水分≤14.0%
白扁豆	同药材	同药材
炒白扁豆	形如白扁豆,炒后表面微黄色,略具焦斑,有香气	—
扁豆衣	囊壳状、凹陷或卷缩成不规则瓢片状,长约1cm,厚不超过1mm,表面光滑,乳白色或淡黄白色。质硬韧,体轻。气微,味淡	—

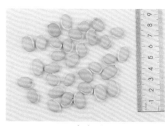
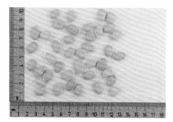
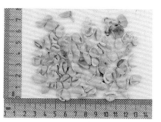

a.白扁豆　　　　　　　　b.炒白扁豆　　　　　　　　c.扁豆衣

图9-18 白扁豆及其炮制品

【炮制作用】白扁豆炮制作用见表 9 – 30。

表 9 – 30　白扁豆炮制作用

品名	性味归经	炮制作用
白扁豆	甘，微温。归脾、胃经	健脾化湿，和中消暑
炒白扁豆	甘，微温。归脾、胃经	增强健脾止泻作用
扁豆衣	甘，微温。归脾、胃经	健脾和胃，消暑化湿

【贮藏】置干燥处，防蛀。

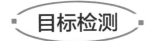

目标检测

答案解析

一、选择题

A 型题（最佳选择题）

1. 藤黄常采用的炮制法是（　　）

　　A. 水煮　　　　　　　B. 甘草水煮　　　　C. 酒蒸

　　D. 豆腐煮　　　　　　E. 姜汤煮

2. 硫黄的炮制方法是（　　）

　　A. 提净　　　　　　　B. 豆腐煮　　　　　C. 豆腐蒸

　　D. 清蒸　　　　　　　E. 甘草汁煮

3. 川、草乌制后降低毒性的主要原因是

　　A. 通过浸泡，使乌头类生物碱溶解

　　B. 通过加热，使乌头类生物碱水解

　　C. 主要通过捕料解毒

　　D. 清炒使毒性成分分解

　　E. 毒性蛋白质受热变性

4. 制吴茱萸采用的辅料是（　　）

　　A. 甘草汁　　　　　　B. 盐水　　　　　　C. 黄酒

　　D. 白矾水　　　　　　E. 米醋

5. 苦杏仁的炮制条件是（　　）

　　A. 10 倍量沸水，加热 5 分钟

　　B. 5 倍量沸水，加热 10 分钟

　　C. 10 倍量清水，投药后加热 5 分钟

　　D. 10 倍量沸水，加热 10 分钟

　　E. 15 倍量沸水，加热 2 分钟

6. 红参采用以下哪种软化方法（　　）

　　A. 泡法　　　　　　　B. 润法　　　　　　C. 煮法

　　D. 蒸法　　　　　　　E. 淋法

7. 苦杏仁焯制的作用是（　　）

　　A. 使苦杏仁入汤剂有更多氢氰酸（HCN）溶出

　　B. 促进酶解反应

C. 使苦杏仁煎后内服迅速释放 HCN

D. 使苦杏仁酶受热变性失活，防止苦杏仁苷水解

E. 利于润肠通便作用的发挥

B 型题（配伍选择题）

A. 豆腐   B. 甘草   C. 胆巴   D. 白矾

8. 欲降低吴茱萸的毒性和燥性宜采用（ ）

9. 煮制硫黄，所用辅料为（ ）

10. 制备黑顺片，净附子浸入哪种溶液中（ ）

X 型题（多项选择题）

11. 宜用豆腐制的药物有（ ）

A. 硫黄   B. 藤黄   C. 珍珠

D. 吴茱萸   E. 远志

12. 乌头炮制降毒的机理是（ ）

A. 总生物碱含量降低

B. 双酯型生物碱水解

C. 双酯型生物碱分解

D. 脂肪酰基取代了 C_8-OH 的乙酰基，生成脂碱

E. 总生物碱含量升高

13. 煮制后可降低毒性的药物有（ ）

A. 吴茱萸   B. 硫黄   C. 藤黄

D. 珍珠   E. 朱砂

二、综合问答题

1. 简述地黄的炮制规格及其作用特点。

2. 黄芩为什么要加热软化？

实训项目十 蒸煮焯制技术

【实训目的】

1. 掌握蒸煮焯制技术生产管理要点及质量控制要点；掌握常用设备标准操作规程。正确使用各种设备和工具。

2. 熟练使用各种蒸煮制设备处理实训药材。能根据药材性质特点选用设备，使设备条件符合实训药材的炮制要求。

3. 学会正确进行清场，对设备进行清洁、维护、调试，正确填写生产记录。

【实训器材】

1. 实训设备 电子秤、蒸笼、水、黑豆汁、黄酒、液化气炉灶（套）、不锈钢盘（搪瓷盘）、不锈钢铲、蒸药机。

2. 实训材料 何首乌、地黄、苦杏仁、黑豆汁、黄酒、水。

【实训内容】

一、蒸制何首乌（手工操作）

（一）操作步骤和方法（表9-31）

表9-31 蒸制何首乌操作步骤和方法

工作内容	操作方法和要求	注意事项
准备	器具洁净齐全、合理摆放；规范称取生药、称量准确	蒸笼、不锈钢盘、不锈钢铲洁净后才可以蒸制
净制	通过净制操作，使饮片净度符合《中国药典》及相关规定	注意药物大小分档
拌匀	按比例加入辅料，搅拌均匀	注意药物大小分档
闷润	辅料浸润透药材	—
蒸药	待药材浸润辅料后置蒸笼内	控制加热温度，均匀持续生成蒸汽
出料	蒸制药材达到要求标准后出料	
清场	按规程清洁器具，清理现场；饮片和器具归类放置，关闭水、电、气、门、窗等	换品种、操作结束时要对炒制器具、工作台进行清洁

（二）炮制程度和质量要求

炮制后饮片质量应符合《中国药典》及《中药饮片质量标准通则（试行）》的规定。

制何首乌：不规则皱缩的块片，凹凸不平，质坚硬，断面角质样，表面黑褐色或棕褐色。

二、蒸制地黄（机械操作）

（一）准备和生产前检查

1. 设备 蒸药机、盛药盘、电子秤和状态标志。

2. 材料 净地黄。

3. 生产场地的情况和清场合格证。

4. 生产操作前的设备清洁、消毒。

（二）标准操作

1. 生产前准备

（1）生产车间管理人员按照生产计划，组织安排生产操作人员准备生产。

（2）工艺员根据产品计划投料量及工艺参数签发生产指令，计算物料数量。

（3）凡使用辅料的品种必须称量，详细核对辅料名称，按原辅料的比例准确投料。

（4）操作人员进行更衣，进入生产车间。

（5）检查设备清洁情况，水、电、气的供应情况，设备有无异常情况等。

（6）接收上工序流转物料，双方核实数量，该岗位操作人员确认物料数量，外包完好由QA人员签字后接收物料，进入工作状态。

（7）取下已清洁状态牌，根据生产指令挂"正在生产"状态牌。

2. 生产操作

（1）取定量的净地黄，放入蒸煮器内。

（2）揭开锅盖，启动蜗杆传动电机，点动进出料按钮，使锅体倾斜到位。

（3）放入经处理的待蒸煮药物，再将锅体转到直立位置，盖上锅盖，准备通入蒸汽。

（4）先在夹套内通入蒸汽，预热锅体。

（5）打开底部中心进气阀门使气体通入，开启时应缓慢进行。

（6）在蒸制过程中通过疏水阀排出蒸汽冷凝水，待气体放出时，计时。

（7）蒸制过程中，操作人员随时注意温度变化，不准脱岗，蒸制达到工艺规定的时间后，及时关闭进气阀，打开锅盖，开启放药液阀门排净蒸煮水，不准整锅倾斜倒出。

（8）检查蒸制品质量，合格后将蒸制品按工艺要求放至指定地点或烘干。

（9）按《设备清洁规程》进行清洁。

3. 质量控制及物料平衡

（1）质量控制 经过蒸煮后的饮片，要符合《饮片标准通则》的要求，同时色泽也要均匀。①蒸制品：色泽黑润，内无生心，未蒸透者不得超过 3%。②煮制品：未煮透者不得超过 2%，全部煮透为佳。

地黄性味甘、苦，寒。归心、肝、肾经。生地黄性味甘、寒，以清热凉血，养阴生津为主。熟地黄味甘、微温，归肝、肾经。以滋阴补血，益精填髓为主。

成品性状：生地黄呈不规则类圆形厚片，表面棕黑色或乌黑色，有光泽。油润黏性，周边灰黑色或乌黑色，皱缩。质柔软，坚实，气特异，味微甜。熟地黄呈不规则的厚片，表面乌黑发亮，质滋润而柔软，易粘连，味甜，或微有酒气。

①气味：应具有原有的气味，不应带异味，或气味散失变淡。

②水分：控制饮片的水分含量，一般饮片的水分含量宜控制在 7%～13%。《饮片标准通则》规定蒸、煮、焯制品含水均不得超过 13%。

③炮制品外形：要符合《中国药典》或《全国中药炮制规范》的规定。

④含量测定：按照《中国药典》（2020 年版）一部〔含量测定〕项测定。

（2）物料平衡 物料平衡合格范围 98%～100%。凡物料平衡在合格范围之内，经质量管理部门检查签发"中间产品放行审核单"，可以递交下工序。

4. 清场

（1）生产操作人员将对质量管理人员检验合格的中间产品进行处理。

（2）将生产过程中的废弃物整理收集到垃圾站。

（3）按照《清场管理制度》《清洁规程》做好清场及清洁、消毒工作。正确填写"清场记录表"，上报 QA 人员，由质监员检查合格后，挂上"清场合格证"。

5. 记录 操作结束后及时填写"生产记录""设备运行记录"、挂"状态卡"。

（三）实训提示

1. 生产工艺管理要点

（1）物料严禁混有杂质。

（2）物料含水分不应超过 13%（个别药材除外）。

（3）蒸制药物时，要注意蒸制时间，以防出现"伤水"。

（4）辅料拌蒸的药物，要使辅料和药物充分拌润，液体辅料吸尽后再蒸制，容器内有剩余的液体辅料，应拌入药物后再进行干燥。

（5）用黄酒拌蒸药物时，应放在密闭容器内，防止酒气外逸，影响质量。

（6）煮前要将药物浸泡至透，防止煮时产生白心，出现"夹生"，煮制时开始用武火，沸腾后改用文火，煮至透心为佳，毒剧药清水煮时加水量宜大。

2. 质量控制要点

（1）原辅料的洁净程度。

（2）蒸制的时间和火候。

（3）产品的性状，水分含量。

（4）蒸制的药物色泽内外是否均匀一致，内无生心。

3. 安全操作注意事项

（1）严禁不打开锅盖即启动出料按钮。

（2）注意防止蒸汽泄漏烫伤人。

（3）机器必须同地面牢固相接。

（4）机器紧固螺丝要拧紧。

（5）密封部位要完好无缺。

（6）蒸制有毒药物时，蒸制液要妥善处理，器具要洗涤干净，操作后必须洗净手，以免中毒。

附：蒸制批生产记录（表9－32）

表9－32　蒸制批生产记录

品名			生产日期	年　月　日	检查人			复核人	
设备名称			执行标准			生产批号			
重量（kg）	气压（MPa）	蒸煮时间（min）	辅料名称	辅料用量（kg）	成品（kg）	收率（%）	物料平衡（%）		
生产前检查	1. 清洁、清场合格标志 2. 生产设备、容器状态标志 3. 物料质量标签 4. 人员卫生及着装符合规定						□ □ □ □		
生产操作情况	1. 辅料拌入净料闷润 2. 按蒸制操作规程进行操作						□ □		
清场	1. 按清场程序和设备清洁规程清理工作现场、工具、容器具、设备 2. 撤掉运行状态标志，挂清场合格标志						□ □		
质量	性状： 结论：　合格□　　不合格□ 日期：　　年　　月　　日		不合格率：___% 质检员：						
偏差处理	1. 偏差情况：　有□　　　无□ 2. 偏差处理：　　　　　QA签名：								
移交	数量_____kg，共_____件 移交人：　　　　　接收人：　　日期：　年　月　日								

三、焯苦杏仁（手工操作）

（一）操作步骤和方法（9－33）

表9－33　焯苦杏仁操作步骤和方法

工作内容	操作方法和要求	注意事项
准备	器具洁净齐全、合理摆放；规范称取生药、称量准确	工具洁净后才可以焯制
净制	通过净制操作，使饮片净度符合《中国药典》及相关规定	注意药物大小分档
煮沸	至少药材10倍量水加热至沸腾	水量要适当
投料	将药材置入带孔器具内，投入沸水中5~10分钟	加热时间不可造成成分损失
出料	种皮微膨胀，易于挤脱时取出，置于冷水中片刻	—
分离种皮	捞起后搓开种皮	—

工作内容	操作方法和要求	注意事项
干燥	晒干或低温烘干，除去皮，收藏仁	干燥温度过高易泛油变黄
清场	按规程清洁器具，清理现场；饮片和器具归类放置，关闭水、电、气、门、窗等	

（二）炮制程度和质量要求

炮制后饮片质量应符合《中国药典》及《中药饮片质量标准通则（试行）》的规定。

燀苦杏仁：扁心形，无种皮，或分离为单瓣，表面乳白色，具特有香气。

书网融合……

 重点回顾　　　微课 19　　　习题

项目十　发酵发芽技术

学习目标

知识目标：

1. 掌握　掌握发酵、发芽技术的炮制方法、炮制目的及注意事项。

2. 熟悉　六神曲、半夏曲、淡豆豉、麦芽、谷芽和大豆黄卷的生产工艺、成品质量及炮制作用。

3. 了解　发酵发芽技术的研究概况。

技能目标：

掌握常见药物的发酵发芽生产工艺，并能判断其成品质量。

素质目标：

增强学生责任意识及学习主动性，树立药品质量第一的观念。

导学情景

情景描述：清初，有缪氏从浙江还住保宁，以开客栈为业。一年冬天，店内住进一位童颜鹤发的云游老道。老人出没于深山老林中采药，给人看病。一天，店内来了一位就医的老翁，老翁面黄肌瘦，喘咳气短，吐了一地腥臭的浓痰。老道看到后，取出一颗米黄色的药粒，打碎后洒在痰上。霎时，浓痰化作清水。故事中的药粒就是半夏曲。

情景分析：生半夏具有燥湿化痰、降逆止呕、消痞散结的功效，有一定毒性，可炮制成半夏曲，具有化痰止咳、消食积的功效。

讨论：生半夏具有一定毒性，需经炮制后内服应用。半夏曲具有化痰止咳、消食积等功效，制作半夏曲具体要怎样操作呢？

学前导语：发酵和发芽技术均是借助于酶或者微生物的作用，使药物发酵或发芽的一类炮制方法，也是传统的炮制技术。

发酵和发芽技术均是借助于酶或者微生物的作用，使药物通过发酵与发芽的过程，改变其原有性能，产生或增强新的功效，扩大用药品种，以适应临床用药需求的炮制技术。这两类技术都必须符合一定环境条件的要求，如温度、湿度、水分、空气等。

任务一　发酵技术

一、概念

发酵技术是指在一定的温度和湿度条件下，经霉菌和酶的催化分解，使药物发泡、生衣的技术。

二、炮制目的

1. 改变原有性能，产生新的治疗作用，扩大用药品种　如六神曲、建神曲、淡豆豉等。

2. 增强疗效 如半夏曲等。

三、炮制方法

根据不同品种，采用不同的方法对发酵原料进行加工处理后，再置温度、湿度适宜的环境中进行发酵。常用的发酵方法有药料与面粉混合发酵（如六神曲、建神曲、半夏曲、沉香曲等）和直接用药料进行发酵（如淡豆豉、百药煎等）。

发酵过程主要是微生物新陈代谢的过程，因此，要保证微生物的生长繁殖条件。主要条件如下。

1. 菌种 发酵是利用空气中微生物自然菌种进行的，但有时会因菌种不纯，影响发酵的质量。

2. 培养基 包括水、含碳物质、含氮物质、无机盐类等。如六神曲中赤小豆为菌种提供了氮源，面粉为菌种提供了碳源。

3. 温度 一般发酵环境的最佳温度为 30~37℃。温度太高，菌种中的酶会发生不可逆破坏，不能发酵；温度过低，虽能保存菌种，但繁殖速度慢，不利于发酵，甚至无法发酵。

4. 湿度 一般发酵环境的相对湿度应控制在 70%~80%。湿度太大，药料发黏，且易霉烂生虫，造成药物发暗、变质；湿度太小，则药物易松散而不成形。药料应以"握之成团，指间可见水迹，放下轻击即碎"为宜。

5. 其他方面 还要有适宜的 pH 值、维生素、溶氧、二氧化碳等。

四、发酵品质量要求

发酵制品的质量以曲块表面霉衣黄白色，内部有斑点为佳，同时应有酵香气味，不应出现黑色、霉味及酸败味。

五、注意事项

1. 原料、设备等在发酵前应进行杀菌处理，以免杂菌感染而影响发酵质量。

2. 发酵过程须一次完成，不能停顿，不能中断。

3. 发酵过程中，前期要注意保温，后期要适当通风。

4. 发酵过程中应随时检查和监控温度、湿度、有无杂菌污染、空气含氧量、pH 值等，以保证发酵正常进行。

六神曲
Liushenqu

【来源】本品为苦杏仁、赤小豆、鲜青蒿、鲜苍耳草、鲜辣蓼等药加入面粉（或麦麸）混合后经发酵而成的曲剂。

【生产工艺】

1. 神曲 取苦杏仁、赤小豆碾成粉末，与面粉混匀，再加入鲜青蒿、鲜辣蓼、鲜苍耳草煎煮后的药汁，揉搓成握之成团、掷之即散的粗颗粒状软材，置木制模具中压制成扁平方块（33cm×20cm×6.6cm）。用鲜苘麻叶（或粗纸）将料块包严，放入箱内，块间留空隙，按品字形堆放，上面覆盖鲜青蒿或厚棉被保温。一般室温在 30~37℃，经 4~6 天即能发酵，待表面生出黄白色霉衣时取出，除去苘麻叶，切成 2.5cm 见方的小块，干燥。

每 100kg 面粉，用苦杏仁、赤小豆各 4kg，鲜青蒿、鲜辣蓼、鲜苍耳草各 7kg。药汁为鲜草汁和其药渣煎出液。

2. 炒神曲 将净神曲块投入预热好的炒锅内，文火加热，不断翻炒，至表面呈微黄色时，取出，晾凉。

3. 麸炒神曲 取适量麦麸均匀撒于温度适宜的炒锅内，中火加热，待烟起时，投入净神曲块，快速翻炒至神曲表面呈棕黄色，取出，筛去麸皮，晾凉。

每100kg净神曲，用麦麸10kg。

4. 焦神曲 将净神曲块投入预热好的炒锅内，文火加热，不断翻炒，至表面呈焦黄色，内部微黄色，有焦香气逸出时，取出，晾凉。

【工艺要点】

1. 严格按照操作规程操作。

2. 焦神曲要求炒至表面呈焦褐色，内部微黄色，并有焦香气。

3. 辅料用量 每100kg净神曲，用麸皮10kg。

【质量控制】六神曲产品质量控制指标见表10-1，六神曲及其炮制品见图10-1。

表10-1 六神曲产品质量控制指标

品名	性状	检测项目
六神曲	呈立方形小块，表面灰黄色，粗糙，质脆易断，微有发酵香气	—
炒神曲	表面微黄色，偶有焦斑，质坚脆	—
麸炒神曲	形如六神曲，表面棕黄色，有麸香气或香气	—
焦神曲	形如六神曲，表面焦黄色，内部微黄色，有焦香气	—

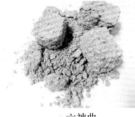
a.六神曲

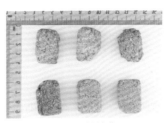
b.炒神曲

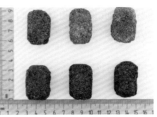
c.焦神曲

图10-1 六神曲及其炮制品

【炮制作用】六神曲炮制作用见表10-2。

表10-2 六神曲炮制作用

品名	性味归经	炮制作用
六神曲	甘、辛，温。归脾、胃经	健脾开胃，并有发散作用
炒神曲	甘、辛，温。归脾、胃经	具有香气，长于醒脾和胃
焦神曲	甘、辛，温。归脾、胃经	长于消食化积

【贮藏】置通风干燥处，防潮，防蛀。

👁 **看一看10-1**

六神曲炮制研究

六神曲含有淀粉酶、蛋白酶、挥发油等成分，其消化淀粉效价经炒黄后大约能保存生品的60%，炒焦后则基本消失，但焦神曲中所含微量元素Zn、Mn、Fe的量较生品高。

六神曲在发酵时微生物产生的代谢产物不但不会被破坏，加热炮制还可以使这些发酵产物更易于煎出，从生物学角度分析，这些发酵产物可以对其他的微生物种群产生抗性，可能构成了六神曲的抗菌活性物质，这些活性物质可以通过对肠道致病菌发挥抗菌作用，从而治疗外感、饮食所伤导致的腹泻、痢疾、消化不良等胃肠道菌群紊乱性疾病。因此，六神曲的抗菌活性可能是其治疗外感食滞、脘腹胀满、肠鸣泄泻等疾病的作用机制之一。

半夏曲
Banxiaqu

【来源】本品为法半夏、苦杏仁、赤小豆和鲜青蒿、鲜苍耳草、鲜辣蓼与面粉经加工发酵炮制而成的曲剂。

【生产工艺】

1. 半夏曲　取法半夏、苦杏仁、赤小豆共碾成细粉，与面粉混合均匀，再加入鲜青蒿、鲜辣蓼、鲜苍耳草的煎煮液，搅拌均匀后堆置发酵，压成片状，切成小块，晒干。

每100kg法半夏，用赤小豆30kg，苦杏仁30kg，面粉400kg，鲜青蒿30kg，鲜苍耳草30kg，鲜辣蓼30kg。

2. 炒半夏曲　将麸皮均匀撒入预热好的炒锅内，中火加热，待起烟时，加入净半夏曲块，迅速拌炒至表面呈深黄色时，取出，筛去麸皮，晾凉。

每100kg净半夏曲，用麸皮10kg。

【工艺要点】

1. 严格按照操作规程操作。

2. 炒半夏曲要求炒至表面深黄色，并筛去麸皮。

3. 辅料用量　每100kg净半夏曲，用麸皮10kg。

【质量控制】半夏曲产品质量控制指标见表10-3。

表10-3　半夏曲产品质量控制指标

品名	性状	检测项目
半夏曲	呈小立方块，表面浅黄色，质疏松，有细蜂窝眼，有一定香气	—
炒半夏曲	形如半夏曲，表面深黄色，质疏松，有细蜂窝眼，有焦香气	—

【炮制作用】半夏曲炮制作用见表10-4。

表10-4　半夏曲炮制作用

品名	性味归经	炮制作用
半夏曲	甘、微辛，温。归脾、胃经	化痰止咳，消食积
炒半夏曲	甘、微辛，温。归脾、胃经	有焦香气，长于健胃消食

【贮藏】置于通风干燥处，防蛀。

✎ 练一练

半夏曲麸炒后（　）

A. 健胃消食作用增强　　　　B. 健脾温胃力强　　　　C. 降逆止呕力强

D. 偏于祛寒痰　　　　E. 燥湿化痰力强

答案解析

淡豆豉

Dandouchi

【来源】本品为豆科植物大豆 *Glycine max*（L.）Merr. 的成熟种子（黑豆）的发酵加工品。

【生产工艺】取桑叶、青蒿各 70～100g，加水煎煮，滤过，将煎液拌入 1000g 净大豆中，待汤液被吸尽后，置蒸制容器内蒸透，取出，稍晾，再置容器内，用煎过的桑叶、青蒿渣覆盖，闷使发酵至黄衣上遍时，取出，去药渣。加适量水搅拌、洗净捞出，置容器内再闷 15～20 天，充分发酵，有香气逸出时，取出，略蒸，干燥，即得淡豆豉。

【工艺要点】

1. 严格按照操作规程操作。

2. 注意　第一次发酵应该在温度 25～28℃，相对湿度 80% 的条件下；第二次发酵保持温度 50～60℃。

【质量控制】黑豆、淡豆豉产品质量控制指标见表 10-5，黑豆及淡豆豉见图 10-2。

表 10-5　黑豆、淡豆豉产品质量控制指标

品名	性状	检测项目
黑豆	呈椭圆形或类球形，稍扁，长 6～12mm，直径 5～9mm，表面黑色或灰黑色，光滑或有皱纹，具光泽，一侧有淡黄白色长椭圆形种脐。质坚硬，种皮薄而脆，子叶 2，肥厚，黄绿色或淡黄色。气微，味淡，嚼之有豆腥气	水分≤9.0%；总灰分≤7.0%；醇溶性浸出物≥12.0%
淡豆豉	呈椭圆形，略扁，表面黑色，皱缩不平，质稍柔软或脆，断面棕黑色。气香，味微甘	大豆苷元（$C_{15}H_{10}O_4$）和染料木素（$C_{15}H_{10}O_5$）的总量≥0.040%

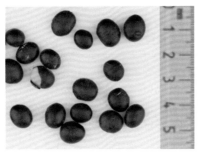
a.黑豆

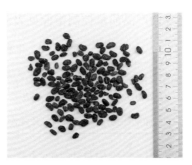
b.淡豆豉

图 10-2　黑豆及淡豆豉

【炮制作用】黑豆、淡豆豉炮制作用见表 10-6。

表 10-6　黑豆、淡豆豉炮制作用

品名	性味归经	炮制作用
黑豆	甘、平。归脾、肾经	益精明目，养血祛风，利水，解毒
淡豆豉	甘、辛，凉。归肺、胃经	解表，除烦，宣发郁热

【贮藏】置通风干燥处，防蛀。

💙 药爱生命

　　半夏味辛，性温，具有燥湿化痰、降逆止呕、消痞散结的功效。但生半夏有毒，对局部有强烈的刺激性，生用会使人呕吐，舌头、咽喉、口腔等处也会产生麻木、肿胀等症状，一般不内服，多外用。

为降低或消除生半夏的毒副作用，保证临床用药安全，古人采用多种方法对生半夏进行炮制，如采用发酵法制成半夏曲，复制法制成清半夏、姜半夏、法半夏。经上述方法炮制后，生半夏在保存药效的同时，毒副作用大大降低。当前和今后我们要继续研究创新毒性中药的炮制工艺，探究其炮制原理，这也是中药炮制技术的一大任务。最终使得毒性中药能够得到更好更广泛的应用，从而造福人类健康。

任务二　发芽技术 📱微课20

一、概念

发芽技术是指将新鲜成熟种子或果实类药物，在一定的温度和湿度条件下，使其萌发幼芽的技术。

二、炮制目的

通过发芽，使药物的药效物质基础发生变化，改变原有的性能，产生新的功效，扩大用药品种。

三、炮制方法

1. 选种　选择新鲜、粒大、饱满、无病虫害、色泽鲜艳的种子或果实。

2. 浸泡　将净选后的种子或果实置于适量清水中浸泡一定时间。每日清水喷淋2～3次，使保持湿润。

吸水是种子萌发的第一步。吸水后种皮膨胀软化，氧气更易透过种皮进入，从而促进胚的呼吸，也使胚易于突破种皮；另外，凝胶状态的细胞质在水分进入后可转变为溶胶状态，使代谢加强，胚乳的贮藏物质可在一系列酶的作用下不断转化为可溶性物质，供幼小器官生长发育。

3. 发芽　将浸泡后的种子或果实置于能透气的漏水容器中，或置于已垫好竹席的地面上，用湿物盖严。

种子萌发是非常活跃的过程，旺盛的物质代谢和运输均需要氧的参与。所以发芽过程必须选择在氧气充足、通风良好的场所或容器内进行。种子萌发同时需要一系列酶的参与，所以也需要适宜的温度，一般以18～25℃为宜。

4. 干燥　经2～3天可萌发幼芽，待幼芽长到0.2～1cm时，取出，立即干燥。

三、注意事项

1. 应选用新鲜成熟的种子或果实，发芽前先测定其发芽率，要求发芽率在85%以上。

2. 发芽温度一般以18～25℃为佳。发芽过程中，要勤于检查和淋水，以保持所需温度和湿度，防止发热霉烂。

3. 种子的浸泡时间应依气候、环境而定，一般春、秋季宜浸泡4～6小时，冬季8小时，夏季4小时。

4. 发芽时先长须根而后生芽，注意辨别。以芽长0.2～1cm为宜，发芽过长影响药效。

麦芽
Maiya

【来源】本品为禾本科植物大麦 *Hordeum vulgare* L. 的成熟果实经发芽干燥的炮制加工品。

【采收加工】夏季采收成熟果实，晒干去皮壳，收集种子，贮藏。

【生产工艺】

1. 麦芽 取新鲜成熟饱满的净大麦，用清水浸泡至六七成透，捞出，置于能排水的容器内，以湿物盖好，每日淋清水 2~3 次，保持湿润。经约 5~7 天，待幼芽长至 0.5cm 时，取出，干燥即得。

2. 炒麦芽 取净麦芽，置预热好的炒制容器内，文火加热，不断翻动，炒至表面棕黄色，鼓起，并有香气逸出时，取出晾凉，筛去灰屑。

3. 焦麦芽 取净麦芽，置预热好的炒制容器内，中火加热，炒至有爆裂声，表面焦褐色，鼓起，并有焦香气逸出时，取出晾凉，筛去灰屑。

【工艺要点】

1. 严格按照操作规程操作。

2. 炒麦芽要求炒至表面棕黄色，鼓起，并有香气逸出。

3. 焦麦芽要求炒至表面焦褐色，有爆裂声，鼓起并有焦香气逸出。

【质量控制】麦芽产品质量控制指标见表 10-7，麦芽及其炮制品见图 10-3。

表 10-7 麦芽产品质量控制指标

品名	性状	检测项目
麦芽	呈梭形，长 8~12mm，直径 3~4mm。表面淡黄色背面为外稃包围，具 5 脉；腹面为内稃包围。腹面有 1 条纵沟，基部胚根处生出幼芽和须根，幼芽长披针状条形，长约 5mm。须根数条，纤细而弯曲。质硬，断面白色，粉性。气微，味微甘	水分 ≤13.0%；总灰分 ≤5.0%；出芽率 ≥85%；黄曲霉毒素 B_1 ≤5μg/kg，黄曲霉毒素 G2、G_1、B_2、B_1 总量 ≤10μg/kg
炒麦芽	本品形如麦芽，表面棕黄色，偶有焦斑。有香气，味微苦	水分 ≤12.0%；总灰分 ≤4.0%
焦麦芽	本品形如麦芽，表面焦褐色，有焦斑。有焦香气，味微苦	水分 ≤10.0%；总灰分 ≤4.0%

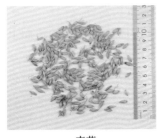 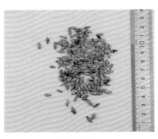 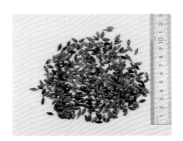

a.麦芽　　　　　　　　　b.炒麦芽　　　　　　　　　c.焦麦芽

图 10-3　麦芽及其炮制品

【炮制作用】麦芽炮制作用见表 10-8。

表 10-8　麦芽炮制作用

品名	性味归经	炮制作用
麦芽	甘、平。归脾、胃经	行气消食，健脾和胃，回乳消涨
炒麦芽	甘、平。归脾、胃经	行气消食回乳
焦麦芽	甘、平。归脾、胃经	消食化滞

【贮藏】置通风干燥处，防蛀。

👁 看一看10-2

发芽炮制研究

发芽过程中，酶活性根据发芽程度的不同而存在显著差异。长出胚芽的酶活性为 1：7~1：10，而无胚芽的酶活性为 1：3~1：5，乳酸含量也不尽相同，前者为 0.8%~1.0%，后者为 0.5%~0.75%。研究发现，芽也不能太长，太长则消耗其他成分多，纤维素含量高，药效则会降低，一般发芽以幼芽长 0.2~1cm 为宜。

谷芽
Guya

【来源】本品为禾本科植物粟 *Setaria italica*（L.）Beauv. 的成熟果实经发芽干燥的炮制加工品。

【采收加工】将成熟的果实采收后，去杂质，收集种子，及时干燥后贮藏。

【生产工艺】

1. 谷芽　取成熟饱满的净粟谷，用清水浸泡至六七成透，捞出，置于能排水容器内，以湿物覆盖，每日淋清水 1~2 次，保持湿润，待须根长至约 6mm 时，取出，干燥即得。

2. 炒谷芽　取净谷芽，置预热好的炒制容器内，文火加热，不断翻动，炒至表面深黄色，并有香气逸出时，取出晾凉，筛去灰屑。

3. 焦谷芽　取净谷芽，置预热好的炒制容器内，中火加热，炒至大部分爆裂，表面焦黄色，并有焦香气逸出时，取出晾凉，筛去灰屑。

【工艺要点】

1. 严格按照操作规程操作。

2. 炒谷芽要求炒至表面深黄色，并有香气逸出。

3. 焦谷芽要求炒至表面焦褐色，大部分爆裂，并有焦香气逸出。

【质量控制】谷芽产品质量控制指标见表 10-9，谷芽及其炮制品见图 10-4。

表 10-9　谷芽产品质量控制指标

品名	性状	检测项目
谷芽	呈类圆球形，直径约 2mm，顶端钝圆，基部略尖。外壳为革质的稃片，淡黄色，具点状皱纹，下端有初生的细须根，长约 3~6mm，剥去稃片，内含淡黄色或黄白色颖果 1 粒。气微，味微甘	水分≤14.0%；总灰分≤5.0%；酸不溶性灰分≤3.0%；出芽率≥85%
炒谷芽	本品形如谷芽，表面深黄色，有香气，味微苦	水分≤13.0%；总灰分≤4.0%；酸不溶性灰分≤2.0%
焦谷芽	本品形如谷芽，表面焦褐色，有焦香气	—

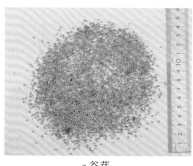 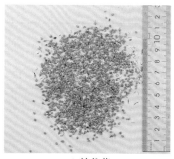

a.谷芽　　　　　　　　　　b.炒谷芽

图 10-4　谷芽及其炮制品

【炮制作用】谷芽炮制作用见表10-10。

表10-10　谷芽炮制作用

品名	性味归经	炮制作用
谷芽	甘、温。归脾、胃经	消食和中，健脾开胃
炒谷芽	甘、温。归脾、胃经	长于消食
焦谷芽	甘、温。归脾、胃经	善化积滞

【贮藏】置通风干燥处，防蛀。

大豆黄卷
Dadouhuangjuan

【来源】本品为禾本科植物大豆 *Glycine max*（L.）Merr. 的成熟种子经发芽干燥的炮制加工品。

【采收加工】秋季采收成熟果实，晒干，打下种子，除去杂质。

【生产工艺】

1. 大豆黄卷　取成熟饱满的净大豆，用清水浸泡6~8小时，至表面膨胀起皱，捞出，置于能排水容器内，上盖湿布，每日淋清水2~3次，保持湿润，待芽长至约0.5~1cm时，取出，干燥即得。

2. 制大豆黄卷　取淡竹叶、灯心草置于锅内，加适量清水煎煮两次（每次30~60分钟），滤过，去除残渣得药汁。将药汁与净大豆黄卷共置于锅内，文火加热，煮至药汁被吸尽，取出，干燥即得。

每100kg净大豆黄卷，用淡竹叶2kg、灯心草1kg。

3. 炒大豆黄卷　取净大豆黄卷，置预热好的炒制容器内，文火加热，炒至较原色稍深，取出晾凉，筛去灰屑。

【工艺要点】

1. 严格按照操作规程操作。

2. 炒大豆黄卷要求文火炒至较原色稍深即可。

【质量控制】大豆黄卷产品质量控制指标见表10-11。

表10-11　大豆黄卷产品质量控制指标

品名	性状	检测项目
大豆黄卷	略呈肾形，长约8mm，宽约6mm。表面黄色或黄棕色，微皱缩，一侧有明显的脐点；一端有1弯曲胚根。外皮质脆，多破裂或脱落。子叶2，黄色。气微，味淡，嚼之有豆腥味	水分≤11.0%；总灰分≤7.0%；大豆苷（$C_{21}H_{20}O_9$）和染料木苷（$C_{21}H_{20}O_{10}$）的总量≥0.080%
制大豆黄卷	本品形如大豆黄卷，少数胚根脱落，颜色较深。质坚韧，豆腥气较轻而微清香	—
炒大豆黄卷	本品形如大豆黄卷，大多数胚根脱落，颜色加深，偶见焦斑。质坚韧，略有香气	—

【炮制作用】大豆黄卷炮制作用见表10-12。

表10-12　大豆黄卷炮制作用

品名	性味归经	炮制作用
大豆黄卷	甘、平。归脾、胃、肺经	解表祛暑，清热利湿
制大豆黄卷	甘、平。归脾、胃、肺经	宣发作用减弱，长于清热利湿
炒大豆黄卷	甘、平。归脾、胃、肺经	清解表邪作用弱，长于利湿舒筋，兼益脾胃

【贮藏】置通风干燥处，防蛀。

? 想一想

发芽技术的操作要点？

答案解析

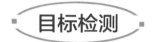

答案解析

一、选择题

A 型题（最佳选择题）

1. 采用发酵法炮制药物时，适宜的温度和相对湿度分别是（　　）
   A. 15～20℃，45%～55%　　　　　　　B. 18～25℃，65%～75%
   C. 30～37℃，70%～80%　　　　　　　D. 30～37℃，65%～75%
   E. 18～25℃，70%～80%

2. 发芽时，最适宜的温度一般是（　　）
   A. 15～20℃　　　　　B. 18～25℃　　　　　C. 20～25℃
   D. 25～28℃　　　　　E. 28～35℃

3. 淡豆豉的炮制属于（　　）
   A. 蒸制　　　　　B. 煮制　　　　　C. 发芽
   D. 发酵　　　　　E. 制霜

4. 半夏曲经过麸炒后（　　）
   A. 降逆止呕力胜　　　　　B. 健胃消食力胜　　　　　C. 健脾温胃力胜
   D. 解表除烦力胜　　　　　E. 燥湿化痰力胜

5. 发芽时，以芽长（　　）为宜
   A. 0.1～0.2cm　　　　　B. 0.2～0.5cm　　　　　C. 0.2～1.0cm
   　　D. 0.5～1.0cm　　　　　E. 1.0～1.5cm

B 型题（配伍选择题）
   A. 六神曲　　　　　B. 炒神曲　　　　　C. 焦神曲

6. 具香气，长于醒脾和胃的是（　　）

7. 长于消食化积的是（　　）

8. 健脾开胃，并有发散作用的是（　　）

X 型题（多项选择题）

9. 发酵法制备药物需要的条件包括（　　）
   A. 菌种　　　　　B. 培养基　　　　　C. 温度
   D. 湿度　　　　　E. pH 值

10. 发酵品的质量要求包括以下（　　）
   A. 曲块表面霉衣黄白色　　　B. 内都有斑点　　　C. 有酵香气味
   D. 内部有黑点　　　E. 不应出现黑色、霉味及酸败味

二、综合问答题

1. 简述发酵品的质量要求。

2. 简述发酵技术和发芽技术的注意事项。

实训项目十一　发酵发芽技术

【实训目的】

1. 掌握发酵、发芽的生产工艺、质量标准及辅料的处理。

2. 熟悉发酵、发芽所需环境条件。

3. 了解发酵、发芽的炮制目的。

【实训器材】

1. 实训设备　电炉、锅具、筛子、竹匾、瓷盆、瓷盘、模具、木箱。

2. 实训材料　苦杏仁、赤小豆、鲜青蒿、鲜苍耳草、鲜辣蓼、大麦、面粉、桑叶、青蒿、麦麸、荷麻叶。

【实训内容】

一、发酵技术－六神曲

（一）操作步骤和方法

1. 准备　取面粉40g，麦麸60g，苦杏仁4g，赤小豆4g，鲜青蒿、鲜苍耳草、鲜辣蓼各7g。将苦杏仁和赤小豆碾成粉末与面粉、麦麸混匀，再将鲜青蒿等用适量水煎汤（占原料量25%～30%），将煎液陆续加入面粉中，揉搓成粗颗粒状备用。

2. 发酵　将备用药料置于模具中，压成扁平方块（33cm×20cm×6.6cm），再用荷麻叶包严，放置木箱内，按品字形堆放，块间留空隙，上面用鲜青蒿覆盖。在温度30～37℃，相对湿度70%～80%，经4～6天即能发酵，待表面全部生出黄白色霉衣时，取出，去除荷麻叶，切成小方块，干燥。

（二）炮制程度和质量要求

炮制后饮片质量应符合《中国药典》及《中药饮片质量标准通则（试行）》的规定。

六神曲：呈立方形小块，表面灰黄色，粗糙，质脆易断，微有发酵香气。

（三）操作要点

1. 发酵前原料要进行杀菌、杀虫处理，以免影响发酵质量。

2. 发酵过程不得中断或停顿，应一次性完成。

3. 适宜的温度和湿度是发酵的前提条件。

二、发芽技术－麦芽

（一）操作步骤和方法

1. 准备　取新鲜成熟饱满的大麦，净选后备用。

2. 发酵　取备用净大麦，用清水浸泡至六七成透，捞出，置于能排水的容器内，覆盖湿物，每日淋水2～3次，保持适宜的温湿度，经5～7天，待幼芽长约0.5cm时，取出，晒干或低温干燥。

（二）炮制程度和质量要求

炮制后饮片质量应符合《中国药典》及《中药饮片质量标准通则（试行）》的规定。

麦芽：呈梭形，长8～12mm，直径3～4mm。表面淡黄色背面为外稃包围，具5脉；腹面为内稃包围。腹面有 1 条纵沟，基部胚根处生出幼芽和须根，幼芽长披针状条形，长约 5mm。须根数条，纤细而弯曲。质硬，断面白色，粉性。气微，味微甘。

（三）操作要点

1. 应选用新鲜成熟的种子或果实，发芽前先测定其发芽率，要求发芽率在 85% 以上。

2. 发芽温度一般以 18～25℃ 为佳。发芽过程中，要勤于检查和淋水，以保持所需温度和湿度，防止发热霉烂。

3. 种子的浸泡时间应依气候、环境而定，一般春、秋季宜浸泡 4～6 小时，冬季 8 小时，夏季 4 小时。

4. 发芽以幼芽长 0.2～1cm 为宜，发芽过长影响药效。

书网融合……

重点回顾　　　微课 20　　　习题

项目十一　制霜技术

PPT

📖 **导学情景**

情景描述： 有位六十多岁的老太太，常年患腹痛溏泻之病。多方治疗，不见好转。后请李时珍治疗。李时珍把脉发现脉象沉滑，断定是"脾胃久伤，冷积凝滞"之症。令人目瞪口呆的是李时珍开出的药方居然是让病人服用巴豆丸。在人们的观念中，巴豆是一味辛热而且有大毒的泻药，历代本草书都说要慎用。没想到服药后，病人连续两天没有腹泻，气色也一天比一天好，慢慢的油腻和瓜果蔬菜也可以自由食用了，最后奇迹般地痊愈了。

情景分析： 生巴豆有大毒，仅供外用，用于疥癣、恶疮等，经炮制后毒性降低，具有峻下冷积、逐水退肿、豁痰利咽的功效。

讨论： 生巴豆有大毒，仅供外用，要使其产生峻下冷积、逐水退肿、豁痰利咽的功效，必须经过一系列炮制加工，具体要怎样操作呢？

学前导语： 去油制霜是将药物通过去油后制成松散粉末的操作技术，是制霜常见的方法之一。

制霜技术是将药物通过去油、渗析、升华、煎煮等方法加工后制作成为松散粉末或细小结晶的操作方法。根据操作过程和原理的不同，可分为去油制霜技术、渗析制霜技术、升华制霜技术和煎煮制霜技术等。

任务一　去油制霜技术

药物经过加热去除部分油脂制成松散粉末的方法称为去油制霜技术。

一、炮制目的

1. 降低毒性，缓和药性 药物去油制霜后油脂性成分减少，可降低毒性，缓和泻下作用，保证临床用药安全有效，如巴豆。

2. 降低不良反应 如柏子仁具有致呕吐和滑肠等不良反应，不适合体虚便溏患者。制霜后用于心神不宁、失眠健忘，可降低滑肠的副作用。

二、炮制方法

去油制霜一般将原药材除去外壳和种皮后捣烂成泥状，用吸油纸或布包裹，加热后压榨，反复换纸，吸去油脂至松散成粉，不再黏结即可。

三、注意事项

1. 药物加热后更易渗出油脂，故需加热并趁热去油。
2. 通过勤换吸油纸可提高吸油速度，缩短炮制时间。
3. 有毒药物去油后用过的布或纸要及时烧毁，用的器具应清洗干净，防止中毒。

巴豆
Badou

【来源】本品为大戟科植物巴豆 *Croton tiglium* L. 的干燥成熟果实。

【采收加工】秋季果实成熟时采收，堆置 2~3 天，摊开，干燥。

【生产工艺】

1. 生巴豆 去皮取净仁。

2. 巴豆霜 取巴豆仁，碾碎如泥，经微热，压榨除去大部分油脂，含油量符合要求后，取残渣研制成符合规定的松散粉末，或取仁碾细后测量脂肪油含量，加适量的淀粉，使脂肪油含量符合规定，混匀，即得。

巴豆霜含脂肪油应为 18.0%~20.0%。

【工艺要点】

1. 严格按照操作规程操作。

2. 生巴豆有大毒，为防止中毒，操作时应戴手套和口罩防护，工作结束时，要用冷水洗涤裸露部位，用过的布或纸及时烧毁，以免误用中毒。

3. 巴豆霜要粒度均匀、松散，为淡黄色粉末。

【质量控制】巴豆产品质量控制指标见表 11-1，巴豆见图 11-1。

表 11-1 巴豆产品质量控制指标

品名	性状	检测项目
巴豆	略扁的椭圆形，表面黄白色或黄棕色，平滑有光泽。一端有小点状的种脐及种阜的疤痕，另端有微凹的合点，种仁黄白色，种皮较脆，富油性无臭，味辛辣	水分≤12.0%；总灰分≤5.0%；脂肪油≥22.0%；巴豆苷（$C_{10}H_{13}N_5O_5$）≥0.80%
巴豆霜	粒度均匀松散的粉末，淡黄色，显油性，味辛辣	水分≤12.0%；总灰分≤7.0%；脂肪油应为18.0%~20.0%；巴豆苷（$C_{10}H_{13}N_5O_5$）≥0.80%

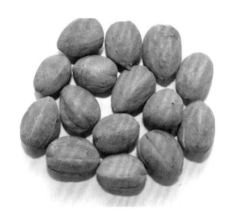

图 11 -1　巴豆

【炮制作用】巴豆炮制作用见表 11 -2。

表 11 -2　巴豆炮制作用

品名	性味归经	炮制作用
生巴豆	辛、热，有大毒，归胃、大肠经	外用蚀疮，用于恶疮疥癣
巴豆霜	辛、热，有大毒，归胃、大肠经	峻下积滞，逐水消肿，豁痰利咽；外用蚀疮。多入丸散内服用于寒积便秘，乳食停滞，下腹水肿，二便不通，喉风喉痹等；外治痈肿脓成不溃，疥癣恶疮，疣痣

【贮藏】置阴凉干燥处。

👁 看一看

巴豆炮制研究

　　巴豆中的巴豆油分解后产生的巴豆油酸及所含的少量油脂，能刺激肠蠕动，引起剧烈腹泻，外用可引起皮肤发红、发泡甚至坏死，口服半滴至一滴即能产生口腔、咽及胃灼热感，服用 20 滴即可致死，通过加热去油制霜后，巴豆油含量下降，巴豆毒素凝固变性，从而达到降低毒性和缓和泻下作用的目的。

柏子仁
Baiziren

【来源】本品为柏科植物侧柏 *Platycladus orientalis*（L.）Franco 的干燥成熟种仁。

【采收加工】秋、冬二季采收成熟种子，晒干，除去种皮，收集种仁。

【生产工艺】

1. 柏子仁　取原药材，除去杂质和残留的种皮。

2. 炒柏子仁　取净柏子仁，置锅中，用文火加热，炒至油黄色，有香气逸出为度，取出放凉。

3. 柏子仁霜　取净柏子仁，碾碎如泥，经微热，压榨除去大部分油脂，含油量符合要求后，取残渣研制成符合规定的松散粉末。

【工艺要点】

1. 严格按照操作规程操作。

2. 柏子仁霜要粒度均匀、松散，为淡黄色粉末。

【质量控制】柏子仁产品质量控制指标见表 11 -3，柏子仁如图 11 -2 所示。

表 11 -3　柏子仁产品质量控制指标

品名	性状	检测项目
柏子仁	长椭圆形或长卵圆形，顶端略尖，基部钝圆，表面黄白色或淡黄棕色，质软，富油性。气微香、味淡	酸值≤40.0；羰基值≤30.0；过氧化值≤0.26；黄曲霉毒素 B_1 ≤5μg/kg，B_1、B_2、G_1、G_2 合计≤10μg/kg；水分≤6.0%
炒柏子仁	表面油黄色，偶见焦斑，有香气	—
柏子仁霜	粒度均匀松散的粉末，淡黄色，微显油性，气微香	同柏子仁

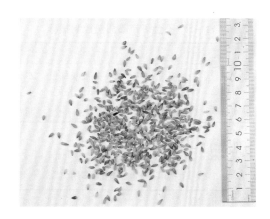

图 11 -2　柏子仁

【炮制作用】柏子仁炮制作用见表 11 -4。

表 11 -4　柏子仁炮制作用

品名	性味归经	炮制作用
柏子仁	甘、平，归心、肾、大肠经	生品长于润肠通便，养心安神，多用于肠燥便秘
炒柏子仁	甘、平，归心、肾、大肠经	炒后有焦香气，药性缓和，消除了致呕吐的副作用
柏子仁霜	甘、平，归心、肾、大肠经	制霜后可消除呕吐和滑肠致泻等副作用，多用于心神不安、虚烦失眠的脾虚患者

【贮藏】置阴凉干燥处，防热，防蛀。

✎ 练一练

柏子仁制霜的主要目的是（　　）

A. 有效成分含量升高　　　　B. 有效成分含量降低　　　　C. 消除副作用
D. 提高润肠效果　　　　E. 提高脂肪油含量

答案解析

千金子

Qianjinzi

【来源】本品为大戟科植物续随子 *Euphorbia lathyris* L. 的干燥成熟种子。

【采收加工】夏、秋二季果实成熟时采收，除去杂质，干燥。

【生产工艺】

1. 千金子　除去杂质，筛去泥沙，洗净，捞出，干燥，用时打碎。

2. 千金子霜　取千金子，去皮取净仁，碾碎如泥，经微热，压榨除去大部分油脂，含油量符合要求后，取残渣研制成符合规定的松散粉末。

千金子霜含脂肪油应为 18.0% ~20.0%。

【工艺要点】

1. 严格按照操作规程操作。

2. 千金子霜要粒度均匀、松散，为淡黄色粉末。

3. 生千金子有毒，为防止中毒，操作时应戴手套和口罩防护，工作结束时，要用冷水洗涤裸露部位，用过的布或纸及时烧毁，以免误用中毒。

【质量控制】千金子产品质量控制指标见表 11 - 5。

表 11 - 5 千金子产品质量控制指标

品名	性状	检测项目
千金子	椭圆形或倒卵形，有网状皱纹，一侧有纵沟状种脊，外皮灰棕色或灰褐色，种仁白色或黄白色。种皮薄脆，富油性。气微、味辛	水分≤7.0%；脂肪油≥35.0%；千金子甾醇（$C_{32}H_{40}O_8$）≥0.35%
千金子霜	粒度均匀松散的粉末，淡黄色，微显油性，味辛辣	脂肪油应为 18.0% ~20.0%

【炮制作用】千金子炮制作用见表 11 - 6。

表 11 - 6 千金子炮制作用

品名	性味归经	炮制作用
千金子	辛、温、有毒，归肝、肾、大肠经	泻下逐水，破血消癥；外用疗癣蚀疣。毒性较大，多外用，用于顽癣，疣赘
千金子霜	辛、温；有毒。归肝、肾、大肠经	炮制后能缓和泻下作用，并降低毒性，多入丸散内服，用于水肿胀满，积聚癥块，诸疮肿毒

【贮藏】置阴凉干燥处，防蛀。

瓜蒌子

Gualouzi

【来源】本品为葫芦科植物栝楼 *Trichosanthes kirilowii* Maxim. 或双边栝楼 *Trichosanthes rosthornii* Harms 的干燥成熟种子。

【采收加工】秋季果实成熟时，采摘后，剖开，取出种子，洗净，晒干。

【生产工艺】

1. 瓜蒌子 除去杂质和干瘪的种子，洗净，晒干。用时捣碎。

2. 炒瓜蒌子 取瓜蒌子，置炒制容器内，用文火炒至微鼓起，取出，放凉。

3. 瓜蒌子霜 取净瓜蒌子去壳取仁，碾成泥状，用吸油纸或布包严，加热并压去油脂，不断换纸，至纸上不再出现油痕时，碾细，过筛。

【工艺要点】

1. 严格按照操作规程操作。

2. 瓜蒌子霜要粒度均匀、松散，为黄白色粉末。

【质量控制】瓜蒌子产品质量控制指标见表 11 - 7，瓜蒌子见图 11 - 3。

表 11 - 7 瓜蒌子产品质量控制指标

品名	性状	检测项目
瓜蒌子	扁平椭圆形，表面浅棕色至棕褐色，内种皮灰绿色，种仁黄白色，富油性，气微、味淡	水分≤10.0%；总灰分≤3.0%；浸出物≥4.0%；3,29 - 二苯甲酰基栝楼仁三醇（$C_{44}H_{58}O_5$）≥0.080%

续表

品名	性状	检测项目
炒瓜蒌子	扁平椭圆形，带焦斑，富油性，略焦香，味淡	水分≤10.0%；总灰分≤5.0%；3,29-二苯甲酰基栝楼仁三醇（$C_{44}H_{58}O_5$）≥0.060%
瓜蒌子霜	粒度均匀松散的粉末，黄白色，微显油性，气微、味淡	—

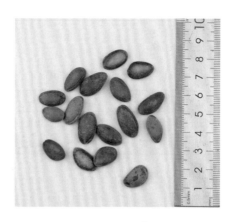

图 11 - 3　瓜蒌子

【炮制作用】瓜蒌子炮制作用见表 11 - 8。

表 11 - 8　瓜蒌子炮制作用

品名	性味归经	炮制作用
瓜蒌子	甘，寒，归肺、胃、大肠经	能润肺化痰，润肠通便，用于燥咳痰黏，肠燥便秘
炒瓜蒌子	甘，寒，归肺、胃、大肠经	寒性得以缓和，善于理肺化痰，用于痰浊咳嗽
瓜蒌子霜	甘，寒，归肺、胃、大肠经	寒性得以缓和，润肠作用显著减弱，适用于脾虚患者

【贮藏】密闭，置阴凉干燥处，防霉，防蛀。

木鳖子

Mubiezi

【来源】本品为葫芦科植物木鳖 *Momordica cochinchinensis*（Lour.）Spreng. 的干燥成熟种子。

【采收加工】冬季采收成熟果实，剖开，晒至半干，除去果肉，取出种子，干燥。

【生产工艺】

1. 木鳖子　取原药材，除去杂质，用时去壳取仁，用时捣碎。

2. 木鳖子霜　取净木鳖子仁，炒热，研末，用纸包裹，加压去油。如此反复数次，至药物松散不再黏结成饼，碾细即可。

【工艺要点】

1. 严格按照操作规程操作。

2. 木鳖子霜要粒度均匀、松散，为白色或灰白色粉末。

3. 生木鳖子有毒，为防止中毒，操作时应戴手套和口罩防护，工作结束时，要用冷水洗涤裸露部位，用过的布或纸及时烧毁，以免误用中毒。

【质量控制】木鳖子产品质量控制指标见表 11 - 9。

表 11 – 9　木鳖子产品质量控制指标

品名	性状	检测项目
木鳖子	扁平圆板状，有网状花纹，周边有纵棱突起，表面灰棕色至黑褐色，果仁黄白色，富油性，有特殊油腻气，味苦	丝石竹皂苷元 $3-O-\beta-D-$ 葡萄糖醛酸甲酯（$C_{37}H_{56}O_{10}$）≥0.25%
木鳖子霜	粒度均匀松散的粉末，白色或灰白色，微显油性，味苦	丝石竹皂苷元 $3-O-\beta-D-$ 葡萄糖醛酸甲酯（$C_{37}H_{56}O_{10}$）≥0.40%

【炮制作用】木鳖子炮制作用见表 11 – 10。

表 11 – 10　木鳖子炮制作用

品名	性味归经	炮制作用
木鳖子	苦、微甘、凉，有毒，归肝、脾、胃经	能散结消肿，攻毒疗疮，生品有毒，多外用于疮疡肿痛
木鳖子霜	苦、微甘、凉，有毒，归肝、脾、胃经	毒性降低，多入丸散内服，用于筋骨疼痛，脚气水肿，瘰疬

【贮藏】置干燥处。

任务二　渗析制霜技术

药物与物料经过加工析出细小结晶的方法，称为渗析制霜技术。

一、炮制目的

制造新药，增强疗效。如西瓜和芒硝制成西瓜霜，二者起协同作用增强药物清热泻火的功效。

二、炮制方法

渗析制霜是将物料按照比例放入沙罐内，经过长时间放置，部分物料从沙罐内渗出，待沙罐外形成白霜时，随时刮下收集，至无白霜析出为度。

三、注意事项

容器主要为无釉的黄沙罐或瓦罐，需要放在阴凉通风处，析出的霜需要及时收集。

西瓜霜
Xiguashuang

【来源】本品为葫芦科植物西瓜 *Citrullus lanatus*（Thunb.）Matsumu. et Nakai 的新鲜果实与皮硝经加工制成。

【采收加工】果实成熟时采收。

【生产工艺】

1. 西瓜析霜　取新鲜西瓜，沿蒂头切一厚片作顶盖，挖出部分瓜瓤，将皮硝填入瓜内，盖上顶盖，用竹签插牢，用碗或碟托住，悬挂于阴凉通风处，待西瓜表面析出白霜时，随时刮下，直至无白霜析出为止，晾干。

2. 瓦罐析霜　新鲜西瓜切碎，放入不带釉的瓦罐内，一层西瓜一层皮硝，将口封严，挂于阴凉通风处，待瓦罐外面有白霜析出，随析随收集，至无结晶析出为止。

每 100kg 西瓜，用芒硝 15kg。

【工艺要点】

1. 严格按照操作规程操作。

2. 西瓜霜要粒度均匀、松散，为类白色至黄白色结晶性粉末。

【质量控制】西瓜霜产品质量控制指标见表11-11，西瓜霜如图11-4所示。

表11-11　西瓜霜产品质量控制指标

品名	性状	检测项目
西瓜霜	类白色至黄白色结晶性粉末，气微，味咸	硫酸钠（Na_2SO_4）≥90.0%；重金属含量及砷含量≤10mg/kg

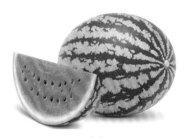
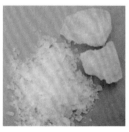
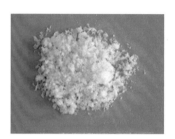

a.西瓜　　　　　　　　　　b.芒硝　　　　　　　　　　c.西瓜霜

图11-4　西瓜霜

【炮制作用】西瓜霜炮制作用见表11-12。

表11-12　西瓜霜炮制作用

品名	性味归经	炮制作用
西瓜霜	咸、寒，归肺、胃、大肠经	具有清热泻火，消肿止痛的功效

【贮藏】密封，置干燥处。

任务三　升华制霜技术

药物经过高温加工处理，升华成结晶或粉末的方法，称为升华制霜技术。

一、炮制目的

升华制霜的目的是纯净药物，如信石通过升华，具有升华性的成分和其他物质分离，得到单一成分的砒霜。

二、炮制方法

将物料置锅内，上置一口径较小的锅，两锅接口处先用湿草纸再用盐泥封固，上压重物，盖锅上贴一白纸条或放几粒大米，用武火加热，煅至白纸或大米成老黄色时，凉后收集盖锅上的结晶。

三、注意事项

1. 制霜的过程中应特别注意，防止中毒。

2. 制霜后的残留废弃物应当妥善处理，防止污染环境。

信石

Xinshi

【来源】本品为天然产矿物砷华 *Arsenolitum* 或由硫化物类矿物毒砂 *Arsenopyritum* 或雄黄 *Realgar* 经加工升华制成。商品有红信石和白信石两种。

【采收加工】全年均可采挖，采得后，除尽杂质。

【生产工艺】

1. 信石 取原药材，除去杂质。

2. 砒霜 取净信石，置煅锅内，上盖一个口径较小的锅，两锅接合处用盐泥封固，上压重物，盖锅底上贴一白纸条或几粒大米，用文武火加热煅至白纸或大米成老黄色，离火待凉后，收集盖锅上的结晶。

【工艺要点】

1. 严格按照操作规程操作。

2. 砒霜有大毒，为防止中毒，操作时应戴手套和口罩防护。

【质量控制】信石及砒霜产品质量控制指标见表 11-13，信石及砒霜见图 11-5。

表 11-13 信石产品质量控制指标

品名	性状	检测项目
信石	不规则碎块断面白、灰、黄、红、肉红等颜色，绢丝样光泽质脆，敲打易碎，气无	—
砒霜	白色结晶或粉末，粉性，气无	—

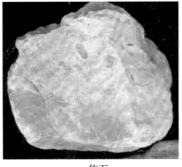
a.信石

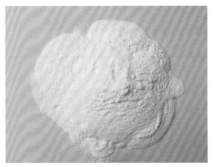
b.砒霜

图 11-5 信石及砒霜

【炮制作用】信石炮制作用见表 11-14。

表 11-14 信石炮制作用

品名	性味归经	炮制作用
信石	酸、辛、大热，有大毒，归脾、肺、胃、大肠经	具有祛痰、截疟、杀虫、蚀腐肉的功能
砒霜	酸、辛、大热，有大毒，归脾、肺、胃、大肠经	制霜后毒性更强，但药物更加纯净，更易控制用量

【贮藏】置干燥处。专人专柜保管。

❤ 药爱生命

砒霜是传统毒性中药，使用历史悠久，可用于治疗多种疾病，但因其毒性大、业界使用范围有限。直到 20 世纪 70 年代，经过精心炮制的纯净砒霜（三氧化二砷），在中国医生张亭栋和王振义手里变成了治疗急性早幼粒细胞白血病的良药，治愈率可达 90%。他们的工作在国际上得到了验证和推广，拯救了众多患者的生命。中药工作者要学习他们大无畏的探索精神，不断优化中药炮制工艺，为临床提供更多优质中药。

任务四　煎煮制霜技术

将药物经过长时间煎煮，获得粉渣的方法，称为煎煮制霜技术。

一、炮制目的

1. 提高利用率　药渣跟所熬制的胶功效类似，常可以进一步利用，综合利用资源。

2. 改变药性　胶质和药渣成分不同，药性缓和，功效又略有区别。

二、炮制方法

药物经过多次长时间煎熬后所剩下的粉渣，如熬胶后的鹿角收集晒干，然后研碎过筛得到松散粉末。

鹿角霜
Lujiaoshuang

【来源】为鹿科动物马鹿 *Cervus elaphus* Linnaeus 或梅花鹿 *Cervus nippon* Temminck 已骨化的角或锯茸后翌年春季脱落的角基，去胶质的角块。

【采收加工】多于春季拾取，除去泥沙，风干。

【生产工艺】

1. 鹿角　取原药材，温水浸泡，除去血水，蒸热镑片，干燥。

2. 鹿角霜　取熬去胶后的鹿角骨块，除去杂质，干燥，用时捣碎。

【工艺要点】严格按照操作规程操作。

【质量控制】鹿角霜产品质量控制指标见表 11-15，鹿角霜见图 11-6。

表 11-15　鹿角霜产品质量控制指标

品名	性状	检测项目
鹿角	圆形或椭圆形薄片，外层灰黄或灰褐，内层灰白或淡灰褐色体轻，质脆气微，味微咸	浸出物≥17.0%
鹿角霜	不规则的碎块或颗粒状，大小不一，外层白色或灰白色，内层灰褐色或灰黄色。体轻，质酥，外层碎块较致密，内层碎块有蜂窝状小孔，气微，味淡	水分≤8.0%

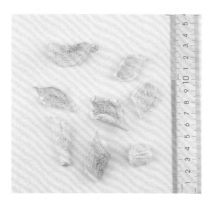

图 11-6　鹿角霜

【炮制作用】鹿角霜炮制作用见表11－16。

表11－16 鹿角霜炮制作用

品名	性味归经	炮制作用
鹿角	咸，温，归肝、肾经	具温肾阳，强筋骨，行血消肿的功能，用于阳痿遗精，腰背冷痛，阴疽疮疡，乳痈初起
鹿角霜	咸、涩，温，归肝、肾经	具有温肾助阳、收敛止血的功能，多用于脾肾阳虚，白带过多，尿频，遗尿，崩漏下血，疮疡不敛

【贮藏】置干燥处。

❓ **想一想**

鹿的全身都是宝，请问药典收载与鹿相关的品种有哪些？

答案解析

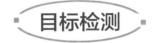

目标检测

答案解析

一、选择题

A 型题（最佳选择题）

1. 下列药物炮制不是用去油制霜技术的是（ ）

 A. 巴豆　　　　　　　B. 柏子仁　　　　　　C. 鹿角霜

 D. 木鳖子　　　　　　E. 千金子

2. 炮制后能增强疗效的药物是（ ）

 A. 巴豆霜　　　　　　B. 千金子霜　　　　　C. 西瓜霜

 D. 柏子仁霜　　　　　E. 瓜蒌子霜

3. 下列不是巴豆霜炮制作用的是（ ）

 A. 降低毒性　　　　　B. 缓和泻下作用　　　C. 用于寒积便秘

 D. 用于恶疮疥癣　　　E. 用于乳食内停

B 型题（配伍选择题）

 A. 玄明粉　　　　　　B. 信石　　　　　　　C. 西瓜霜

 D. 柏子仁霜　　　　　E. 鹿角霜

4. 用去油制霜法炮制的药物是（ ）

5. 用渗析制霜法炮制的药物是（ ）

6. 用升华制霜法炮制的药物是（ ）

7. 用煎煮制霜法炮制的药物是（ ）

8. 用提净法炮制的药物是（ ）

X 型题（多项选择题）

9. 制霜法分为（ ）

 A. 去油制霜法　　　　B. 渗析制霜法　　　　C. 升华制霜法

 D. 煎煮制霜法　　　　E. 提净制霜法

10. 下列药物属于去油制霜的是（ ）

    A. 巴豆　　　　　　B. 信石　　　　　　C. 柏子仁

    D. 西瓜霜　　　　　E. 瓜蒌

二、综合问答题

1. 制霜技术的炮制方法主要有哪些？

2. 西瓜霜的制法、功效是什么？

书网融合……

📑重点回顾　　　📖习题

项目十二　复制技术

微课 21

PPT

<table>
<tr><td rowspan="9">学习目标</td></tr>
</table>

知识目标：

1. 掌握　复制技术的炮制目的、注意事项；半夏、天南星、白附子的炮制方法及操作要领。

2. 熟悉　各炮制成品的性状特征及质量控制指标。

3. 了解　各炮制成品的来源、采收加工。

技能目标：

1. 能对根据不同的药材选择合适的辅料种类、用量和操作工艺流程。

2. 能使用相关的设备进行复制技术的生产操作。

3. 能判断复制技术炮制品的性状标准。

素质目标：

树立严谨细致、精益求精的工匠精神。

导学情景

情景描述： 北宋有孔文仲、武仲、平仲三兄弟，临江新喻（今江西新余）人，诗文俱佳、名气很大，被人称为"三孔"。有一次，哥哥孔武仲从千里之外给弟弟孔平仲寄了一包齐州所产的半夏，收到后，平仲的几个孩子误认为是没有毒性可以吃的法制半夏（宋朝时，有用半夏制作的一种属于风味小吃的疗效食品，经用陈皮、降香、草豆蔻、生姜等依法炮制后，消除了半夏的毒性而供食用，细嚼后口觉甘香，能开胃健脾，燥湿化痰），相互争食时大儿占、次女抢、小儿要，须臾他们便"被辛螫""手扪舌""啼噪满中堂"，之后，平仲赶忙用生姜为他们解毒，孩子们才逐渐恢复正常。

情景分析： 生半夏有毒，多外用，以消肿止痛为主，制成姜半夏后毒性降低，具有温中化痰，降逆止呕的功效。

讨论： 生半夏有毒，多外用于消肿止痛，制后其毒性降低，治疗多种痰症，半夏具体是怎样炮制的呢？

学前导语： 半夏是常用的有毒中药。如何减毒增效，扩大用药品种，让我们开启本项目的学习之旅，了解神奇的半夏吧。

一、复制技术的概念

复制技术是将药物加入一种或多种辅料，按规定操作程序，采用浸、泡、漂、蒸、煮等数法共用反复炮制的方法。

二、复制技术的分类

唐代某些药物就有了复制的方法，部分药物历代至今有几十种复制的方法，现在的复制法较传统均有所改变，并有地方特点，复制法的操作方法和辅料视具体药物而定，不统一。

三、复制技术的工具和设备

传统手工复制法的工具主要有缸、石磨、杵、切刀、削刀、锅具、竹匾、筛子、簸箕等，现代机械有去皮机、切药机、粉碎机、炒药机、搅拌机、烘干机等。

四、炮制目的

1. 降低或消除药物的毒性 如半夏、天南星、白附子用辅料制后均可降低毒性。

2. 改变药性 如天南星，用胆汁制后，其性味由辛温变为苦凉，其作用亦发生了变化。

3. 增强疗效 如白附子，用鲜姜、白矾制后，增强了祛风逐痰的功效。

4. 矫臭解腥 如紫河车，用酒制后除去了腥臭气味，便于服用。

五、炮制方法

一般将净选后的药物置一定容器内，加入一种或数种辅料，采用浸、泡、漂或蒸、煮，或数法共用，反复炮制至规定的质量要求为度。复制法目前主要用于一些有毒中药的炮制。

六、注意事项

1. 药物用水浸漂时，每天注意换水，若气温较高，换水后加入一定量的白矾防腐，复制时间最好选择在春、秋季节。

2. 药物加辅料浸泡时，一般每天搅拌 1~2 次，使辅料与药物充分作用。

3. 为防止腐烂，复制地点宜选择在阴凉处。

4. 如要加热处理，火力要均匀，水量要多，以免糊汤。

5. 注意各种辅料的种类、用量及复制法的炮制顺序。

❤ 药爱生命

天南星科中药半夏、天南星、白附子生用均有毒，其中毒表现初期可致咽喉烧灼感，口舌麻木，舌强流涎，咽颊充血、张口困难，口腔糜烂等，继则中枢神经受到影响，出现头昏心慌，四肢麻木，甚至昏迷窒息，呼吸停止。皮肤接触中毒可致瘙痒肿胀。

中毒救治：首先选择及时送医；其次可配合中药解毒：①姜汁 10ml 即服，以后每 4 小时服姜汁 5ml 内服或含漱。②生姜 30g、防风 60g、甘草 15g 煎水，先含漱一半内服一半。③白矾 6g，研末，开水调服。

毒性中药只有经医生处方，才可治疗疾病。护佑健康，珍爱生命，需要我们向全社会普及科学合理用药的知识。

半夏

Banxia

【来源】为天南星科植物半夏 *Pinellia ternata*（Thunb.）Breit. 的干燥块茎。

【采收加工】夏、秋二季采挖，洗净，除去外皮及须根，晒干。

【生产工艺】

1. 生半夏 取原药材，除去杂质，洗净，干燥，用时捣碎。

2. 清半夏 取净半夏大小分开，用 8% 白矾溶液浸泡或煮至内无干心，口尝微有麻舌感，取出，洗净，切厚片，干燥。

每 100kg 净半夏，煮法用白矾 12.5kg，浸泡法用白矾 20kg。

3. 姜半夏　取净半夏，大小分开，用水浸泡至内无干心时，取出；另取生姜切片煎汤，加白矾与半夏共煮透，取出，晾干，或晾至半干，干燥；或切薄片，干燥。

每 100kg 净半夏，用生姜 25kg、白矾 12.5kg。

4. 法半夏　取半夏，大小分开，用水浸泡至内无干心，取出；另取甘草适量，加水煎煮二次，合并煎液，倒入用适量水制成的石灰液中，搅匀，加入上述已浸透的半夏，浸泡，每日搅拌 1~2 次，并保持浸液 pH 值 12 以上，至剖面黄色均匀，口尝微有麻舌感时，取出，洗净，阴干或烘干，即得。

每 100kg 净半夏，用甘草 15kg、生石灰 10kg。

【工艺要点】

1. 严格按照操作规程操作。

2. 生石灰的用量以保持浸液 pH 值 12 以上为度。

3. 半夏要严格分档，所用白帆、甘草均需符合饮片标准。

【质量控制】半夏产品质量控制指标见表 12-1，半夏及其炮制品见图 12-1。

表 12-1　半夏产品质量控制指标

品名	性状	检测项目
半夏	类球形，有的稍偏斜，顶端有凹陷的茎痕，下面钝圆，表面类白色或浅黄色，质坚实，富粉性，气微，味辛辣、麻舌而刺喉	水分 $\leq$ 13.0%；总灰分 $\leq$ 4.0%；水溶性浸出物 $\geq$ 7.5%
清半夏	椭圆形，类圆形或不规则片状，切面淡灰色至灰白色或黄白色至黄棕色，质脆，易折断。气微，味微涩，微有麻舌感	水分 $\leq$ 13.0%；总灰分 $\leq$ 4.5%；含水硫酸铝钾〔$KAl(SO_4)_2 \cdot 12H_2O$〕$\leq$ 10%；水溶性浸出物 $\geq$ 7.0%
姜半夏	片状，不规则颗粒状或类球形，表面棕色至棕褐色，断面淡黄棕色，常具角质样光泽，质硬脆，气微香，味淡，微有麻舌感，嚼之略粘牙	水分 $\leq$ 13.0%；总灰分 $\leq$ 7.5%；含水硫酸铝钾〔$KAl(SO_4)_2 \cdot 12H_2O$〕$\leq$ 8.5%；水溶性浸出物 $\geq$ 10.0%
法半夏	类球形或破碎成不规则颗粒状，表面淡黄白色、黄色或棕黄色，质较松脆或硬脆，颗粒者质稍硬脆，气微，味淡略甘、微有麻舌感	水分 $\leq$ 13.0%；总灰分 $\leq$ 9.0%；水溶性浸出物 $\geq$ 5.0%

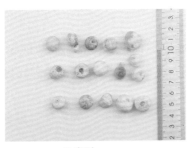

a.生半夏

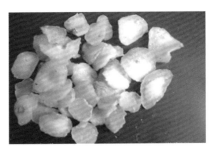

b.清半夏

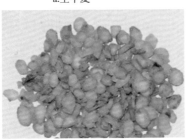

c.姜半夏

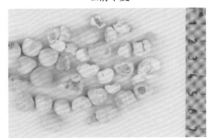

d.法半夏

图 12-1　半夏及其炮制品

【炮制作用】　半夏炮制作用见表12-2。

表12-2　半夏炮制作用

品名	性味归经	炮制作用
半夏	辛、温，有毒，归脾、胃、肺经	燥湿化痰，降逆止呕，消痞散结。生品有毒，能戟人咽喉，使人呕吐，咽喉肿痛，失音，多外用于痈肿痰核，一般不宜单味内服
清半夏	辛、温，归脾、胃、肺经	长于燥湿化痰，用于湿痰咳嗽、痰热内结、风痰吐逆、痰涎凝聚、咳吐不出
姜半夏	辛、温，归脾、胃、肺经	增强了降逆止呕作用，以温中化痰、降逆止呕为主，用于痰饮呕吐、胃脘痞满、瘰疬、喉痹
法半夏	辛、温，归脾、胃、肺经	偏于祛寒痰，同时具有调和脾胃的作用，用于痰多咳喘、痰饮眩悸、风痰眩晕、痰厥

【贮藏】　置通风干燥处，防蛀。

👁 看一看

半夏炮制研究

半夏的毒性成分至今虽未能阐明，但已知其不溶或难溶于水，短期浸泡不能达到去毒的目的，毒理实验及临床观察认为，生半夏的毒性主要表现为对胃、肠、咽喉、黏膜具有强烈的刺激性。能刺激声带黏膜发炎水肿而失音，刺激消化道黏膜而引起呕吐或腹泻，就是中医所说的"戟人咽喉"——对口腔黏膜、舌、喉的麻辣感及刺激性。药理实验证明，清半夏、姜半夏、法半夏毒性大大降低，传统的鉴别方法"内无干心，口尝微有麻舌感"，同时半夏炮制品又保留了半夏的药理作用和临床疗效。

天南星
Tiannanxing

【来源】　本品为天南星科植物天南星 Arisaema erubescens（Wall.）Schott、异叶天南星 Arisaema heterophyllum Bl. 或东北天南星 Arisaema amurense Maxim. 的干燥块茎。

【采收加工】　秋、冬二季茎叶枯萎时采挖，除去须根及外皮，干燥。

【生产工艺】

1. 生天南星　取原药材，除去杂质，洗净，干燥。

2. 制天南星　取净天南星，按大小分别用水浸泡，每日换水2~3次，如起白沫时，换水后加白矾（每100kg天南星，加白矾2kg），泡一日后，再进行换水，至切开口尝微有麻舌感时取出。将生姜片、白矾置锅内加适量水煮沸后，倒入天南星共煮至无干心时取出，除去姜片，晾至四至六成干，切薄片，干燥。

每100kg天南星，用生姜、白矾各12.5kg。

3. 胆南星

（1）蒸法　取制天南星细粉，加净胆汁（或胆膏粉及适量饮用水）拌匀，蒸60分钟至透，取出放凉，制成小块，干燥。

（2）发酵法　取生天南星细粉，加净胆汁（或胆膏粉及适量饮用水）拌匀，放置于温暖处，发酵5~7天后，再连续蒸或隔水炖9天，每隔2小时搅拌一次，待腥臭气祛除，呈黑色浸膏，口尝无麻味时，取出，晾干。再蒸软，趁热制成小块，干燥。

每100kg制天南星细粉，用牛（或猪、羊）胆汁400kg（或胆膏粉40kg）。

【工艺要点】

1. 严格按照操作规程操作。

2. 药物久泡,注意掌握水温,防止变质,影响炮制品质量。

3. 天南星要严格分档,所用白矾均需符合饮片标准。

【质量控制】天南星产品质量控制指标见表12-3,天南星及其炮制品见图12-2。

表12-3 天南星产品质量控制指标

品名	性状	检测项目
天南星	扁球形,较光滑,顶端有凹陷的茎痕,表面类白色或淡棕色。质坚硬,不易破碎,断面不平坦,粉性,气微辛,味麻辣	水分≤15.0%;总灰分≤5.0%;浸出物≥9.0%;总黄酮以芹菜素计(C$_{15}$H$_{10}$O$_{5}$)≥0.050%
制天南星	类圆形或不规则薄片,黄色或淡棕色,断面角质状,质脆易碎,气微,味涩,微麻	水分≤12.0%;总灰分≤4.0%;含水硫酸铝钾〔KAl(SO$_4$)$_2$·12H$_2$O〕≤12.0%;总黄酮以芹菜素计(C$_{15}$H$_{10}$O$_{5}$)≥0.050%
胆南星	方块状或圆柱状,棕黄色、灰棕色或棕黑色,质硬,气微腥,味苦	—

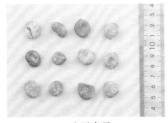 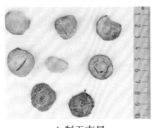 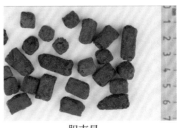

a.生天南星　　　　　　　b.制天南星　　　　　　　c.胆南星

图12-2 天南星及其炮制品

【炮制作用】天南星炮制作用见表12-4。

表12-4 天南星炮制作用

品名	性味归经	炮制作用
天南星	苦、辛,温,有毒,归肺、肝、脾经	散结消肿,生品辛温燥烈,多外治痈肿、蛇虫咬伤,也有入煎剂内服者,以祛风止痉为主,多用于破伤风、中风抽搐、癫痫等
制天南星	苦、辛,温,有毒,归肺、肝、脾经	燥湿化痰,祛风止痉,散结消肿。炮制后毒性降低,燥湿化痰作用增强,多用于顽痰咳嗽、胸膈胀闷、痰阻眩晕
胆南星	味苦、微辛,性凉,归肺、肝、脾经	清热化痰,息风定痉。炮制后毒性降低,其燥烈之性缓和,药性由温转凉,具有清热化痰、息风定惊的作用,用于痰热咳喘、咯痰黄稠、中风痰迷、癫狂惊痫

【贮藏】置通风干燥处,防霉、防蛀。

? 想一想

天南星的常用的炮制品种有哪些?

答案解析

白附子

Baifuzi

【来源】本品为天南星科植物独角莲 *Typhonium giganteum* Engl. 的干燥块茎。

【采收加工】秋季采挖，除去须根和外皮，晒干。

【生产工艺】

1. 生白附子　取原药材，除去杂质。

2. 制白附子　取净白附子，分开大小个，浸泡，每日换水 2~3 次，数日后如起黏沫，换水后加白矾（每100kg 白附子，用白矾2kg），泡 1 日后再进行换水，至口尝微有麻舌感为度，取出。将生姜片、白矾粉置锅内加适量水，煮沸后，倒入白附子共煮至无白心，捞出，除去生姜片，晾至六七成干，切厚片，干燥。

每 100kg 白附子，用生姜、白矾各 12.5kg。

【工艺要点】

1. 严格按照操作规程操作。

2. 药物久泡，注意掌握水温，防止变质，影响炮制品质量。

3. 天南星要严格分档，所用白矾均需符合饮片标准。

【质量控制】白附子产品质量控制指标见表 12 −5，白附子见图 12 −3。

表 12 −5　白附子产品质量控制指标

品名	性状	检测项目
白附子	椭圆形或卵圆形，顶端有茎痕或芽痕，表面白色至黄白色，略粗糙，断面白色，质坚硬，粉性，气微，味淡，麻辣刺舌	水分 ≤15.0%；总灰分 ≤4.0%；醇溶性浸出物 ≥7.0%
制白附子	类圆形或椭圆形厚片，外表皮淡棕色，切面黄色，角质，味淡，微有麻舌感	水分 ≤13.0%；总灰分 ≤4.0%；醇溶性浸出物 ≥15.0%

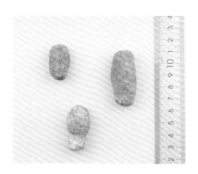

图 12 −3　白附子

【炮制作用】白附子炮制作用见表 12 −6。

表 12 −6　白附子炮制作用

品名	性味归经	炮制作用
白附子	辛、温，有毒，归胃、肝经	具有祛风痰、定惊搐、解毒散结、止痛的作用，用于口眼㖞斜、破伤风。多外治瘰疬痰核、毒蛇咬伤
制白附子	辛、温，有毒，归胃、肝经	炮制后可降低毒性，消除麻辣味，增强祛风痰作用，多用于偏头痛、痰湿头痛、咳嗽痰多等

【贮藏】置通风干燥处，防蛀。

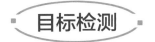 练一练

炮制清半夏所需白帆的用量是（　　）kg。

A. 10　　　　　　B. 12.5　　　　　C. 15　　　　　D. 20　　　　　E. 25

答案解析

目标检测

答案解析

一、选择题

A 型题（最佳选择题）

1. 下列属于清半夏炮制辅料的是（　　）

　　A. 辣蓼　　　　　　　　B. 葱白　　　　　　　　C. 白矾

　　D. 生姜　　　　　　　　E. 醋

2. 复制后具有腥味的药物是（　　）

　　A. 半夏　　　　　　　　B. 天南星　　　　　　　C. 僵蚕

　　D. 松香　　　　　　　　E. 白附子

3. 浸泡 100kg 生天南星所用白矾的量是（　　）

　　A. 2kg　　　　　　　　B. 12.5kg　　　　　　　C. 25kg

　　D. 5kg　　　　　　　　E. 1kg

B 型题（配伍选择题）

　　A. 用白矾为辅料炮制

　　B. 用甘草、生石灰为辅料炮制

　　C. 用黄酒为辅料炮制

　　D. 用猪胆汁作辅料炮制

　　E. 用生姜和白矾作为辅料炮制

4. 法半夏（　　）

5. 胆南星（　　）

6. 制白附子（　　）

7. 清半夏（　　）

X 型题（多项选择题）

8. 经复制后可降低毒性的药物有（　　）

　　A. 天南星　　　　　　　B. 川乌　　　　　　　　C. 半夏

　　D. 白附子　　　　　　　E. 松香

9. 法半夏的炮制辅料有（　　）

　　A. 白矾　　　　　　　　B. 甘草　　　　　　　　C. 生石灰

　　D. 苍耳子　　　　　　　E. 赤小豆

二、综合问答题

1. 简述清半夏的炮制过程。

2. 简述制南星的炮制过程。

书网融合……

　重点回顾　　　　微课 21　　　　习题

项目十三　其他炮制技术

PPT

导学情景

情景描述： 江南有一道名菜"叫花鸡"，又名"富贵鸡"。相传乾隆当年微服出访江南，不小心沦落荒野，有一个叫花子看他可怜，便把自认为美食的"叫花鸡"送给他吃。乾隆困饿交加，觉得异常好吃，吃毕便问其名，叫花子不好意思说叫"叫花鸡"，就胡吹为"富贵鸡"。乾隆对这鸡赞不绝口，"叫花鸡"也因此名为"富贵鸡"，流传至今，成了一道登上大雅之堂的名菜。传统做法是将鸡用黄泥抹匀包裹，然后在地上挖一个坑，把鸡放进坑后用泥土盖住，再在上面烧一堆柴火，待鸡表面的泥土烧成和陶差不多就挖出，瓣去泥土。

情境分析： 传统的"叫花鸡"做法便是中药炮制中煨制技术的来源，类似于面裹煨法，即将面粉加适量水做成团块，再压成薄片，逐个包裹药物后，投入已炒热的滑石粉或热砂中，适当翻动，煨至面皮呈焦黄色时取出，剥去面皮，即得。

讨论： 面裹煨与纸煨、麦麸煨、滑石粉煨有何区别？

学前导语： 中药炮制技术除了前面各项目讲述的炮制技术外，为适应中医临床用药、中药制剂工艺及中药调配需求，还有许多其他炮制技术，包括烘焙技术、煨制技术、提净技术、水飞技术及干馏技术。

1. 烘焙技术　将药物用文火直接或间接加热，使之充分干燥的方法。烘焙技术主要适合于某些昆虫、动物类药材或其他药物的干燥，以利于粉碎和贮藏。

根据操作方法和所用工具的不同，分为烘法和焙法。

2. 提净技术　某些矿物类药，经过溶解、过滤除净杂质后，再进行重结晶，以进一步纯净药物的方法。

根据药物的不同性质，常用的提净技术有冷却结晶法（冷结晶）和蒸发结晶法（热结晶）。

3. 水飞技术　某些不溶于水的矿物药，利用粗细粉末在水中悬浮性不同，将不溶于水的矿物、贝壳类药物经反复研磨，而分离制取细粉的方法。

4. 煨制技术　将净制后的药物用湿面皮或湿纸包裹；或将切制后的饮片用吸油纸分层铺放进行加

热处理；或将净制后的药物与麦麸或滑石粉同置煨制容器内，用文火加热至规定程度的炮制方法。

根据煨制辅料及操作方法不同，常分为面裹煨、纸煨、滑石粉煨和麦麸煨四种方法。

5. 干馏技术　干馏技术是将药物置于容器内以火烤灼，使其产生汁液的方法。

任务一　烘焙技术

一、炮制目的

1. 降低毒性　如虻虫、蜈蚣生品有毒，烘焙后药物毒性成分破坏或减少，毒性降低。

2. 干燥药物，便于粉碎和贮存　如虻虫、蜈蚣通过烘焙后质地干燥酥脆，便于粉碎应用。

3. 矫臭矫味　如虻虫、蜈蚣等昆虫类药物生品具腥臭气味，烘焙后可降低不良气味。

二、炮制方法

烘焙技术包括烘法和焙法两类操作方法。

1. 烘法　将药物置于近火处或利用烘箱、干燥室等设备使药物所含水分徐徐蒸发，从而使药物充分干燥。

2. 焙法　将药物置于金属容器或锅内，用文火进行短时间加热，并不断翻动，焙至颜色加深，质地酥脆为度。

二、注意事项

1. 烘焙药物要控制好温度，一般用文火或微火。

2. 烘焙时要勤加翻动，以利于干燥，并防止焦糊。

3. 烘焙药物一般有毒，要注意防护。

虻虫
Mengchong

【来源】本品为虻科昆虫复带虻 *Tabanus bivittatus* Matsumura 的雌虫体。

【采收加工】夏、秋二季捕捉后，用线穿起，晒干或阴干。

【生产工艺】

1. 虻虫　取原药材，除去杂质，去足翅。

2. 焙虻虫　取净虻虫，置于热锅内，用文火加热焙至黄褐色或棕黑色，质地酥脆时，取出放凉。

3. 米炒虻虫　取净虻虫与米置于锅内，用文火加热拌炒至米呈深黄色，取出，筛去米粒，摊开放凉。

每100kg净虻虫，用米20kg。

【工艺要点】

1. 严格按照操作规程操作。

2. 注意控制火力。焙虻虫和米炒虻虫时温度不能过高，一般用文火，并勤加翻动，以利于干燥，防止焦糊。

3. 虻虫有小毒，炮制时注意防护。

【质量控制】虻虫产品质量控制指标见表13-1，虻虫及其炮制品见图13-1。

表 13 – 1 虻虫产品质量控制指标

品名	性状	检测项目
虻虫药材	椭圆形，头部黑棕色，有光泽，有凸出的两眼及长形吸吻，背部棕黑色，有光泽，腹部黄褐色，有横纹节，体轻质脆易破碎，有腥臭气，味苦咸	
虻虫	除去杂质，去足翅。其余同药材	
焙虻虫	形如虻虫，黄褐色或棕黑色，质地酥脆，微有腥臭气味	
米炒虻虫	形如虻虫，色泽加深，略具米香气	

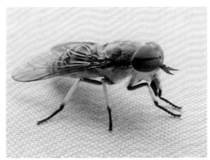
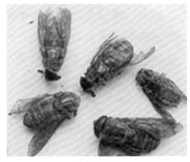

a.虻虫　　　　　　　　　　　　　b.焙虻虫

图 13 – 1 虻虫及其炮制品

【炮制作用】虻虫炮制作用见表 13 – 2。

表 13 – 2 虻虫炮制作用

品名	性味归经	炮制作用
虻虫	苦，凉；有毒。归肝经	腥臭味较强，破血力猛，并有致泻的副作用，不宜生用
焙虻虫	苦，凉；有毒。归肝经	降低毒性和腥臭气味，便于粉碎和服用。功用同生品
米炒虻虫	苦，凉；有毒。归肝经	降低毒性和腥臭气味，便于粉碎和服用。功用同生品

【贮藏】置通风干燥处，防蛀。

蜈蚣
Wugong

【来源】本品为蜈蚣科动物少棘巨蜈蚣 *Scolopendra subspinipes mutilans* L. Koch 的干燥体。

【采收加工】春、夏二季捕捉，用竹片插入头尾，绷直，干燥。

【生产工艺】

1. 蜈蚣　取原药材，除去竹片，用时折断或捣碎。

2. 焙蜈蚣　取净蜈蚣，用文火焙至微黄，质地酥脆时，取出放凉，剪段或研磨成细粉。

【工艺要点】

1. 严格按照操作规程操作。

2. 注意控制火力。焙蜈蚣温度不能过高，一般用文火，并勤加翻动，以利于干燥，防止焦糊。

3. 蜈蚣有毒，炮制时注意防护。

【质量控制】蜈蚣产品质量控制指标见表 13 – 3，蜈蚣见图 13 – 2。

表 13 - 3 蜈蚣产品质量控制指标

品名	性状	检测项目
蜈蚣药材	扁平长条形,头尾用竹片绷直,全体共22个环节,头部暗红色或红褐色,略有光泽,背部棕绿色或墨绿色,有光泽,腹部棕黄色或淡黄色,皱缩,质脆,断面有裂隙,气微腥,具有特殊刺鼻的臭气,味辛而微咸	水分≤15.0%;总灰分≤5.0%;黄曲霉毒素 $B_1 ≤5μg/kg$, B_1、B_2、G_1、G_2 合计 ≤10μg/kg;浸出物≥20.0%
蜈蚣	除去竹片。其余同药材	
焙蜈蚣	形如蜈蚣,呈段状,棕褐色或灰褐色,质脆,有焦香气	黄曲霉毒素 $B_1 ≤5μg/kg$, B_1、B_2、G_1、G_2 合计≤10μg/kg

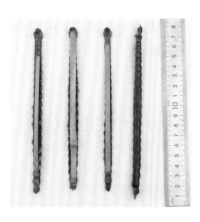

图 13 - 2 蜈蚣

【炮制作用】蜈蚣炮制作用见表 13 - 4。

表 13 - 4 蜈蚣炮制作用

品名	性味归经	炮制作用
蜈蚣	辛,温;有毒。归肝经	息风镇痉,通络止痛,攻毒散结
焙蜈蚣	辛,温;有毒。归肝经	降低毒性和腥臭气味,便于粉碎和服用。多入丸、散内服或外敷,功用同生品

【贮藏】置干燥处,防霉,防蛀。

👁看一看13-1

蜈蚣炮制研究

传统认为蜈蚣头、足毒性大,有去头、足使用的习惯。研究证明,蜈蚣头、足和体所含成分基本一致,躯干与头、足所含微量元素相同,唯躯干含量微高,去头足可提高微量元素含量,但头足占整体药量不大,因此《中国药典》已不做去头足要求,而规定以蜈蚣全体入药。

任务二 提净技术

一、炮制目的

1. 纯净药物 如朴硝杂质较多,不易内服,经提净后提高了纯净度,可供内服。

2. 降低毒性 如硇砂生品有毒，忌内服，经米醋提净后，能降低毒性，可供内服。

3. 缓和药性，提高疗效 如朴硝经萝卜提净后，不仅可提高纯净度，且萝卜甘温，能缓其咸寒之性，并借萝卜的消导降气之功，增强其润燥软坚，消导，下气通便作用。

二、炮制方法

提净技术根据药物的不同性质，分为降温结晶和蒸发结晶两种不同的方法。

1. 降温结晶（冷结晶） 药物与辅料加水共煮，溶解后，滤去杂质，将滤液置阴凉处，使之冷却析出结晶。

2. 蒸发结晶（热结晶） 药物先适当粉碎，加入适量水加热溶化后，滤去杂质，滤液中加入定量米醋，再隔水加热，使液面析出结晶物，随析随捞取，至析尽为止；或将原药与醋共煮，滤去杂质，将滤液加热蒸发至一定体积后使之自然干燥。

三、注意事项

1. 药物和水的比例要适当，过大或过小均不利于析晶。

2. 冷却析晶时自然冷却析出的结晶晶形更好。

3. 析晶过程中不要搅动，否则影响析出率。

4. 蒸发结晶时不应使用金属器皿，以防被腐蚀。

5. 蒸发结晶采用隔水加热时，析出的结晶应随析随捞取，否则会影响结晶的析出。

芒硝
Mangxiao

【来源】 本品为硫酸盐类矿物芒硝族芒硝，经加工精制而成的结晶体。主含含水硫酸钠（$Na_2SO_4 \cdot 10H_2O$）。

【采收加工】 取天然产的不纯芒硝（俗称"土硝"），加水溶解，放置，使杂质沉淀，滤过，滤液加热浓缩，放冷后析出结晶（俗称"朴硝"或"皮硝"）；再将朴硝重结晶，即为芒硝。

【生产工艺】

1. 芒硝 取萝卜洗净切片，置锅中加水煮透，加入原药材（称为朴硝或皮硝）共煮，至全部融化，过滤，滤液置适宜容器内，放阴凉处，静置，结晶逐步析出，捞出晶体，余汁经浓缩，放冷再结晶，捞出晾干，至无结晶为止。

每100kg朴硝，用萝卜20kg。

2. 玄明粉 取芒硝打碎，用纸或适宜材料包裹，悬挂于阴凉通风处，使其自然风化，全部成洁白的粉末。

【工艺要点】

1. 严格按照操作规程操作。

2. 萝卜加水煮透时用水量适宜，过多或过少均不利于析晶。

3. 辅料用量 每100kg朴硝，用萝卜20kg。

4. 芒硝风化成玄明粉时，温度一般不超过30℃，否则容易液化。

5. 玄明粉应注意风化完全，水分除尽，并密封、防潮保存。

【质量控制】 芒硝产品质量控制指标见表13-5，芒硝及其炮制品见图13-3。

表 13 - 5　芒硝产品质量控制指标

品名	性状	检测项目
芒硝	棱柱状、长方形或不规则块状及粒状，无色透明或类白色半透明。质脆，易碎，断面呈玻璃样光泽。气微，味咸	干燥失重应为 51.0% ~ 57.0%；重金属 ≤10mg/kg；砷盐 ≤10mg/kg；硫酸钠（Na_2SO_4）≥99.0%。铁盐与锌盐、镁盐、氯化物、酸碱度应符合药典规定
玄明粉	白色粉末。气微，味咸。有引湿性	重金属 ≤20mg/kg；砷盐 ≤20mg/kg；硫酸钠（Na_2SO_4）≥99.0%；铁盐与锌盐、镁盐、氯化物、酸碱度应符合药典规定

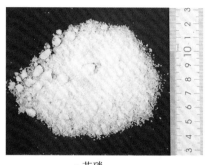
a.芒硝

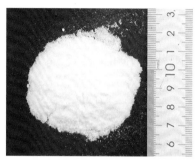
b.玄明粉

图 13 - 3　芒硝及其炮制品

【炮制作用】芒硝炮制作用见表 13 - 6。

表 13 - 6　芒硝炮制作用

品名	性味归经	炮制作用
芒硝	咸、苦，寒。归胃、大肠经	泻下通便，润燥软坚，清火消肿。萝卜煮后缓和芒硝咸寒之性，并增强芒硝润燥软坚、消导、下气通便之功
玄明粉	咸、苦，寒。归胃、大肠经	缓和药性而不泄利，且可外用

【贮藏】芒硝密闭，在 30℃ 以下保存，防风化。玄明粉密封，防潮。

硇砂

Naosha

【来源】本品为氯化物矿物硇砂 *Sal Ammoiac* 或紫色石盐 *Halite Violaceous* 的晶体。前者称白硇砂，主含氯化铵，后者称紫硇砂，主含氯化钠。

【采收加工】全年均可采收，挖出后除去杂质即得。

【生产工艺】

1. 硇砂　取原药材，除去杂质，砸成小块。

2. 醋硇砂　取净硇砂，置沸水中融化，过滤后倒入搪瓷盆中，加入定量米醋，将盆放入锅中，隔水加热蒸发，随时捞取液面析出的结晶，直至无结晶为止，干燥。或将上法滤过获得的清液置锅中，加入定量米醋，加热蒸发至干，取出。

每 100kg 硇砂，用米醋 50kg。

【工艺要点】

1. 严格按照操作规程操作。

2. 硇砂采用隔水加热蒸发溶剂结晶法提净时，须随时取出析出的结晶，以免影响后续结晶体的形成。

3. 醋硇砂辅料用量　每 100kg 硇砂，用米醋 50kg。

【质量控制】硇砂产品质量控制指标见表 13 - 7。

表 13 - 7　硇砂产品质量控制指标

品名	性状	检测项目
硇砂药材	白硇砂不规则块状结晶，表面灰白色或暗白色，有部分呈黄色，稍有光泽，质酥脆，断面显束状纹理。有土腥气，味咸、苦、刺舌。紫硇砂为不规则块状，质坚而脆，断面平滑光亮，具玻璃样光泽。臭气浓，味咸而刺舌	—
硇砂	呈小碎块，其余同药材	—
醋硇砂	灰白色或微带黄色或紫色的结晶性粉末，味咸、苦	—

【炮制作用】硇砂炮制作用见表 13 - 8。

表 13 - 8　硇砂炮制作用

品名	性味归经	炮制作用
硇砂	咸、苦、辛，性温；有毒。归肝、脾、胃经	消积软坚，破瘀散结，生品具有腐蚀性，限外用于蚀疮
醋硇砂	咸、苦、辛，性温；有毒。归肝、脾、胃经	使药物纯净，并降低毒性，同时借助醋散瘀之性，增强软坚化瘀、破积消癥之功

【贮藏】置阴凉干燥处，防潮。

任务三　水飞技术

一、炮制目的

1. 纯净药物，降低毒性　如朱砂水飞过程中可使药物中游离汞和可溶性汞盐溶解除去，从而纯净药物并降低毒性。雄黄水飞后可使所含三氧化二砷（As_2O_3）的含量显著下降，从而降低毒性。

2. 细腻药物　如雄黄、滑石等水飞后能制得极细粉末，便于内服和外用。

3. 防止药物在研磨过程中产生不利影响　如雄黄水飞法研磨过程中产生的热量比干研法研磨产生的热量少，加上水吸收了大量热量，可有效防止雄黄中 As_2S_2 氧化成 As_2O_3 而产生剧毒，同时防止研磨过程中粉尘飞扬，损失药物，污染环境。

二、炮制方法

将药物适当破碎，置乳钵中或其他适宜容器内，加入适量清水研磨成糊状，再加多量水搅拌，略放置，倾出混悬液，下沉的粗粒再进行研磨，如此反复操作，至不能研细为止，最后将不能混悬的杂质除去。合并混悬液，静置后分取沉淀，干燥，再研散研细。

三、注意事项

1. 研磨时加水量宜少，以防溢出或不宜研磨。

2. 搅拌混悬时加水量宜大，以除去有毒物质或杂质。

3. 朱砂和雄黄研磨时忌铁器，并注意温度。

4. 有毒药物干燥时温度不宜过高，以晾干或低温烘干为主。

朱砂
Zhusha

【来源】本品为硫化物类矿物辰砂族辰砂，主含硫化汞（HgS）。

【采收加工】采挖后，选取纯净者，用磁铁吸净含铁的杂质，再用水淘去杂石和泥沙。

【生产工艺】**朱砂粉**　取朱砂原药材，除去杂质，用磁铁吸去铁屑，加适量水共研成糊状，再加大量清水搅拌，倾取混悬液。下沉的粗粉再如上法，反复操作几次，除去杂质，合并混悬液，静置后倾去上清液，取沉淀晾干，研散。

【工艺要点】

1. 严格按照操作规程操作。

2. 朱砂水飞研磨时加水量宜少，以便于研磨，搅拌混悬时加水量宜大，以除去有毒物质或杂质。

3. 朱砂研磨粉碎过程中忌用铁器。

4. 水飞应晾干或40℃以下干燥。

【质量控制】朱砂产品质量控制指标见表13-9，朱砂及其炮制品见图13-4。

表13-9　朱砂产品质量控制指标

品名	性状	检测项目
朱砂药材	粒状或块状集合体，呈颗粒状或块片状，鲜红色或暗红色，条痕红色至褐红色，具光泽，体重，质脆，片状者易破碎，粉末状者有闪烁的光泽。气微，味淡	二价汞（Hg）计≤0.10%；硫化汞（HgS）≥96.0%
朱砂粉	朱红色极细粉末，体轻，以手指撮之无粒状物，以磁铁吸之，无铁末。气微，味淡	不得检出汞盐；硫化汞（HgS）≥98.0%

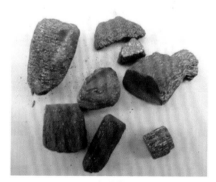
a.朱砂药材

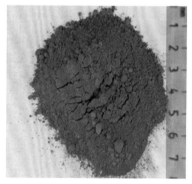
b.朱砂粉

图13-4　朱砂及其炮制品

【炮制作用】朱砂炮制作用见表13-10。

表13-10　朱砂炮制作用

品名	性味归经	炮制作用
朱砂粉	甘，微寒；有毒。归心经	清心镇惊，安神，明目，解毒。水飞后降低毒性，并使药粉达到极细和纯净，便于制剂及服用

【贮藏】置干燥处。

答案解析

练一练

朱砂水飞法炮制目的不包括（　　）

A. 降低毒性　　　　　　　　B. 使药物质地细腻　　　　　　C. 增强疗效

D. 防止研磨过程中粉尘飞扬　　E. 除去杂质，纯净药物

雄黄

Xionghuang

【来源】本品为硫化物类矿物雄黄族雄黄，主含二硫化二砷（As_2S_2）。

【采收加工】全年可采，除去杂质。

【生产工艺】**雄黄粉**　取雄原药材，除去杂质，置于乳钵内，加适量清水共研细，再加多量清水搅拌，倾取混悬液，下沉部分如上法加水继续研磨，反复操作多次，除去杂质，合并混悬液，静置后分取沉淀，晾干，研细。

【工艺要点】

1. 严格按照操作规程操作。

2. 雄黄水飞研磨时加水量宜少，以便于研磨，搅拌混悬时加水量宜大，以除去有毒物质或杂质。

3. 雄黄研磨粉碎过程中忌用铁器。

4. 雄黄忌在有氧条件下加热炮制，且水飞后宜低温干燥或晾干。

【质量控制】雄黄产品质量控制指标见表13-11，雄黄及其药材见图13-5。

表13-11　雄黄产品质量控制指标

品名	性状	检测项目
雄黄药材	块状或粒状集合体，呈不规则块状，深红色或橙红色，条痕淡橘红色，晶面有金刚石样光泽，质脆，易碎，断面具树脂样光泽。微有特异的臭气，味淡。精矿粉为粉末状或粉末集合体，质松脆，手捏即成粉，橙黄色，无光泽	三价和五价砷（As）≤7.0%；二硫化二砷（As_2S_2）≥90.0%
雄黄粉	橙黄色或橙红色极细粉末，易粘手，气特异	同药材

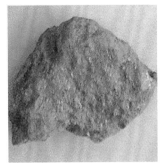
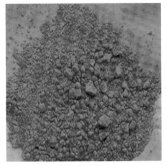

a.雄黄药材　　　　　　　　　　b.雄黄粉

图13-5　雄黄及其炮制品

【炮制作用】雄黄炮制作用见表13-2。

表13-12　雄黄炮制作用

品名	性味归经	炮制作用
雄黄粉	辛，温，有毒。归肝、大肠经	解毒杀虫，燥湿祛痰，截疟

【贮藏】置干燥处，密闭。

药爱生命

　　水飞法适用于雄黄、朱砂、珍珠这类不溶于水药材的炮制。系指将固体药物在水中研磨，利用其在水中的悬浮性来获取极细粉末的方法。由于雄黄粉中含有少量砒霜，所以内服时需格外谨慎。随着现代工业的发展，用机械化手段，就足以研磨同样细腻的雄黄粉。然而，水飞法依旧有其无法替代的独到之处。雄黄在80℃以上的环境中砒霜的含量就会上升，水中研磨可减轻矿物药在研磨过程中的热反应和氧化，也让药物中的毒素在水中溶解、消减。水飞雄黄，化水而成，琴瑟一起，笙箫不默。可见，老一辈为了保证用药安全而执着坚守，精益求精的匠心品格。

滑石
Huashi

【来源】本品为硅酸盐类矿物滑石族滑石，主含含水硅酸镁 $[Mg_3(Si_4O_{10})(OH)_2]$。

【采收加工】采挖后，除去泥沙和杂石。

【生产工艺】

1. 滑石　取原药材，除去杂石，洗净，干燥，捣碎。

2. 滑石粉　取滑石粗粉，加水少量研磨至细，再加水适量搅拌，倾出上层混悬液，下沉部分再按上法反复操作数次，合并混悬液，静置沉淀，倾去上清液，将沉淀物晒干后再研细粉。

【工艺要点】

1. 严格按照操作规程操作。

2. 滑石水飞炮制后极细腻、纯净，便于内服和外用。

【质量控制】滑石产品质量控制指标见表13-13，滑石及其炮制品见图13-6。

表13-13　滑石产品质量控制指标

品名	性状	检测项目
滑石	不规则的块状或粗粉，白色、黄白色或淡蓝灰色，有蜡样光泽，质软，细腻，手摸有滑润感，无吸湿性，置水中不崩散。气微，味淡	—
滑石粉	粉末，白色或类白色，质细腻，手捻有滑润感。气微，味淡	酸碱度应显中性；水中可溶物≤0.1%；酸中可溶物≤2.0%；不得检出铁盐；炽灼失重≤5.0%；重金属≤40mg/kg；砷盐≤2mg/kg；硅酸镁 $[Mg_3(Si_4O_{10})(OH)_2]$ ≥88.0%

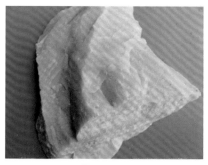
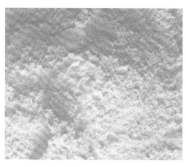

a.滑石　　　　　　　　　　　　　b.滑石粉

图13-6　滑石及其炮制品

【炮制作用】滑石炮制作用见表13 – 14。

表13 – 14　滑石炮制作用

品名	性味归经	炮制作用
滑石	甘、淡，寒。归膀胱、肺、胃经	利尿通淋，清热解暑；外用祛湿敛疮
滑石粉	甘、淡，寒。归膀胱、肺、胃经	利尿通淋，清热解暑；外用祛湿敛疮

【贮藏】置干燥处，密闭。

任务四　煨制技术 微课22

一、炮制目的

1. 降低毒副作用，缓和药性　如肉豆蔻通过煨制后，挥发油中的有毒成分肉豆蔻醚含量降低，且能减小刺激性，免于滑肠。

2. 增强疗效　如肉豆蔻、诃子、木香、葛根等通过煨制还可以提高药物收涩之性，增强止泻作用。

二、炮制方法

1. 面裹煨　取面粉加适量水做成团块，再压成薄片，将药物逐个包裹，或将药物表面用水湿润，如水泛丸法包裹面粉3~4层，晾至半干，投入已炒热的滑石粉或热砂中，适当翻动，煨至面皮呈焦黄色时取出，筛去滑石粉或砂子，放凉，剥去面皮，筛去碎屑，即得。

每100kg药物，用面粉50kg。

2. 纸煨　药物切片后，趁湿平铺于吸油纸上，一层药物一层纸，如此间隔平铺数层，上下用平坦木板夹住，以绳捆扎结实，使药物与吸油纸紧密接触，置于烘干室或温度较高处，煨至油渗透到纸上，取出，放凉，除去纸，即得。或将净制或切制后的药物用三层湿纸包裹，埋于无烟热火灰或热滑石粉中，煨至纸呈焦黑色，药物表面呈微黄色时，取出，去纸，放凉，即得。

3. 滑石粉煨　取滑石粉置锅内，加热炒至灵活状态，投入药物，文火加热，翻埋至药物颜色加深，并有香气飘逸时取出，筛去滑石粉，放凉，即得。

每100kg药物，用滑石粉50kg。

4. 麸煨　将麦麸和药物同置锅内，文火加热，并适当翻动至麦麸呈焦黄色，药物颜色加深时取出，筛去麦麸，放凉，即得。

每100kg药物，用麦麸50kg。

三、注意事项

1. 煨制药物应大小分档，以免受热不均匀，炮制程度不一致。

2. 煨制操作应温度低，时间长，以利于油的溢出，一般以文火缓缓加热，并适当翻动。

3. 面裹煨肉豆蔻时，滑石粉或砂的用量，以能将药物全部掩埋并剩余部分为宜。

4. 面裹煨　面皮包裹须均匀，厚度2~3mm为宜。过厚会使药物无法受热或受热程度降低，且容易在加热煨制时产生爆裂。

5. 纸裹煨　包裹好后，须喷水使外层纸润湿，否则煨制时纸容易燃烧。

肉豆蔻

Roudoukou

【来源】本品为肉豆蔻科植物肉豆蔻 *Myristica fragrans* Houtt. 的干燥种仁。

【采收加工】4~6月及11~12月摘取成熟果实，剖开果皮，剥去假种皮，再敲开壳状种皮，取出种仁用石灰乳浸一天后，低温烘干，或不浸石灰乳直接烘干。

【生产工艺】

1. 肉豆蔻 取原药材，除去杂质，洗净，干燥。

2. 煨肉豆蔻

（1）麸煨 取净肉豆蔻，加入麸皮，麸煨温度150~160℃，约15分钟，至麸皮呈焦黄色，肉豆蔻呈棕褐色，表面有裂隙时取出，筛去麸皮，放凉，用时捣碎。

每100kg肉豆蔻，用麸皮40kg。

（2）面裹煨 取面粉加适量水做成团块，再压成薄片，将肉豆蔻逐个包裹，或将肉豆蔻表面用水湿润，如水泛丸法包裹面粉，再湿润包裹至3~4层，晒至半干，投入已炒热的滑石粉或热砂中，适当翻动，至面皮呈焦黄色时取出，筛去滑石粉或砂子，放凉，剥去面皮，用时捣碎。

每100kg肉豆蔻，用面粉50kg。

（3）滑石粉煨 将滑石粉置锅内，加热炒至灵活状态，投入肉豆蔻，文火加热，掩埋并适当翻动，至肉豆蔻呈深棕色并有香气飘逸时取出，筛去滑石粉，放凉，用时捣碎。

每100kg肉豆蔻，用滑石粉50kg。

【工艺要点】

1. 严格按照操作规程操作。

2. 麸煨肉豆蔻辅料用量 每100kg肉豆蔻，用麸皮40kg。

3. 面裹煨肉豆蔻辅料用量 每100kg肉豆蔻，用面粉50kg。

4. 滑石粉煨肉豆蔻辅料用量 每100kg肉豆蔻，用滑石粉50kg。

【质量控制】肉豆蔻产品质量控制指标见表13-15，肉豆蔻及其炮制品见图13-7。

表13-15 肉豆蔻产品质量控制指标

品名	性状	检测项目
肉豆蔻药材	卵圆形或椭圆形，表面灰棕色或灰黄色，有时外被白粉（石灰粉末），全体有浅色纵行沟纹和不规则网状沟纹。种脐位于宽端，呈浅色圆形突起，合点呈暗凹陷，种脊呈纵沟状，连接两端。质坚，断面显棕黄色相杂的大理石花纹，富油性。气香浓烈，味辛。	水分≤10.0%；黄曲霉毒素 B_1≤5μg/kg，B_1、B_2、G_1、G_2 合计≤10μg/kg；挥发油≥6.0%（ml/g）；去氢二异丁香酚（$C_{20}H_{22}O_4$）≥0.10%
肉豆蔻	同药材	同药材
煨肉豆蔻	表面深棕色、棕黄色或棕褐色。有裂隙，气香，味辛	挥发油≥4.0%（ml/g）；去氢二异丁香酚（$C_{20}H_{22}O_4$）≥0.080%；其余同药材

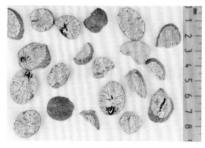
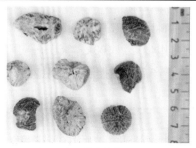

a.肉豆蔻　　　　　　　　　　　　　b.煨肉豆蔻

图13-7 肉豆蔻及其炮制品

【炮制作用】肉豆蔻炮制作用见表13-16。

表13-16 肉豆蔻炮制作用

品名	性味归经	炮制作用
肉豆蔻	辛，温。归脾、胃、大肠经	温中行气，涩肠止泻
煨肉豆蔻	辛，温。归脾、胃、大肠经	除去部分油质，免于滑肠，减少刺激性，增强涩肠止泻作用

【贮藏】置阴凉干燥处，防蛀。

👁 看一看13-2

肉豆蔻炮制研究

肉豆蔻中的挥发油肉豆蔻醚具有明显的抗炎、镇痛和抗癌作用，但具毒性，有致幻作用，服用过量可致中毒。肉豆蔻的炮制品其毒性成分含量降低，且止泻成分甲基丁香酚、甲基异丁香酚明显增加，表明其炮制具有减毒和增效双重意义。

诃子

Hezi

【来源】本品为使君子科植物诃子 *Terminalia chebula* Retz. 或绒毛诃子 *Terminalia chebula* Retz. var. *tomentella* Kurt. 的干燥成熟果实。

【采收加工】秋、冬二季果实成熟时采收，除去杂质，晒干。

【生产工艺】

1. 诃子 除去杂质，洗净，干燥，用时捣碎。

2. 诃子肉 取原药材，除去杂质，洗净，略泡，润软，砸破去核，干燥。

3. 炒诃子肉 取净诃子肉，置热锅内，文火炒至深棕色，取出放凉。

4. 煨诃子

（1）面裹煨 取面粉加适量水做成团块，再压成薄片，将净诃子逐个包裹，或将净诃子用泛丸法包裹至3～4层，晒至半干，置于已加热的滑石粉或砂中，文火加热，翻埋至面皮焦黄色时，取出，筛去滑石粉或砂子，剥去面皮，轧开去核取肉。

每100kg净诃子，用面粉50kg。滑石粉或砂的用量，以能将药物全部掩埋为宜。

（2）麸煨 取净诃子，与麦麸同置于热锅内，用文火加热，缓缓翻煨至麦麸呈焦黄色，诃子呈深棕色时，取出，筛去麦麸，轧开去核取肉。

每100kg净诃子，用麦麸30kg。

【工艺要点】

1. 严格按照操作规程操作。

2. 面裹煨诃子辅料用量 每100kg净诃子，用面粉50kg。

3. 麸煨诃子辅料用量 每100kg净诃子，用麦麸30kg。

【质量控制】诃子产品质量控制指标见表13-17，诃子及其炮制品见图13-8。

表13-17 诃子产品质量控制指标

品名	性状	检测项目
诃子药材	长圆形或卵圆形，表面黄棕色或暗棕色，略具光泽，有5～6条纵棱线和不规则的皱纹，基部有圆形果梗痕，质坚实，黄棕色或黄褐色。气微，味酸涩后甜	水分≤13.0%；总灰分≤5.0%；水溶性浸出物≥30.0%

续表

品名	性状	检测项目
诃子	同药材	—
诃子肉	不规则片块状，外表棕色、黄褐色或暗棕褐色，略具光泽，可见纵棱及皱纹，内表面粗糙，颗粒性，稍有酸气，味酸涩而后甜	—
炒诃子肉	形如诃子肉，表面深黄色，有焦斑，微有香气	—
煨诃子	形如诃子，表面深棕色，质地松脆，味略酸涩，略有焦香气	—

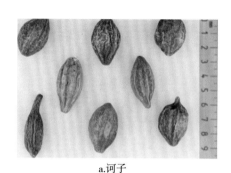
a.诃子

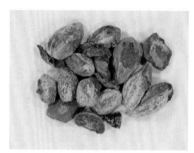
b.煨诃子

图 13 - 8　诃子及其炮制品

【炮制作用】诃子炮制作用见表 13 - 18。

表 13 - 18　诃子炮制作用

品名	性味归经	炮制作用
诃子	苦、酸、涩，平。归肺、大肠经	涩肠止泻，敛肺止咳，降火利咽
诃子肉	苦、酸、涩，平。归肺、大肠经	同诃子
炒诃子肉	苦、酸、涩，平。归肺、大肠经	缓和酸涩之性，具涩肠止泻、温散寒气的作用
煨诃子	苦、酸、涩，平。归肺、大肠经	增强涩敛之性，增强涩肠止泻的作用

【贮藏】置干燥处。

木香

Muxiang

【来源】本品为菊科植物木香 *Aucklandia lappa* Decne. 的干燥根。

【采收加工】秋、冬二季采挖，除去泥沙和须根，切段，大的纵剖成瓣，干燥后撞去粗皮。

【生产工艺】

1. 木香片　取原药材，除去杂质，洗净，润透，切厚片，干燥。

2. 煨木香　取未干燥的木香片，在铁丝匾中用一层草纸，一层木香间隔平铺数层，压紧，使木香与草纸紧密接触，置炉火旁或烘干室内，煨至木香中所含的挥发油渗至纸上，取出，放凉。

【工艺要点】

1. 严格按照操作规程操作。

2. 隔纸煨木香需一层草纸一层木香间隔平铺，再捆扎紧实，使药物与吸油纸紧密接触，使挥发油渗至纸上。

【质量控制】木香产品质量控制指标见表 13 - 19，木香及其炮制品见图 13 - 9。

表13-19 木香产品质量控制指标

品名	性状	检测项目
木香药材	圆柱形或半圆柱形，表面黄棕色至灰褐色，有明显的皱纹、纵沟及侧根痕。质坚，不易折断。气香特异，味微苦	总灰分≤4.0%；木香烃内酯（$C_{15}H_{20}O_2$）和去氢木香内酯（$C_{15}H_{18}O_2$）总量≥1.8%
木香片	类圆形或不规则厚片，外表皮黄棕色至灰褐色，有纵皱纹，切面棕黄色至棕褐色，中部有明显菊花心状的放射状纹理，形成层环棕色，褐色油室散在。有特异香气，味微苦	水分≤14.0%；浸出物：≥12.0%。木香烃内酯（$C_{15}H_{20}O_2$）和去氢木香内酯（$C_{15}H_{18}O_2$）总量≥1.5%
煨木香	形如木香片，切面黄棕色。气微香，味微苦	总灰分≤4.5%

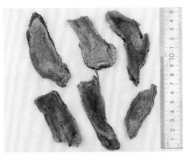
a.木香

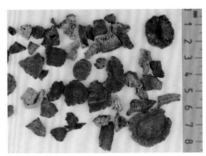
b.煨木香

图13-9 木香及其炮制品

【炮制作用】木香炮制作用见表13-20。

表13-20 木香炮制作用

品名	性味归经	炮制作用
木香片	辛、苦，温。归脾、胃、大肠、三焦、胆经	行气止痛，健脾消食
煨木香	辛、苦，温。归脾、胃、大肠、三焦、胆经	降低油分，增强涩肠止泻作用

【贮藏】置干燥处，防潮。

? 想一想

《中国药典》中有川木香、土木香。这两种药物在临床使用时，是否也应该煨制后使用？

答案解析

葛根

Gegen

【来源】本品为豆科植物野葛 *Pueraria lobata*（Willd.）Ohwi 的干燥根。习称野葛。

【采收加工】秋、冬二季采挖，趁鲜切成厚片或小块，干燥。

【生产工艺】

1. 葛根 取原药材，除去杂质，洗净，润透，切厚片或小块，晒干。

2. 煨葛根

（1）隔纸煨 取葛根片，用3~4层湿纸包裹，埋入无烟热火灰或热滑石粉中，文火加热，煨至草纸呈焦黑色，葛根呈微黄色时，取出，去纸放凉。

（2）麸煨 取麦麸放入已预热的锅内，文火加热，待起烟时，投入葛根片，上面再撒麦麸，煨至

下层麦麸呈焦黄色时，翻炒至葛根呈焦黄色时取出，筛去麦麸，放凉

每 100kg 葛根片，用麦麸 30kg。

【工艺要点】

1. 严格按照操作规程操作。

2. 隔纸煨需用湿纸包裹，以免草纸很快焦黑。

3. 注意加热温度，防止煨过。

【质量控制】葛根产品质量控制指标见表 13 – 21。

表 13 – 21　葛根产品质量控制指标

品名	性状	检测项目
葛根药材	呈纵切的长方形厚片或小方块，外皮淡棕色至棕色，有纵皱纹，粗糙，切面黄白色至淡黄棕色，有的纹理明显，质韧，纤维性强。气微，味微甜	水分 ≤ 14.0%；总灰分 ≤ 7.0%；浸出物 ≥ 24.0%；重金属：铅 ≤ 5mg/kg、镉 ≤ 1mg/kg、砷 ≤ 2mg/kg、汞 ≤ 0.2mg/kg、铜 ≤ 20mg/kg；葛根素（$C_{21}H_{20}O_9$）≥ 2.4%
葛根	不规则的厚片或小方块，切面浅黄棕色至棕黄色，质韧，纤维性强。气微，味微甜	水分 ≤ 13.0%；总灰分 ≤ 6.0%；浸出物 ≥ 24.0%；葛根素（$C_{21}H_{20}O_9$）≥ 2.4%
煨葛根	不规则厚片，表面深黄色至棕黄色，坚硬，气微香，味微甜	—

【炮制作用】葛根炮制作用见表 13 – 22。

表 13 – 22　葛根炮制作用

品名	性味归经	炮制作用
葛根	甘、辛，凉。归脾、胃、肺经	解肌退热，生津止渴，透疹，升阳止泻，通经活络，解酒毒
煨葛根	甘、辛，凉。归脾、胃、肺经	发散作用减弱，止泻功能增强

【贮藏】置干燥处，防蛀。

任务五　干馏技术 ｅ 微课 23

一、炮制目的

产生新的疗效，扩大临床用药范围。如淡竹经干馏馏出的汁液，具有清热豁痰、镇惊利窍的作用。

二、炮制方法

干馏技术一般有三种操作方法，根据原药物及产生馏出物的性质选用不同方法。

1. 在干馏器具上部采用冷凝方式收集馏出物，如黑豆馏油。

2. 在干馏器具下方收集馏出液体，如竹沥。

3. 在容器内煎熬出液体，如蛋黄油。

三、注意事项

1. 干馏法温度一般较高，多在 120 ~ 450℃进行，但由于原料不同，各干馏物裂解温度也不一样，如蛋黄油在 280℃左右，竹沥油在 350 ~ 400℃，豆类的干馏一般在 400 ~ 450℃制成。

2. 精制黑豆馏油时，馏出的液体应弃去，留用瓶内的黑色液体。

3. 制备蛋黄油时，应防止爆溅。

竹沥

Zhuli

【来源】本品为禾本科植物淡竹 *Phyllostachy nigra* （Lodd.） Munro var. *henonis* （Mitf.） Stapf ex Rendle. 及同属数种植物鲜秆，经火烤灼流出的液汁。

【采收加工】全年均可采收制备，以秋、冬两季为好。

【生产工艺】取鲜嫩竹茎，截成 0.3～0.5m 的段，劈开洗净，装入坛内，装满后坛口向下，架起，坛的底面及周围用锯末和劈柴围严，用火燃烧，坛口下面置一罐，竹片受热后即有汁液流出，滴注罐内，至竹中汁液流尽为止，取出汁液，过滤即得。或取鲜竹洗净，从两节之间锯开，竹节位于中间，纵向剖开两瓣，架在文火上加热，两端流出的汁液接于容器中，即得。

【工艺要点】

1. 严格按照操作规程操作。

2. 竹沥制备时温度较高，注意安全。

【质量控制】竹沥产品质量控制指标见表 13－23。

表 13－23 竹沥产品质量控制指标

品名	性状	检测项目
竹沥	呈青黄色或黄棕色浓稠液体，具烟熏气，味苦微甜	—

【炮制作用】竹沥炮制作用见表 13－24。

表 13－24 竹沥炮制作用

品名	性味归经	炮制作用
竹沥	甘、苦，性寒。归心、胃经	产生新的功效，具清热豁痰、镇惊利窍功能

【贮藏】瓶装，置阴凉处。

蛋黄油

Danhuangyou

【来源】本品为雉科动物家鸡 *Gallus gallus domesticus* Brisson 的蛋，煮熟后剥取蛋黄，经熬炼而成的油状液体。

【采收加工】全年均可收集鸡蛋。

【生产工艺】将鸡蛋煮熟，去壳和蛋白，剥取蛋黄于锅内，以文火加热，待水分蒸发后，改用武火加热，熬至蛋黄油出尽为止，滤尽蛋黄油装瓶备用。

【工艺要点】

1. 严格按照操作规程操作。

2. 蛋黄要研碎后再熬，否则易爆溅。

3. 先用文火加热使水分蒸发，后改用武火（280℃）加热，熬出油为度。

【质量控制】蛋黄油产品质量控制指标见表 13－25，蛋黄油如图 13－10 所示。

表 13－25 蛋黄油产品质量控制指标

品名	性状	检测项目
蛋黄油	呈棕褐色浓稠油状液体，具青黄色荧光，气微腥	—

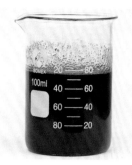

图 13-10 蛋黄油

【炮制作用】蛋黄油炮制作用见表 13-26。

表 13-26 蛋黄油炮制作用

品名	性味归经	炮制作用
蛋黄油	甘、平。归心、肾经	产生新功效，具清热解毒，敛疮生肌功能

【贮藏】瓶装，置阴凉处。

黑豆馏油

Hedouliuyou

【来源】本品由豆科植物黑大豆 *Glycine max*（L.）Merr. 的黑色种子经干馏制得。

【采收加工】秋季采收成熟果实，晒干，打下种子，除去杂质。

【生产工艺】取净黑大豆，轧成颗粒，装入砂质制药壶中，至 2/3 处，盖好，用黏土泥密封壶盖及壶口周围，放在火炉上加热。另一壶嘴上接一冷凝器及接收瓶（连接处亦需密封），将壶置于炉火上进行干馏，收集冷凝液，待油水出尽后用分液漏斗分离，收集上层馏油，馏油 80~100℃水浴蒸馏半小时以除去挥发性物质，残留的馏油即为黑豆馏油。

【工艺要点】

1. 严格按照操作规程操作。

2. 精制黑豆馏油时，蒸馏出的淡黄色透明液体为干馏油中的挥发性物质，应弃去，留用瓶内黑色具有光泽的浓稠液体。

【质量控制】黑豆馏油产品质量控制指标见表 13-27。

表 13-27 黑豆馏油产品质量控制指标

品名	性状	检测项目
黑豆	本品呈椭圆形或类球形，稍扁，长 6~12mm，直径 5~9mm，表面黑色或灰黑色，光滑或有皱纹，具光泽，一侧有淡黄白色长椭圆形种脐，质坚硬。种皮薄而脆，子叶 2，肥厚，黄绿色或淡黄色。气微，味淡，嚼之有豆腥味	水分 ≤ 9.0%；总灰分 ≤ 7.0%；浸出物≥12.0%
黑豆馏油	呈黑色有光泽的浓稠油状液体，气焦臭	—

【炮制作用】黑豆馏油炮制作用见表 13-28。

表 13-28 黑豆馏油炮制作用

品名	性味归经	炮制作用
黑豆	甘、平。归脾、肾经	益精明目，养血祛风，利水，解毒
黑豆馏油	—	产生新功效，具有清热、利湿、止痒的作用

【贮藏】瓶装，置阴凉处。

目标检测

一、选择题

A 型题（最佳选择题）

1. 下列不是煨法与加固体辅料炒的区别的是（ ）

　　A. 煨法辅料用量大　　　B. 煨法火力小　　　　　　C. 煨法受热时间长

　　D. 煨法缓和药性　　　　E. 煨法翻炒频率低

2. 下列哪项不是芒硝的炮制目的（ ）

　　A. 缓和药性　　　　　　B. 纯净药物　　　　　　　C. 便于粉碎

　　D. 增强疗效　　　　　　E. 除去杂质

3. 下列药物中常用水飞法炮制的是（ ）

　　A. 硇砂　　　　　　　　B. 朱砂　　　　　　　　　C. 玄明粉

　　D. 白矾　　　　　　　　E. 芒硝

4. 雄黄水飞后毒性降低的原因是（ ）

　　A. As_2S_2 含量降低　　　B. As_2S_2 含量增高　　　C. As_2O_3 含量降低

　　D. As_2O_3 含量增高　　　E. As_2S_2 与 As_2O_3 含量均降低

5. 下列除了哪个药物经煨制后不能增强涩肠止泻的作用（ ）

　　A. 木香　　　　　　　　B. 肉豆蔻　　　　　　　　C. 葛根

　　D. 诃子　　　　　　　　E. 土木香

6. 煨肉豆蔻和煨木香增强固肠止泻作用的共同原因是（ ）

　　A. 煨制后脂肪油含量降低　　　　　　　B. 煨制后脂肪油理化性质改变

　　C. 煨制后挥发油含量降低　　　　　　　D. 煨制后挥发油理化性质改变

　　E. 煨制后鞣质含量降低

7. 芒硝提净使用的溶剂是（ ）

　　A. 乙醇　　　　　　　　B. 醋　　　　　　　　　　C. 萝卜汤

　　D. 水　　　　　　　　　E. 米泔水

8. 鲜竹沥的炮制方法是（ ）

　　A. 烘焙法　　　　　　　B. 干馏法　　　　　　　　C. 煨法

　　D. 煮法　　　　　　　　E. 蒸法

9. 炮制芒硝时，每100kg芒硝，用萝卜（ ）

　　A. 10kg　　　　　　　　B. 15kg　　　　　　　　　C. 20kg

　　D. 25kg　　　　　　　　E. 30kg

10. 雄黄水飞后去掉的毒性成分是（ ）

　　A. As_2S_2　　　　　　　B. As_2O_3　　　　　　　C. HgS

　　D. $HgCl_2$　　　　　　　E. As_2S_3

B 型题（配伍选择题）

　　A. 木香　　　　　　　　B. 朱砂　　　　　　　　　C. 蜈蚣

　　D. 芒硝　　　　　　　　E. 竹沥

11. 用水飞法炮制的药物是（ ）

12. 用煨法炮制的药物是（ ）

13. 用干馏法炮制的药物是（ ）

14. 用烘焙法炮制的药物是（ ）

    A. 煨法　　　　　　　　B. 水飞法　　　　　　　　C. 提净法

    D. 干馏法　　　　　　　E. 烘焙法

15. 葛根用于升阳止泻，多采用（ ）炮制

16. 朱砂常用的炮制方法是（ ）

17. 芒硝炮制使用的方法是（ ）

18. 黑豆馏油的制备方法是（ ）

X 型题（多项选择题）

19. 煨法的炮制目的有（ ）

    A. 减少不良反应　　　　B. 缓和药性　　　　　　　C. 矫臭娇味

    D. 便于粉碎　　　　　　E. 增强疗效

20. 以下药物用干馏法炮制的是（ ）

    A. 蛋黄油　　　　　　　B. 竹沥　　　　　　　　　C. 黑豆馏油

    D. 血余炭　　　　　　　E. 西瓜霜

二、综合问答题

1. 简述水飞的操作工艺流程？

2. 简述麦麸煨与麦麸炒的主要区别？

实训项目十二　其他炮制技术

【实训目的】

1. 熟悉煨制、水飞、提净技术的生产工艺、质量控制及工艺要点。

2. 了解实训药物炮制标准及判断方法。

【实训器材】

1. 实训设备　燃液化气炉灶（套）、炒药锅、不锈钢铲、搪瓷盘、筛子、面粉、河砂、不锈钢盘（搪瓷盘）、电磁炉、抽滤瓶、漏斗、滤纸、乳钵等。

2. 实训材料　肉豆蔻、芒硝、朱砂

【实训内容】

一、煨肉豆蔻（面裹煨）

（一）操作步骤和方法（表 13 - 29）

表 13 - 29　煨肉豆蔻操作步骤和方法

工作内容	操作方法和要求	注意事项
准备	器具洁净、齐全，摆放合理；规范称取药材及辅料，称量准确	
净制	除去肉豆蔻药材中的杂质，使饮片净度符合现行版《中国药典》及相关规定	注意除去杂质

续表

工作内容	操作方法和要求	注意事项
包裹	取面粉加水适量混合均匀成适宜的团块，再压成薄片，将肉豆蔻逐个包裹；或将肉豆蔻表面用水润湿，如水泛丸法包裹面粉，再湿润再包裹至3~4层，晾至半干	面皮包裹须均匀，厚度2~3mm为宜。过厚会使药物无法受热或受热程度降低，且容易在加热煨制时产生爆裂
预热	取适量河砂置于锅内，文火加热翻炒至灵活、滑利状态	河砂用量以能全部掩埋药物为度
投药	将包裹好的肉豆蔻投入已加热至滑利的河砂或滑石粉中	—
煨制	适当翻动加热至面皮呈焦黄色	翻动不宜频率过快
出锅	及时出锅，筛去河砂，放凉，剥去面皮，用时捣碎	—
清场	按规程清洁器具，清理现场；饮片和器具归类放置，关闭水、电、气、门、窗等	—

（二）炮制程度和质量要求

炮制后饮片质量应符合现行版《中国药典》及《中药饮片质量标准通则（试行）》的规定。

煨肉豆蔻：表面深棕色、棕黄色或棕褐色。香气浓郁，味辛辣。

二、提净芒硝

（一）操作步骤和方法（表13－30）

表13－30　提净芒硝操作步骤和方法

工作内容	操作方法和要求	注意事项
准备	器具洁净、齐全，摆放合理；规范称取药材及辅料，称量准确	—
净制	将天然芒硝加热溶解，过滤，除去泥沙及其他不溶性杂质，将滤液静置析出结晶，干燥，使饮片净度符合现行版《中国药典》及相关规定	注意除去杂质
制备萝卜汁	取新鲜萝卜，洗净，切成薄片，放入适量水中煮至烂熟，过滤，去萝卜渣，收集萝卜汁	100kg朴硝，用萝卜20kg
溶解药物	将朴硝放入萝卜汁中，加热使完全溶解，过滤，收集滤液	—
冷却析晶	将滤液置于阴凉通风处冷却	—
取出结晶	待结晶大部分析出后，取出。剩余的溶液经浓缩后可继续析出冷却结晶，直至不再析出结晶为止	—
干燥	将结晶置于避风处适当干燥	结晶干燥时宜阴凉避风处，避免风化
清场	按规程清洁器具，清理现场；饮片和器具归类放置，关闭水、电、气、门、窗等	—

（二）炮制程度和质量要求

炮制后饮片质量应符合现行版《中国药典》及《中药饮片质量标准通则（试行）》的规定。

芒硝：棱柱状、长方形或不规则块状及粒状，无色透明或类白色半透明。质脆，易碎，断面呈玻璃样光泽。气微，味咸。

三、水飞朱砂

（一）操作步骤和方法（表13－31）

表13－31　水飞朱砂操作步骤和方法

工作内容	操作方法和要求	注意事项
准备	器具洁净、齐全，摆放合理；规范称取药材及辅料，称量准确	—

续表

工作内容	操作方法和要求	注意事项
净制	取朱砂，适当粉碎，用磁铁吸去铁屑，使饮片净度符合现行版《中国药典》及相关规定	注意除去铁屑杂质
粗研磨	取净制后朱砂于研钵中，适当研磨	—
加水研磨	加少量清水，将药物研磨至糊状	研磨加水宜少，否则不宜研磨
加水混悬	加入大量水，搅拌混悬，倾出上层混悬液；下层的粗粉再研磨成糊状，再加清水混悬，倾出上层混悬液，反复至不能研磨	搅拌混悬时加水量宜大，有利于除去有毒物质和杂质
静置沉淀	合并各次混悬液，静置，沉淀，倒去水	—
干燥	将沉淀晾干或40℃以下干燥，研散	干燥时以晾干或低温烘干为宜，避免朱砂分解
清场	按规程清洁器具，清理现场；饮片和器具归类放置，关闭水、电、气、门、窗等	—

（二）炮制程度和质量要求

炮制后饮片质量应符合现行版《中国药典》及《中药饮片质量标准通则（试行）》的规定。

芒硝：朱红色极细粉末，体轻，以手指撮之无粒状物，以磁铁吸之，无铁末。气微，味淡。

书网融合……

 重点回顾　　 微课22　　 微课23　　 习题

项目十四　新型中药饮片生产技术

PPT

导学情景

情景描述：在祖国西南边陲文山壮族苗族自治州的深山密林中，生长着一种"春苗如翠，秋实似火"的神草。关于这种神草，千百年来一直传诵着许许多多神奇的故事：猎手不慎坠崖骨折，他们将一种野草嚼烂敷于出血处，伤口就如漆粘物一样被封住了，出血停止，猎人居然能挂着猎枪步行回家；石匠砸伤脚掌，疼痛难忍，将神草捶烂包扎于伤处，马上止血止痛；产妇血崩，生命垂危，一把神草就将其从死神手中夺回。这种神草苗族的祖先将其叫作"山漆"，其神奇的功效在民间代代相传，因"山漆"与"三七"谐音，在流传中便被记作"三七"。

情景分析：三七具有散瘀止血，消肿定痛的功效，该药质地坚实有效成分难以煎出，需研末吞服或外用。

讨论：三七适合制成哪种新型中药饮片呢？

学前导语：随着医药科学技术的发展，传统的散装中药饮片已跟不上时代发展的需要，研究发展新型中药饮片对提高饮片的质量及发挥其药效具有重要的意义。

传统的中药饮片加工是指对汤剂原料进行炮制加工后其疗效得以提高，毒性得以减低，药物的偏性得以纠正，且形成了一定的规格和状态，能够直接用于煎煮服用的中药。这种传统的中药饮片我国已沿用上千年，但部分中药因质地坚硬或形状厚实大片或贵重，有效成分难以煎出，药材利用率低，不适用传统的中药饮片形式，且现代社会崇尚简便、快捷、高效，中药行业开展了多项针对传统饮片的改革尝试，将现代科技融入中药饮片研发当中，多种新型中药饮片应运而生。目前，应用较广的新型中药饮片有中药配方颗粒饮片和中药煮散饮片两种。

任务一　中药配方颗粒生产技术 🅔 微课24

一、中药配方颗粒的概念

中药配方颗粒又称免煎中药，是以符合炮制规范的优质中药饮片为原料，采用现代高新技术提取浓缩而成的单味颗粒。其性味、功效与原中药饮片一致，供中医临床配方使用，具有不需煎煮、直接冲服、服用量少、疗效确切、安全卫生等优点。

💗 **药爱生命**

中药配方颗粒发展历程

中药配方颗粒发展历程可大致分为三个阶段，分别是研究试制阶段（1992~2000年）、逐步规范化管理阶段（2001~2014年）、试点生产到放开阶段（2015年至今）。

1993年，国家科委和国家中医药管理局将中药配方颗粒列入"星火计划"；1994年3月，国家中医药管理局批准广东一方和天江药业为"全国中药饮片剂型改革试点单位"；2001年4月，《中药配方颗粒管理暂行规定》颁布，之后陆续批准企业试点生产中药配方颗粒；2012年9月国家药典委员会起草了《中药配方颗粒质量标准研究制定技术要求（征求意见稿）》，至2015年，完成了681个品种工艺标准；2015年12月，国家食品药品监督管理总局下发了《中药配方颗粒管理办法（征求意见稿）》，拟对中药配方颗粒的试点生产限制性放开；2016年2月26日，国务院又印发了《中医药发展战略规划纲要（2016—2030年）》，明确将中药配方颗粒纳入国家中医药发展战略规划内容之中；2016年8月5日，国家药典委员会发布了《中药配方颗粒质量控制与标准制定技术要求（征求意见稿）》，全面启动中药配方颗粒国家标准研究；2021年4月29日国家药品监督管理局批准颁布第一批中药配方颗粒国家药品标准（160个），于2021年11月1日起正式实施。中药配方颗粒从研究试制到正式批准使用历时30年，体现了中药新型饮片的诞生，是经过严格、全面细致的科学研究，是中药饮片生产、科研、临床、监管等全体专业人员努力奋斗的结晶，也是中华民族追求卓越、匠心独运的延续。值得我辈学子继承和传扬。

二、中药配方颗粒的特点

中药配方颗粒和传统汤剂煎煮方法相似，是在继承传统汤剂煎煮方法的基础上，采用现代先进生产制造技术生产的新型中药饮片。

1. 中药配方颗粒的提取工艺是按照传统汤剂的煎药要求，如加水量、浸泡时间、煎煮次数、先煎、后下、包煎、烊化、溶化、另煎、冲服等，结合现代科学技术手段，研究优化不同中药品种的提取技术参数。

2. 结合现代中药化学、中药药理、中药制药最新研究成果，对研究明确的脂溶性有效成分，采用水提取结合乙醇提取、超临界二氧化碳萃取等技术，充分提取有效成分。

3. 对于传统以粉末入药的品种，采用超微粉碎技术，使植物细胞破壁，快速发挥药效。

4. 在颗粒制造过程中，采用浸膏粉直接压制成粒，不加赋形剂，部分品种确实需要加入赋形剂的，也是尽量少加。中药配方颗粒样品图见图14-1。

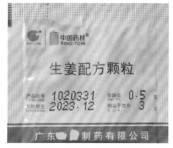 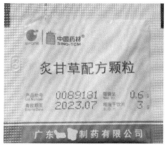 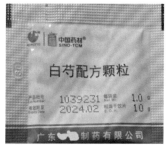

图14-1　中药配方颗粒

三、中药配方颗粒生产技术

2019 年 11 月国家药典委员会公布了 160 个品种的中药配方颗粒质量标准，2021 年国家药品监督管理局制定发布了《中药配方颗粒质量控制与标准制定技术要求》。无论生产单位还是质量监督机构都必须遵循。中药配方颗粒是由单味中药饮片经提取、分离、浓缩、干燥、制粒等工艺制成的颗粒，是在继承传统汤剂煎煮方法的基础上，结合现代中药化学、中药药理、中药制药研究成果，采用水提取、水提取结合乙醇提取、超微粉碎、超临界二氧化碳萃取、低温浓缩、喷雾干燥、干法造粒等先进的中药制药技术的基础上发展起来的新型中药饮片生产技术。主要生产技术分述如下。

1. 超微粉碎技术 中药的超微粉碎，主要指细胞级粉碎，使中药粉碎至几个微米甚至更小。一些贵重药材及临床上以粉末入药的中药，如羚羊角、三七等，采用现代中药细胞超微粉碎技术，制成新一代微米中药。微米中药的粉末粒径约 $5 \sim 15 \mu m$，在该细度下，药材细胞的破壁率 $\geqslant 95\%$，且粉末粒径小，分布均匀，球性度及均质度明显改善，松密度及比表面积显著提高。由此物理状态的变化明显使人体吸收的成分更全面，吸收强度提高，吸收量增加。

中药配方颗粒生产采用超微粉碎技术的品种有：三七、川贝母、羚羊角、全蝎、蜈蚣、西洋参、血竭、紫河车、琥珀、金沙牛等。

气流粉碎机是常用中药粉碎设备（图 14 -2）。该设备采用气流粉碎技术，运用洁净的压缩空气通过喷嘴产生的高湍流气流作为颗粒的载体，颗粒与颗粒之间发生冲击性挤压，摩擦和剪切等作用，从而达到粉碎成极细粉末的目的（最细粉末能过 500 目筛），粉碎出来的粉末粒度分布更窄，粒度更均匀，以此使患者易于服用，并增强药物疗效。

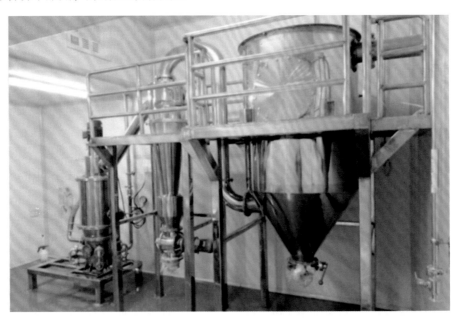

图 14 - 2　气流粉碎机

2. 超临界二氧化碳萃取技术 超临界二氧化碳萃取（ SFE - CO_2 ）是以超临界二氧化碳流体萃取和分离中药有效成分的一种新型技术，具有选择性好、操作温度低、萃取过程中有效成分不被破坏、不发生次生化、萃取能力强、抗氧化、灭菌的优点。

超临界二氧化碳萃取分离过程的原理是利用超临界二氧化碳对某些特殊天然产物具有特殊溶解作用，利用超临界二氧化碳的溶解能力与其密度的关系，即利用压力和温度对超临界二氧化碳溶解能力的影响而进行的。在超临界状态下，将超临界二氧化碳与待分离的物质接触，使其有选择性地把极性大小、沸点高低和分子量大小的成分依次萃取出来。

中药配方颗粒生产采用超临界萃取结合水提取工艺的品种有：白芷、苍术、草果、川芎、当归尾、独活、防风、干姜、菊花、佩兰、前胡、野菊花、益智仁、枳实、青蒿等。

超临界萃取装置可以分为两种类型，一是研究分析型，主要应用于小量物质的分析，或为生产提供数据。二是制备生产型，主要是应用于批量或大量生产。超临界萃取装置从功能上大体可分为八部分：萃取剂供应系统，低温系统、高压系统、萃取系统、分离系统、改性剂供应系统、循环系统和计算机控制系统。具体包括二氧化碳注入泵、萃取器、分离器、压缩机、二氧化碳储罐、冷水机等设备。由于萃取过程在高压下进行，所以对设备以及整个管路系统的耐压性能要求较高，生产过程实现微机自动监控，可以大大提高系统的安全可靠性，并降低运行成本。

练一练

下列中药制成配方颗粒采用超微粉碎技术的是（　　）

A. 当归尾　　　　B. 菊花　　　　C. 干姜　　　　D. 三七　　　　E. 佩兰

答案解析

3. 低温真空浓缩　家庭煎煮中药时，为了减少服用量，汤药煎好后会再加热蒸发掉部分水分，蒸发需要加热至100℃，温度高对药物的质量会产生不良影响。低温真空浓缩是在密闭的不锈钢罐中，通过抽真空降低水溶液的沸点，使药液在较低温度（40~60℃）下，将水分沸腾蒸发。具有蒸发温度低，蒸发速度快，防止有效成分受热温度高而破坏分解的优点。

低温真空浓缩设备（图14-3），运用液体在一定真空度下沸点降低的原理，使用蒸汽进行加热，使提取液在较低的温度下进行自然循环或强制循环式蒸发，适用于热敏性物料的生产，保证产品有效成分不被破坏，保证药效。该双效真空浓缩器为全自动控制，通过设备上的液位计、温度传感器、真空表、压力表、密度计等检测元件提供的数据，控制系统做出判断，传出信号给各执行元器件，实现设备的自动控制，节能高效。

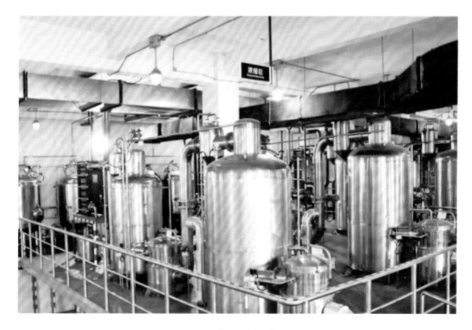

图14-3　低温真空浓缩设备

4. 喷雾干燥技术　喷雾干燥是系统化技术应用于物料干燥的一种方法。于干燥室中将药液经雾化后，在与热空气的接触中，水分迅速汽化，即得到干燥产品。该法能直接使药液干燥成粉状或颗粒状制品，可省去蒸发、粉碎等工序。由于产品迅速离开干燥区，避免了产品过热，故适用于中药浸膏的干燥。同时，喷雾干燥机调节方便，可以在较大范围内改变操作条件以控制产品的质量指标，如粒度分布、湿含量、生物活性、溶解性等。

喷雾干燥工序见图14-4，将浓缩液转入干燥室顶部的离心雾化器内，通过雾化器的高速离心旋转（转速可达16000r/min），浓缩液被雾化成极小的雾状液滴，使浓缩液与空气接触的表面积大大增加，水分迅速蒸发，在极短的时间内（3~10秒）干燥成产品，由于干燥过程在空气中完成，产品的颗粒基本能保持与液滴近似的球状，具有良好的分散性、流动性和溶解性。

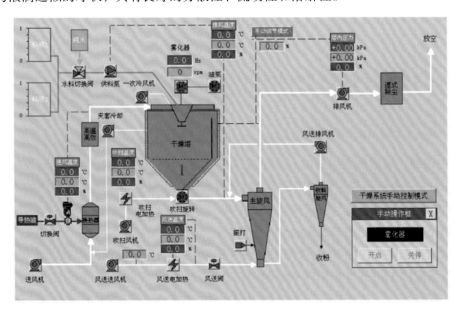

图14-4 喷雾干燥工序

5. 干法造粒技术 将喷雾干燥所得的中药浸膏粉制成颗粒剂，有利于保证分装时物料的流动性、装量的准确性，提高产品的抗湿性。干法造粒技术是利用中药浸膏粉物料固有的黏性，通过压缩、成型、粉碎、整粒等工序连续生产出中药颗粒。该工艺省略了湿法造粒的湿润、干燥，防止湿热时间过长有效成分的分解破坏，保证了产品质量的稳定性。不加辅料所制得的纯浸膏颗粒约相当于生药量的5%~15%，符合安全高效、服用量小、携带和贮藏方便等现代药物的基本要求。

LGS型干法制粒机主要由真空上料系统、进料系统、挤压系统、破碎整粒系统、水冷系统、液压系统、控制系统等组成（图14-5）。该设备主要用于将提取物或混合物制成颗粒，保证颗粒外观、粒度、流动性、溶化性等符合要求。适用性强，可用于660种中药配方颗粒的制粒，产能50~130kg/h。物料通过真空上料加入到设备料斗，通过进料搅拌器持续均匀的送入挤压系统，在两个垂直布置逆向运转的压辊中挤压成薄片，薄片经过破碎整粒机构，完成制粒过程，粉尘很少。设备采用PLC和变频控制技术，通过人机界面操作，可记录保存操作参数。整个机体由药用级不锈钢板、折弯焊接装配而成，与物料接触的零部件采用流线设计、无死角、易清洗。

四、中药配方颗粒质量控制与标准制定技术要求

为规范中药配方颗粒的标准研究，体现中药配方颗粒质量控制的特点，以下是技术要求主要内容。

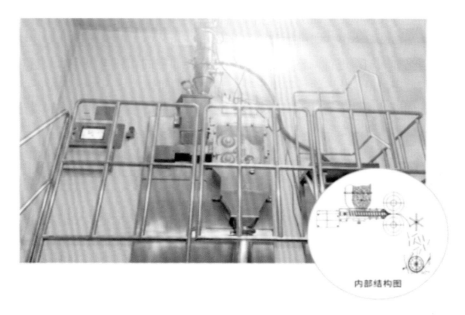

图 14-5　LGS 型干法制粒机

？ 想一想

常用中药都可以制成配方颗粒吗？

答案解析

1. 基本要求　中药配方颗粒是由单味中药饮片经水加热提取、分离、浓缩、干燥、制粒而成的颗粒，在中医药理论指导下，按照中医临床处方调配后，供患者冲服使用。

（1）具备汤剂的基本属性　中药配方颗粒的制备，除成型工艺外，其余应与传统汤剂基本一致，即以水为溶媒加热提取，采用以物理方法进行固液分离、浓缩、干燥、颗粒成型等工艺生产。

（2）符合颗粒剂通则有关要求　除另有规定外，中药配方颗粒应符合现行版《中国药典》制剂通则颗粒剂项下的有关规定。根据各品种的性质，可使用颗粒成型必要的辅料，辅料用量以最少化为原则。除另有规定外，辅料与中间体（浸膏或干膏粉，以干燥品计）之比一般不超过 1:1。

（3）符合品种适用性原则　对于部分自然属性不适宜制成中药配方颗粒的品种，原则上不应制备成中药配方颗粒。

2. 生产工艺要求

（1）生产工艺研究　①工艺合理的评价指标：中药配方颗粒生产工艺研究应以标准汤剂为对照，以出膏率、主要成分含量转移率、指纹图谱或特征图谱的一致性为考察指标，对原料、中间体及成品制备过程中的量质传递和物料平衡进行全面研究，确定各项工艺参数。②提取：参照标准汤剂制备工艺放大至商业规模。应对影响质量的主要工艺参数进行研究与评价。明确提取用中药饮片切制（破碎）规格、提取方法、提取温度、加水量、提取次数等主要参数。对于中药饮片含挥发油且其传统煎煮需后下的，商业规模生产时可先行提取挥发油，然后按"标准汤剂"中挥发油含量转移率范围，计算出挥发油加入量，按比例重新加入。③固液分离：对所选用固液分离方法、设备参数进行考察，确定技术参数。④浓缩：对所选用浓缩方法、温度、真空度等进行考察，明确对考察指标的影响，确定技术参数。⑤干燥：对所选用干燥方法、设备及其工艺参数进行考察，明确对考察指标的影响，确定技术参数。若干燥过程中需要使用辅料，应对辅料的种类及用量进行考察，确定辅料品种及最小用量。

⑥成型：应进行制剂处方和成型工艺研究，包括辅料的种类和用量、制粒方法、干燥方法、设备及其技术参数、成品得率、包装材料等，明确辅料的种类、用量和各项工艺参数以及直接接触药品的包装材料。制剂处方可适当加入辅料进行调整，以保证建立统一固定的颗粒与中药饮片折算关系，方便临床调剂，并考虑辅料使用量最少化，除另有规定外，辅料与中间体之比一般不超过1：1。⑦生产工艺的确立：根据提取、固液分离、浓缩、干燥和成型工艺研究结果，建立中药配方颗粒生产工艺，明确各项工艺参数，制定放大生产方案。

（2）生产试验与过程控制　根据放大生产方案，进行3批以上中药配方颗粒生产试验，根据商业规模试验或验证批次数据，结合研发试验批次数据综合评价，确定各项生产工艺参数，明确生产过程质控点及控制方法，建立生产工艺规程。

（3）中间体要求　在制备中药配方颗粒过程中，符合要求的中药材制成中药饮片后，根据中药配方颗粒生产工艺要求，应在工艺规程中建立投料方案。可制定混批调配等处理方法，以解决原料质量波动问题；然后按照规定的工艺，经提取、分离、浓缩后得到中间体，并制定适宜的生产工艺规程。应制定中间体标准，并须与标准汤剂进行对比。以表征标准汤剂的参数作为商业规模中间体的各项指标理论值，通过生产放大后，确定生产的实际工艺参数，制定中间体出膏率、含量上下限范围、特征图谱或指纹图谱。

（4）量质传递要求　通过中药材质量考察、中药饮片炮制、标准汤剂、制备工艺等项研究，明确关键质量属性。以出膏率、含量及含量转移率、特征图谱或指纹图谱、浸出物等的值为表征，详细说明生产全过程的量质传递情况，设定可接受的变异范围及理由，从原料到中间体到成品生产全过程的量质传递应具相关性、可行性和合理性。

（5）清洁工艺　应严格按照《药品生产质量管理规范》（GMP）要求进行清洁。

3. 标准制定的要求　为了有效控制中药配方颗粒生产各环节的质量，应分别建立中药材、中药饮片、中间体和成品的标准，实现全过程质量控制。标准研究应符合"《中国药典》中药质量标准研究制定技术要求"中的有关规定。

根据中药配方颗粒的特点，加强专属性鉴别和多成分、整体质量控制。应建立与药效相关的活性成分或指标成分的含量测定项，并采用特征图谱或指纹图谱等方法进行整体质量评价，必要时可建立生物活性测定方法。

标准研究中，应进行原料、中间体、成品与"标准汤剂"的比对研究，以明确关键质量属性，并说明生产全过程量质传递和各项指标设定的合理性。中药材、中药饮片的标准应参照《国家药品标准工作手册》中相关技术要求制定，其中薄层色谱鉴别、含量测定、特征图谱或指纹图谱等项目设置应与中药配方颗粒质量标准具有相关性。对于来源复杂的原料药材，必要时采用DNA分子鉴别技术进行物种真伪鉴别。中间体标准参照中药配方颗粒的标准制定。

中药配方颗粒的标准内容主要包括：名称、来源、制法、性状、鉴别、检查、浸出物、特征图谱或指纹图谱、含量测定、规格、贮藏等。应提供相应的中药配方颗粒标准与起草说明。标准正文应按"《中国药典》中药质量标准正文各论编写细则"的要求编写；标准起草说明应按"《中国药典》中药质量标准起草说明编写细则"的要求编写。

任务二　中药煮散饮片生产技术

一、中药煮散饮片的概念

中药煮散饮片是将中药材炮制后按规定制成0.2~10mm的粗颗粒或粗粉状饮片，以水煎煮，去渣取汁或连同药渣服用的一种用药形式。

二、中药煮散饮片的特点

中药煮散饮片（以下简称煮散饮片）始于先秦，盛于唐宋，至明清时期为有利于中药饮片的鉴别真伪、切制成以片状为主的各种外形，适合于商业包装销售的传统饮片所替代并沿用至今。但中药材为农副产品，不同产地、同一产地不同植株、同一植株不同部位的药效基础物质都存在较大差异，导致传统饮片的批内质量、批间质量差异较大，同时传统饮片因煎煮效率低、资源浪费、不利于临床的自动化调配等因素，影响了中药饮片的现代化进程。

煮散饮片基于对中药材从种植、采收、加工、储运、临床调配全产业链过程评价管控，采用新技术、新方法、新设备经标准化和规模化生产而成，达到质量信息可溯源的饮片，具有种植的规范化、加工后的质量均匀化，检测技术的科学化、临床调配的自动化、使用剂量的精准化等特点。煮散饮片的临床应用可通过中医临床疗效结果评价。

煮散饮片一方面基于古代中药煮散用药形式演化而来，遵循了中医传统用药理论和特色，另一方面，按照现代中药全产业链质量控制理念，实现从源头到终端的质量控制，同时集成多种现代技术体系，立足解决中医药产业发展中面临的现实问题，顺应新时代中药高质量发展的客观需求。是传统饮片向"标准化"转型升级的一种科学探索。

三、中药煮散饮片生产技术

1. 煮散饮片的采制和炮制 目前《药品管理法》和《中国药典》是药品生产、使用、检验的基本法规，是对饮片生产、流通、使用等环节的重要监督依据。《中国药典》一部在各药项下列"炮制"项，并在《中国药典》四部列有"炮制通则"，是国家级的炮制标准，但仅有方法没有参数。由于中药炮制具有传统性、地域性、经验性的特点，全国各省、市、自治区、直辖市大多制定了具有地方特色的炮制规范，作为各地饮片生产、经销部门的执行依据，为地方标准。

2. 煮散饮片制备工艺参数 煮散饮片制备是将那些供煎煮的中药粉碎成一定大小和形状的过程，有利于有效成分的浸出。经过粉碎和过筛后的物料，一般为大小近似一致的颗粒或粉末，这不仅利于均匀混合、减少批内质量差异和分装重量差异，且便于调剂、提取，有助于提高药剂的内在质量。

（1）破碎方式 中药破碎方式有捣碎、粉碎和切制等。现代用于破碎的机械依破碎物形态不同，主要有粉碎机、切片机、切丁机等，切制方式则有鲜切、干切、润切等。各种破碎设备工作原理不同，在制备煮散饮片时适用性有区别，应根据破碎目的和药物质地，与中药采制结合起来，选择不同的破碎方式，并进一步选择适宜的破碎设备。

WF-30B型高效万能吸尘粉碎机是中药粉碎中常用的一种设备（图14-6）。该设备由粉碎机、ESC物料收集箱和ESC吸尘器组成，解决物料在粉碎过程中粉尘飞扬。本机的工作原理是物料进入粉碎室，在高速旋转的活动齿盘与固定齿盘的冲击、剪切、摩擦及物料间的相互撞击作用下被粉碎，经筛网筛选后即成为所需的粉料。

（2）煮散饮片粒度 一般来说，药材比表面积越大，扩散越快，但过细的粉末会加强吸附作用，影响有效成分的扩

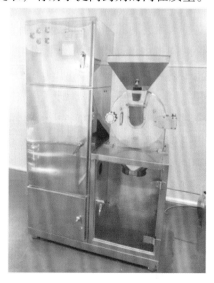

**图14-6 WF-30B型高效万能
吸尘粉碎机**

散，同时容易产生糊化，过滤困难等问题。所以，中药煮散强调"细而不粉"。如前所述，宋代官修方书《太平惠民和剂局方》中的煮散剂服用法上多注"为粗末"，服散书中注明为"细末"。据考究，"粗散"相当于现今的最粗粉，过一号筛（10目）；"粗末"相当于粗粉，过二号筛（24目）；"末"约介于粗末与细末之间，过三号筛（50目）；"细末"相当于中粉，过四号筛（65目）。所以宋代煮散粉碎粒度大部分位于10~65目之间。这与《中国药典》一部规定"最粗粉"及"粗粉"的粒度范围也是一致的。

👁 看一看

细粉的生成因素

煮散饮片制作过程中要控制细粉的生成。产生细粉的主要原因如下。

1. 与中药的品种材质有关，淀粉越多成粉率越高。

2. 与粉碎的细度有关，粒度越细，细粉越多。

3. 与粉碎机工作原理有关，不同的材质使用的粉碎机械有差别。

4. 与机械的转速有关，转速越高成粉率越高。因此，为了得到符合要求的饮片碎度，需根据药材性质、质地，选用适合的粉碎机械，并选择准确的操作参数。

四、中药煮散饮片质量标准研究指导原则和技术要求

为规范煮散饮片的质量控制与标准研究，体现煮散饮片质量控制的特点以及加强标准化工作，实现煮散饮片整体质量控制和有效监管，以下是技术要求主要内容。

1. 基本原则

（1）遵循中医传统用药理论原则　煮散饮片必须建立在符合中医药用药理论的基础上，传承我国历代用药的临床经验，促进现代医药与传统医药的有机结合，做到传承精华，守正创新，使中医药得到继承和发展。因此，煮散饮片其制备过程须保持传统饮片的质量特性与固有的组织结构特征，保留传统汤剂用药、组方合煎的特点，符合中医临床传统用药习惯。

（2）符合质量均匀性原则　应建立从中药材种植、采收、加工、储运、临床配制的全产业链质量评价体系，建立信息化的质量追溯体系。以传统饮片为基础，进行批与批之间质量均匀性的合理评价，并建立生产工艺标准规程和相应控制方法。应同时考虑产品横向的质量均匀以及纵向的质量一致和稳定。针对同批内产品横向的质量均匀，应重点对煮散饮片的粒径大小及粒径分布范围指标进行限制。根据质量均匀性的控制、纵向的质量一致和稳定进行评价。

（3）符合品种适用性原则　煮散饮片的品种应从法定的质量标准中遴选，作为原料的药材或饮片应符合《中国药典》《广东省中药材标准》或《广东省中药饮片炮制规范》（或其他省级标准）的质量要求，遴选的品种还应符合国家有关动植物保护、医学伦理等相关政策法规的要求；由于煮散饮片与传统饮片相比，其颗粒度变小，比表面积增大，对产品稳定性有一定程度的影响，遴选时应注意排除不能达到稳定性要求的品种；另外，应严格控制毒性药材或饮片的生产，必要时须提供充分的工艺验证、独立生产线、生产车间的规范管理，有安全可靠的研究数据证明，否则，对不适宜制成煮散饮片的品种，原则上不应制备成煮散饮片。

（4）落实最严谨标准原则　应根据煮散饮片的特点，对煮散饮片安全性、有效性、稳定性进行研究。①安全性方面：应在原药材（或饮片）的法定标准安全性指标基础上，同时制定完善的外源性安全指标限度和内源性毒性成分指标限度（明确毒性成分的品种），以全面评价产品的安全性情况。②有效性方面：应构建以形态、显微、化学成分、DNA等生物信息相结合的标准体系，重点引入专属性强、

可整体反映产品物质基础的指标，特别是与药效有明确相关性的药效成分指标。③稳定性方面：应在开展稳定性考察的基础上设定使用期限，以明确、保证存放至一定期限的产品质量与新制备产品质量差异不大，实现疗效稳定；另外，应在全产业链建设的基础上，兼顾批间质量的稳定。通过对产品的安全、有效、稳定等指标研究，实现对煮散饮片质量标准的有效控制。

（5）符合引导产业升级原则 煮散饮片经过对传统饮片形态的精制，使饮片体积变小，颗粒均匀，流动性好，便于分装，有利于后续开展自动化、智能化的生产线实施以及临床配方调剂，提升生产效能和配方精准化。同时，自动化、智能化的生产和调剂应用也可进一步提高煮散饮片的质量可控性和疗效稳定性。所以，质量控制指标的选择及具体参数的制定，应兼顾后续产业和应用环节自动化、智能化实施的可行性、可操作性、可控性，并通过标准引导产业及临床应用向自动化、智能化升级。

（6）符合标准循序渐进原则 煮散饮片标准的建立，应避免"单一标准通用"以及"一步到位"建立标准的思路。应综合权衡当前经济发展水平、产业发展水平和中药质量控制水平等，逐步建立法定标准、行业标准，构建标准体系、标准池。先建立可满足产品合格评价的国家/省级法定标准，以低门槛准入，创造产业壮大的机会；再进一步建立可评价产品质量优劣的行业等级标准，以高标准划分等级（如必须满足全产业链质量控制、保障的要求），以市场选择导向推动煮散饮片向更高质量发展。同时，标准体系/标准池的建立，还应注意与国际药品标准的协调统一，紧密结合国际对中药质量的要求，鼓励中药饮片国际标准的建立，推动中药饮片产品的国际化。

2. 技术要求

（1）质量标准编写的技术要求 质量标准研究至少应收集6批具代表性的样品，样品数量应能满足起草研究、留样观察、稳定性试验以及复核检验等用途。煮散饮片质量标准正文按名称、来源、煮散饮片制法、性状、鉴别（包含显微鉴别、薄层鉴别或DNA条形码鉴定）、检查、浸出物、含量测定、性味与归经、功能与主治、用法与用量、注意、贮藏顺序编写。正文中，除名称、来源两项不列小标题外。其余各项加鱼尾号"【】"作为该项小标题。

（2）起草说明编写的技术要求 起草说明是说明标准起草过程中，制订各个项目的理由及规定各项指标和检测方法的依据，起草说明的内容、文字，特别是名词、术语应力求与药典一致。计量单位等统一按《中国药典》的"凡例"中规定的要求编写。起草说明包括理论性解释和实践工作中的经验总结。尤其是对中药的真伪鉴别及质量控制方面的经验和实验研究，即使不太成熟，暂未能收载于标准正文，只要有实用意义，能够给别的研究者提供参考的也可编写在内。煮散饮片质量标准起草说明包含别名、概述、来源、原植物（或动物、矿物）、采收加工、炮制工艺、炮制前性状、成分、鉴别、检查、浸出物、含量测定、性味与归经、功能与主治、用法与用量、贮藏、注意、药理、品种情况和参考文献等项目。

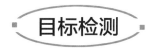

答案解析

一、选择题

A 型题（最佳选择题）

1. 中药煮散饮片是将中药材炮制后按规定制成（ ）的粗颗粒或粗粉状饮片

    A. 0.2 ~ 10mm   B. 1 ~ 15mm   C. 0.15 ~ 5mm   D. 2 ~ 20mm

2. 下列中药配方颗粒生产采用超临界萃取结合水提取工艺的品种是（ ）

    A. 琥珀   B. 川芎   C. 川贝母   D. 蜈蚣

B 型题（配伍选择题）

A. 传统中药饮片 B. 中药配方颗粒 C. 小包装中药饮片

D. 中药煮散饮片 E. 中成药

3. 采用现代高新技术提取浓缩而成的单味颗粒的是（ ）

4. 将中药材炮制后按规定制成 0.2～10mm 的粗颗粒或粗粉状饮片的是（ ）

X 型题（多项选择题）

5. 中药配方颗粒质量控制的基本要求（ ）

A. 具备汤剂的基本属性   B. 符合质量均匀性原则标准

C. 符合颗粒剂通则有关要求 D. 符合品种适用性原则

E. 落实最严谨标准原则

6. 中药煮散饮片粉碎过程中粒度均匀度、产生细粉的多少主要受哪些因素的影响（ ）

A. 与中药的品种材质有关   B. 与粉碎的细度有关

C. 与设备操作方法有关   D. 与粉碎机工作原理有关

E. 与机械的转速有关

二、综合问答题

1. 中药配方颗粒及中药煮散饮片的概念分别是什么？

2. 中药配方颗粒有哪些特点？

书网融合……

重点回顾   微课24   习题

参考文献

［1］国家药典委员会．中华人民共和国药典一部［M］．2020 年版．北京：中国医药科技出版社，2020.

［2］龚千锋．中药炮制学［M］．北京：中国中医药出版社，2016.

［3］车勇，陈美燕．中药炮制技术［M］．北京：中国医药科技出版社，2015.

［4］段启．中药饮片生产技术［M］．广州：广东高等教育出版社，2017.

［5］张中社．中药炮制技术［M］．北京：人民卫生出版社，2009.